KB169625

요가호흡,
프라나야마

PRANAYAMA

고대부터 이어져 온
호흡수련법

요가호흡,
프라나야마

샤라드찬드라 발레카 지음

왕인순 · 장진아 옮김

담앤북스

일러두기

- 이 책에 등장하는 경전 원문 중 번역되지 않은 것은 본문에 그 뜻과 설명이 제시되어 있습니다. 저자의 의도를 살리기 위해 역자가 경전 원문을 임의로 번역하지 않았습니다.
- 해부학 등 의학 용어는 한자어를 병기하되 처음 등장할 때만 표기하였습니다.
- 외래어 표기는 국립국어원 〈외래어표기법〉을 기준으로 표기하였습니다.
- 모든 주석은 역자 주입니다.

모든 요가 스승님들께 바칩니다.
그들의 축복이 우리 모두에게 내리기를.

추천사

신화와 영성, 아유르베다의 나라인 인도는 인류에게 매우 귀중한 선물인 요가의 발생지이기도 하다. 오늘날 요가는 인도의 위대한 고대 예술, 문화, 과학으로 전 세계적으로 인정받고 있다. 요가는 유네스코(UNESCO)와 세계보건기구(WHO)에서 건강과학(science of health)으로 인정받고 있다. 이제 많은 나라에서 인도를 요가의 길잡이로 바라보고 있다. 그래서 요가의 원리와 수련법을 적절한 방식으로 설명하는 것이 매우 필요하다.

요가는 건강과 관련이 있고 다양한 질병에 적용되기 때문에, 편리하고 안전하게 사용되고 적용될 수 있도록 현대 과학 즉 해부학 · 생리학 · 심리학의 관점에서 요가의 원리와 수련법을 설명하는 것이 대단히 중요하다. 이 책의 목적은 요가지도자, 요가치료사, 의료종사자에게 다양한 요가호흡과 무드라, 명상의 메커니즘과 수련법에 대한 적절한 지침을 제공하는 것이다. 저자는 요가에 대한 다양한 전통적 관점을 요약정리하고, 지난 세기부터 진행해온 연구를 토대로 요가의 과학적 메커니즘도 설명하고 있다. 카이발리야다마(Kaivalyadhama)는 1924년부터 요가연구 분야에서 활동해왔다. 오늘날 요가연구에 사용되는 측정지표와 연구 공간은 세계적으로 확대되었다. 그러므로 문헌 고찰과 함께 교재 형태로 제시하는 것도 필요하다. 이 책이 전 세계 수백만 명의 요가수련자에게 요가의 전통적·과학적 관점을 발전시 키는 데 도움이 되고, 또한 다른 의학의 치료적 측면을 보강하는 데도 도움이 되기를 바란다.

2017년 9월 1일
뉴델리에서

아지트 M. 샤란
인도 아유르베다, 요가와 자연요법, 우나니,
싯다, 동종요법 부처 장관

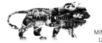

अजीत मोहन शरण
AJIT M. SHARAN

सचिव
भारत सरकार
आयुर्वेद, योग व प्राकृतिक चिकित्सा
यूनानी, सिद्ध एवं होम्योपैथी (आयुष) मंत्रालय
आयुष भवन, 'बी' ब्लाक, जी.पी.ओ. काँम्प्लेक्स,
आई.एन.ए, नई दिल्ली-110023

SECRETARY
GOVERNMENT OF INDIA
MINISTRY OF AYURVEDA, YOGA & NATUROPATHY
UNANI, SIDDHA AND HOMOEOPATHY (AYUSH)
INA, NEW DELHI - 110023
Tel.: 011-24651950, Fax: 011-24651937
E-mail : secy-ayush@nic.in

저자 서문

"스리 스와미 사마르트(Sri Swami Samarth)."

요가 분야에 현대 과학이 개입한 것은 요가의 발전을 고려하면 혁명적인 일이다. 이것은 오랜 기간 불필요하게 요가에 덧붙여졌던 신비로운 부분을 배제시킬 것이다. 또한 현대 과학의 설명을 통해 우리는 경전에 제시된 경구(sutra)나 운문(shlokas)의 깊이를 이해할 수 있다. 수년 동안 우리는 경전에 숨겨진 '주제(bhavartha)'는 멀리하고 '단어(sabdartha)'만을 번역해왔다. 그로 인해 많은 것을 능숙하게 이해하고 구현하기 어려웠다. 현대 과학의 도움으로 우리는 그 의미를 발견하고 그것의 구현에 대한 아이디어를 얻을 수 있다. 또한, 더 나은 실천을 위한 원리와 수련법을 평가할 수 있다. 적어도 그 원리와 수련법에 대해 잘못된 주장을 하는 것은 피할 수 있다. 뿐만 아니라 부적절한 과학 지식으로 인해 겪는 부상이 뜨거운 의학적·법적 주제가 되고 있다. 이것은 현대 과학에 대한 지식이 요가지도자와 요가수련자 모두에게 얼마나 중요한지 보여주고 있다.

요가 역사에서 한 가지 주목할 점은 많은 요가수행자(yogi)가 '삼매

(samadhi)'라는 최종 상태를 성취하기 위해 다양한 실험을 성공적으로 해냈다는 점이다. 그러나 그 수련법과 실험이 전체적으로 적절하게 자료로 기록되지는 못했다. 몇몇 자료에만 폭넓게 기록되어 있다. 그래서 경전에 나타나지 않았던 많은 수련법이 숨겨져 있을 가능성이 크다. 우리의 임무는 현대 과학의 토대 위에서 이렇게 감추어진 것을 찾아내고 표준화하는 것이다. 또 하나는 경전이 시처럼 구성되어 있다는 점이다. 몇 세대를 거치면서 똑같은 문헌이 약간의 수정을 거치기도 했다. 현재 우리가 연구해온 것들이 실제로 원본인지 아니면 원본을 약간 변경한 수정본인지 말하기가 매우 어렵다. 그래서 과학적 지표로 평가하는 것이 필요하다. 시처럼 구성된 것은 정확하게 서술한 것은 아니다. 많은 전문가는 각자의 인식과 논리에 따라 똑같은 경구나 운문을 설명하고 있다. 그래서 어떤 것이 실제로 맞는 것인지에 대한 의문이 생긴다. 과학적 연구는 이 모호함을 상당 부분 배제할 것이다.

지난 세기에는 실험실 수준에서 기초 연구와 응용 연구가 진행되었다. 많은 연구 집단이 해부학과 생리학, 심리학 지표를 사용하여 요가 수련의 의미와 방법론, 효과를 설명하려고 노력해왔다. 그런데 연구 지표는 나날이 늘어나고 있다. 1924년에 스와미 쿠발라야난다(Swami Kuvalayananda)[1]는 엑스레이로 실험을 진행했다. 현재는 양전자방출단층촬영(PET) 스캔도 개발되었다. 앞으로는 요가의 정묘한 효과를 평가할

---

1 스와미 쿠발라야난다(1883~1966)는 전통 요가의 본질을 유지하면서 임상적·과학적 연구를 실행한 선각자이다. 1917년 카이발리야다마를 설립하였고, 1920~21년 바로다병원(Baroda Hospital) 실험실에서 요가수련이 인체에 미치는 영향을 체계적으로 연구하였다. 1924년 카이발리야다마 건강과 요가 연구센터(로나발라 소재)를 설립, 최초의 과학적 요가 저널인 〈요가 미망사(Yoga Mimamsa)〉(1924~현재)를 출판하였다.

수 있는 더 많은 지표를 갖게 될 것이다. 우리는 유전공학과 요가의 효과를 심층적으로 평가하고 건강에 대한 새로운 전망과 발전이 제시되기를 기대하고 있다. 현재 우리는 요가수련이 말단소립(telomere)에 미치는 효과를 발견했다. 미래에는 이 주제가 미지의 영역을 보여줄 것이다.

이제 요가는 세계화되었다. 많은 나라에서 요가를 공식 학문으로 받아들였고 요가는 학교 교과과정의 일부가 되고 있다. 현재 많은 사람이 요가 관련 직업을 갖는 데 관심을 가지고 있다. 그러므로 요가지도자들은 과학적 설명과 함께 경전에 대한 적절한 지식을 보강해야한다. 의료진도 환자에게 요가를 치료법으로 적용하기 위해 경전의 접근법과 과학적 이해가 요구된다. 이러한 요구를 충족하기 위해 이 책을 만들었다.

지난 세기에 요가자세(asana)는 요가에서 가장 인기 있는 분야였다. 그래서 많은 저자가 과학적 설명과 실제적인 수련 내용이 담긴 요가자세 책을 많이 출판해왔다. 21세기 초에 요가호흡(pranayama)은 사람들에게 요가의 또 다른 매력이 되었다. 앞으로는 명상과 심리치료 측면도 대중화될 것이다. 사람들은 요가의 모든 분야가 중요하다는 것도 배울 것이다. 이 책은 요가의 원리와 수련법에 대한 관점을 발전시키는 데 도움이 될 것이다.

이 책은 요가에 관한 '양방향 리뷰'이다. 다양한 경전과 지난 100년 동안 수행된 연구를 바탕으로 과학적 설명을 제시하였다. 또한 스스로 연구하고 공식적으로 자신의 경험에 대해 기록했던 요가수행자들의 경험적 측면도 추가하였다. 과거에는 상위의 의식 상태를 성취한 요가수행자가 많았다. 그들 모두가 책을 쓰지는 않았다. 앞으로 질적 분석을 위해서 올바르게 수행했던 요가수행자들의 자료가 수집되어야 한다.

책 내용을 쉽게 이해할 수 있도록 매우 간단한 그림을 제시하였다. 의학 전문가나 산스크리트어 전문가가 아니어도 개념을 이해하는 데 큰 어려움이 없도록 가능한 한 쉽게 설명하였다. 표는 내용을 쉽게 기억하는 데 도움이 될 것이다.

이 책이 전통적 학문과 그것에 대한 과학적 설명을 더 깊이 이해하는 데 도움이 되기를 바란다.

감사의 글

우선 진리를 체험하고 다음 세대를 위한 새로운 지식의 창을 열어주었던 수많은 요가수행자에게 경의를 표한다. 그들의 경험을 기록하고 그 여정을 모음집(samhitas), 경구 등의 형태로 설명했던 요가수행자들에게도 경의를 표한다. 이 문헌은 이전 세대가 개인과 모든 인간 존재의 발달을 위해 건네준 매우 귀중한 선물이기 때문이다. 그들의 경험에 기반을 둔 지적재산은 영적 지식의 원천이다.

모음집 원본을 필사본으로 보존하고 대를 이어 현대까지 보존해온 모든 분에게 머리 숙여 감사드린다. 이러한 전통 학문을 1853년부터 현대 과학의 관점으로 연구하기 위해 노력해온 분들에게도 머리 숙여 감사드린다. 말할 필요도 없이 스와미 쿠발라야난다가 과학적 실험(1924~1966)을 통해 요가수련에 관한 기본적 연구를 진행했다는 것에 나는 자부심을 느낀다. 전 세계적으로 똑같은 방법으로 작업했던 현대의 모든 연구자에게도 머리 숙여 감사드린다.

거의 100년의 역사를 지닌 과학연구소인 카이발리야다마에서 근무하고 있기에, 연구를 실행하고 조언과 영감을 준 모든 연구원과 운영

진에게 감사의 마음을 전한다.

노련한 요가수행자로서 자신의 경험을 문헌으로 남긴 분들에게 특별히 감사를 전하고 싶다. 스와미 사라다난다(Swami Saradananda), 스와미 묵타난다(Swami Muktananda), 스와미 비슈누 티르타지(Swami Vishnu Tirthaji), 스와미 나라야나난다(Swami Narayanananda), 스와미 라마(Swami Rama), 요가수행자 고피 크리슈나(Yogi Gopi Krishna)와 파라마한사 요가난다(Paramahansa Yogananda), 스리 크리슈나무르티(Sri Krishnamurti).

리뷰를 위해서 이분들의 책에 소개된 경험을 간략하게 추가하였다.

책 편집에 많은 노력을 기울이고 적절한 언어로 저자의 생각을 완벽하게 담아낸 프리얀잘리 산얄(Priyanjali Sanyal)에게 깊은 감사의 마음을 전한다.

요가수련자들이 올바른 전통적·과학적 소양을 쌓는 데 도움이 되기를 바란다.

목차

I

호흡계 :
해부학과 생리학

1. 모든 생명 활동에는 에너지가 필요한데, 에너지는 포도당의 산화반응을 통해 모든 세포에서 만들어진다. 그러므로 포도당과 산소는 에너지의 두 가지 기본 연료이다. 음식을 섭취해서 포도당을 얻고, 포도당은 글리코겐의 형태로 근육과 간에 저장된다. 금식할 때는 이 저장고에 있는 포도당을 사용한다. 그래서 우리는 먹지 않고도 며칠 동안 살 수 있다.

2. 그러나 신체에는 산소 저장고가 없다. 이것 때문에 산소 없이는 살아갈 수가 없다. 그래서 태어나면서부터 죽을 때까지 멈추지 않고 호흡을 한다. 즉 호흡은 생명이다.

3. 에너지를 얻기 위해 세포에서 산소를 사용할 때 이산화탄소가 만들어지는데, 이 노폐물을 몸 밖으로 배출해야 한다. 호흡 과정을 통해 이 노폐물을 몸 밖으로 배출한다.

4. 호흡계는 산소를 유입하고 이산화탄소를 배출하기 쉬운 방식으로 구성되어 있다. 산소는 코에서 허파로, 허파에서 혈액으로, 혈액에서 세포로 운반된다. 이산화탄소는 반대로 세포에서 혈액으로, 혈액에서 허파로, 허파에서 코로 운반된다. 적혈구는 이 가스들을 운송하

는 수단이다.

5. 공기를 마실 때 콧구멍에서 차가운 촉감을 인지하고, 공기를 내쉴 때 콧구멍에서 따뜻한 촉감을 인지한다. 이것은 숨을 내쉬면서 신체에 있는 열을 내보내는 것을 의미한다. 그러므로 호흡계도 신체 온도를 조절하는 주요 시스템 중 하나이다.

6. 산소량과 이산화탄소량은 혈액의 화학적 성분(산성 또는 알칼리성)을 결정한다. 혈액은 항상 약알칼리 상태를 유지한다. 혈액의 수소이온농도(pH) 변화는 모든 시스템을 교란시킨다. 호흡은 혈액의 항상성(homeostasis)을 유지하는 데 도움이 된다. 짧은 시간 동안 일어난 약간의 수소이온농도 변화는 생리적 변형 상태를 만들 수 있다.

7. 근육, 뼈와 함께 작용하는 호흡계는 요가호흡(pranayama)[2]과 무드라(mudra)[3] 수련을 위한 토대를 제공한다. 그러므로 호흡계의 해부학과 생리학을 아는 것이 중요하다.

---

[2] 요가호흡을 의미하는 프라나야마(pranayama)와 일반적인 호흡법을 구분하는 저자의 의도에 따라, 프라나야마는 요가호흡으로 번역하였으며, 요가 경전과 연관해서 언급될 때는 프라나야마로 기술하였다.

[3] 7장에서 자세히 설명하고 있다.

호흡계 - 해부학

숨길(기도)

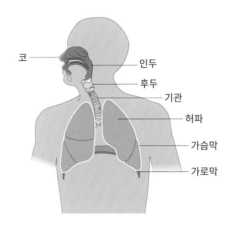

코 ——— 인두
         후두
         기관
         허파
         가슴막
         가로막

1. 코

1. 코는 뼈, 연골, 근육, 점막으로 구성되어 있다. 두 눈썹 사이 공간에 서 아래쪽으로 만져보면 코의 단단한 부분을 느낄 수 있다. 코끝에 서는 움직이는 부드러운 부분을 발견할 것이다. 콧구멍을 눌러서 닫을 수도 있다. 이 부드러운 부분에는 연골과 민무늬근육(평활근) 조직이 있다. 이 부분은 매우 민감하다. 요가호흡수련을 할 때, 많 은 사람이 손가락으로 이 부드러운 부분을 잡는다. 손가락으로 누 르고 있는 동안에는 압력을 조절해야 한다. 특히 쿰바카(kumbhaka) 수련을 할 때, 불필요한 부상을 입지 않도록 그 부위를 부드럽게 잡

아야 한다.

2. 기본적으로 코에는 두 개의 통로가 있는데 사이막(중격)에 의해 나뉘어 있다. 사이막은 대체로 곧고, 양쪽 코안(비강)의 지름 길이가 같다. 그러나 어떤 사람은 선천적으로 사이막이 한쪽으로 휘어져 있다(비중격만곡증). 편차가 적당하면 별문제 없이 호흡수련을 할 수 있다. 그러나 편차가 너무 크면 콧구멍교대호흡(alternate nostril) 같은 수련을 하기 어렵다. 그런 경우는 다른 선택지를 사용해야 한다.

3. 코통로의 안쪽 벽은 점액을 분비해서 수분을 유지하는 점막으로 싸여 있다. 코점막에 있는 섬모는 숨을 들이쉬는 동안 공기와 함께 들어오는 입자들을 잡아두는 것을 도와준다. 빠른 호흡은 공기와 코점막 사이에 많은 마찰을 일으켜서 코를 건조하게 만든다. 장시간 요가호흡수련을 할 때 이 점을 알아차려야 한다.

4. 두 개의 통로가 합쳐지고 U자 모양이 되어 인두로 연결된다.

5. 코안은 머리뼈(두개골) 안쪽에 있는 빈 공간과 연결되어 있는데, 코곁굴(부비동)이라고 한다. 코곁굴에는 이마굴(전두동), 벌집굴(사골동), 나비굴(접형동), 위턱굴(상악동), 네 그룹이 있다. 점막이 이 뼈의 안쪽을 둘러싸고 있다. 공기는 코곁굴 안에서 움직인다. 쿰바카를 하는 동안, 코끝을 누르면 공기를 일정 기간 코곁굴에 모을 수 있다.

6. 피부가 코 바깥쪽을 덮고 있고, 코 바깥쪽과 안쪽 사이에 연골과 민무늬근육 조직이 있다.

7. 두 개의 신경이 코에 공급되는데, 후각신경(후신경)의 위쪽 1/3 부분과 얼굴신경(안면신경)의 가지에서 아래쪽 2/3 부분이다. 목뼈(경추)의 교감신경절의 일부 섬유조직은 코와 연결되어 있다.

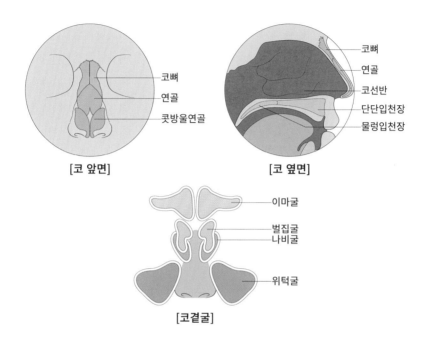

| [코 앞면] | [코 옆면] |

코뼈
연골
콧방울연골

코뼈
연골
코선반
단단입천장
물렁입천장

이마굴
벌집굴
나비굴
위턱굴

[코곁굴]

2. 인두

1. 인두는 깔때기 모양의 관 같은 구조인데 근육과 점막으로 둘러싸여 있다. 장시간 요가호흡수련을 하면 인두에 건조증이 일어날 수 있다. 수련 중간에 물을 몇 모금 마시면 해결된다.

2. 음식과 공기가 드나드는 통로가 있다. 대체로 이 통로를 다음 세 가지로 분류한다.

코인두	코안과 연결되어 있다.
입인두	입안과 연결되어 있다.
후두인두	후두, 식도와 연결되어 있다.

3. 인두에는 인두편도라고 불리는 림프절이 있다. 작고 좁은 통로가
   가운데귀(유스타키오관)와 소통한다.
   공기는 이 관에서 움직이며, 고막으로 된 막에 압력을 만들어낸다.
   이것은 공기와 소리가 만들어내는 외부 압력으로부터 막을 보호하
   는 자연스러운 메커니즘이다. 요가호흡수련을 할 때, 특히 내부 쿰
   바카(internal kumbhaka)[4]를 하는 동안 '압력 균형(pressure balance)'에 주의
   해야 한다.

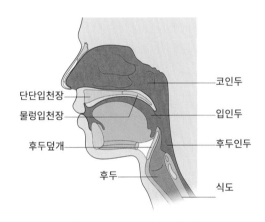

[인두와 다른 기관과의 관계]

---

4 안타르(antar)는 '내적, 내부의'를 의미한다. 숨을 들이쉬고 난 후에 숨을 멈추는 것을 '안타르
   쿰바카(antar kumbhaka)'라고 하는데, 저자가 'internal kumbhaka'로 표기하여서 내부 쿰바카로
   번역하였다. 2장 3절에서 설명하고 있다.

26

3. 후두

1. 인두와 기관이 결합된 짧은 통로이다(약 5cm).

2. 바깥쪽은 연골로 덮여 있다. 안쪽은 민무늬근육과 점막으로 이루어져 있다.

3. 성대는 소리를 내기 위해 진동하는 코곁굴 안에 있다. 소리가 시작되는 곳으로, 입의 구조에 따라 의미 있는 단어로 변형되는 곳이다. 성대 위에는 안뜰주름(전정주름)이라는 거짓성대(가성대)가 있다. 안뜰주름을 모으면, 아래쪽 숨길(하기도)에서 공기의 압력에 저항해서 숨을 참는 데 도움이 된다. 이 압력은 무거운 무게를 들어 올리거나 통증을 견디거나 요가호흡을 하면서 의도적으로 숨을 참을 때 일어난다. 호흡수련에서 이런 활동은 아래쪽 숨길부터 윗숨길(상기도)까지 공기 누출을 줄이는 데 중요하다.
   안뜰주름과 성대를 조절함으로써 날숨을 쉽게 늘릴 수 있다. 옴 찬팅(Aum chanting)과 벌소리호흡[5]이 대표적인 예이다.

4. 후두 바로 위에는 잎 모양의 탄력연골 구조인 후두덮개(후두개)가 있는데, 후두덮개는 문처럼 작동해서 삼키는 동안 후두를 닫는다.

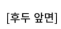

[후두 앞면]

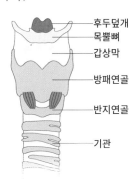

후두덮개
목뿔뼈
갑상막
방패연골
반지연골
기관

5　벌소리호흡은 4장 5절에서 자세히 설명하고 있다.

27

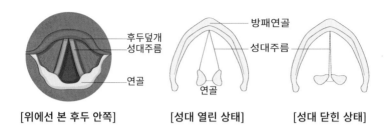

[위에선 본 후두 안쪽]   [성대 열린 상태]   [성대 닫힌 상태]

4. 기관

1. 기관은 C 자형(반원)의 반지연골(윤상연골)들로 덮인 공기 통로다(약 10~13cm). 흉골절흔에서 느낄 수 있다.

2. 기관의 뒤쪽 벽은 부드럽고(연골덮개가 없음) 식도와 가깝고 나란히 있다. 그래서 덩어리가 식도를 쉽게 통과한다. 그러나 때로는 딱딱한 물질(견과류나 큰 덩어리)을 제대로 씹지 않고 액체 성분 없이 섭취할 때, 기관벽에 압력이 만들어져서 숨이 막히고 가슴에 불편감을 일으킨다.

3. 점막이 기관 내부를 둘러싸고 있다.

5. 기관지

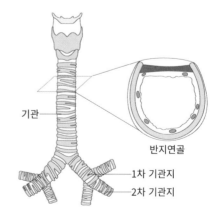

기관
반지연골
1차 기관지
2차 기관지

1. 기관은 두 개의 1차 기관지로 나뉜다. 각 기관지는 허파로 들어가서 나뉘고 세분화되어 나무 모양의 공기 통로 구조(기관지나무)를 이루고 있다.

2. 기관지 벽은 바깥쪽의 연골, 중간 부분의 민무늬근육, 안쪽의 점막, 이렇게 세 겹으로 이루어져 있다.

3. 연골은 숨길이 붕괴하는 것을 방지한다. 민무늬근육의 긴장도는 공기의 흐름을 유지하는 데 도움을 준다. 점막은 숨길을 촉촉하게 유지하는 점액을 분비한다. 점액세포에는 '섬모'라고 하는 털 모양의 돌기가 있다. 현미경을 사용한 연구에서 섬모가 농작물처럼 배열된 것을 볼 수 있다. 공기로 인해 농작물이 움직이는 것을 볼 때, 이 작용을 이해할 수 있다. 목을 향해서 한쪽 방향으로 물결치듯이 움직이는 섬모는 아래쪽 숨길에서 올라오는 가래를 배출하는 데 도움이 된다.

4. 운동할 때는 산소가 더 많이 필요하다. 호흡 속도가 빨라진다. 이때 아드레날린 작용으로 기관지의 민무늬근육이 이완되고 기관지의 직경이 늘어나 공기의 흐름을 증진시킨다. 알레르기(과민반응)에서는 히스타민 때문에 민무늬근육이 경련을 일으키고 호흡곤란이 유발된다.

5. 기관은 '세기관지'라 불리는 작은 기관지에서 끝난다. 바깥쪽에는 연골도 없고 안쪽에는 점막도 없다(민무늬근육만 있는 관이다).

6. 허파꽈리

1. 기관지는 하위 가지들로 나뉘고, 각각의 말단 가지는 관으로 나뉘며 허파꽈리(폐포)라고 불리는 공기 주머니 다발로 끝난다. 이 주머니들은 포도 다발처럼 보인다.

2. 허파꽈리 바깥쪽은 얇은 막으로 둘러싸여 있으며, 표면은 모세혈관망으로 덮여 있다.

3. 모세혈관의 외부층과 허파꽈리의 얇은 층이 하나가 되는데, 이를 '호흡막'이라고 한다. 공기가 통할 수 있는 성질이 있다. 혈액과 허파꽈리에서의 가스교환(확산)이 이곳에서 일어난다.

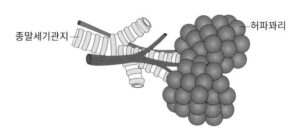

[작은 공기 통로와 허파꽈리]

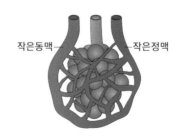

[허파꽈리를 둘러싸고 있는 모세혈관망]

7. 허파

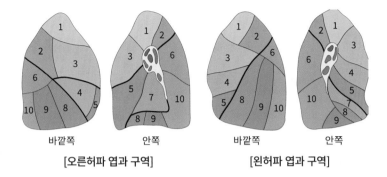

바깥쪽   안쪽

[오른허파 엽과 구역]

바깥쪽   안쪽

[왼허파 엽과 구역]

1. 허파는 매우 탄력적인 기관이다. 수많은 허파꽈리, 세기관지, 탄력성 있는 실질 조직으로 구성되어 있다. 허파는 엽으로 이루어져 있다. 엽은 많은 허파 구역으로 이루어져 있다. 각각의 구역에는 세기관지, 종말세기관지, 허파꽈리가 있다.

2. 바깥쪽은 '가슴막(흉막)'이라는 막으로 덮여 있다. 헐거운 베갯잇 안에 쿠션이 있는 것과 같다.

3. 오른허파는 3엽, 왼허파는 2엽으로 구성되어 있다. 평상시 호흡할 때 허파의 모든 부분이 사용되지는 않는다.

4. 평상시 호흡할 때, 공기 500ml를 들이쉬고 500ml를 내쉰다. 이것을 허파의 '1회 호흡량'이라고 한다.

5. 그 외에도 2,400ml의 공기가 이미 허파 안에 있다. 깊게 숨을 내쉴 때, 2,400ml 중 1,200ml를 뱉을 수 있다. 이렇게 내쉬는 공기량을

'날숨예비량'이라고 한다. 남아 있는 1,200ml는 무슨 일이 있어도 날숨을 하는 동안 내쉴 수 없다. 그래서 이 1,200ml의 공기량을 '잔류량'이라고 한다. 이 수치는 연령과 건강에 따라 다르다.

6. 그러므로 평상시 호흡에서는 들숨 후에 공기량이 2,900ml가 된다. 그 외에도 충분히 숨을 들이쉬면 6,000ml[6]가 될 수 있다. 평상시보다 3,000ml를 더 들이쉴 수 있다는 것을 의미한다. 이것을 허파의 '들숨예비량'이라고 한다.

7. 결론적으로 건강한 허파는 공기 6,000ml를 담을 수 있다. 이것을 '온허파용량(전폐용량)'이라고 부른다. 요가호흡수련을 통해 확실하게 허파 기능이 향상되고 수련 수준에 따라서 허파 기능이 변화된다. 이러한 변화는 탄력성, 지구력, 가스교환 활동, 폐활량을 통해 관찰될 수 있다.

8. 허파는 탄력적 기관이다. 그렇지만 모든 부분이 똑같이 탄력적이지는 않다. 팽창 정도에 따라 다음 세 영역으로 구별할 수 있다.

뿌리 구역	팽창 정도가 가장 낮다. 기관지, 동맥, 섬유질 조직을 포함하고 있다.
중간 구역	세기관지와 혈관을 포함하고 있다.
바깥 구역	탄력성이 매우 높다.

---

6 1회 호흡량, 날숨예비량, 잔류량, 들숨예비량을 합치면 5,900ml이다. 본문에서 저자는 일반적으로 건강한 성인의 허파 전체 용량을 6,000ml로 제시하고 있다.

9. 허파의 꼭대기, 뒤쪽, 안쪽은 거의 움직임이 없는 가슴 부위와 닿아 있다. 이것을 '간접적으로 팽창되는 부위'라고 한다. 허파를 팽창시킬 때, 복장뼈(흉골)-갈비뼈(늑골) 부위와 가로막 부위의 움직임이 가장 크다. 이것을 '직접적으로 팽창되는 부위'라고 한다.

10. 일반적으로 조용하게 호흡할 때, 가스교환이 모든 허파꽈리에서 같은 비율로 이루어지지는 않는다. 간접적으로 팽창되는 부위는 환기량이 더 적다(그러므로 감염되기가 매우 쉽다).

11. 규칙적인 요가호흡수련은 허파의 모든 부분에서 탄성조직의 작용을 증진시킨다. 특히 승리호흡[7] 방식의 호흡법은 사용하지 않는 부위인 허파의 꼭대기 구역도 팽창시킬 수 있다.

12. 모든 탄성조직에는 느리게 적응하는 스트레치 수용기(stretch receptor)와 빠르게 적응하는 스트레치 수용기, 이렇게 두 가지 유형이 있다. 요가호흡수련을 시작할 때 느리게 적응하는 스트레치 수용기가 활성화되는데, 이로 인해 들숨을 깊게 하거나 숨을 오랫동안 참을 수 없게 된다. 그래서 종종 빨리 숨을 내쉬게 된다. 그러나 규칙적으로 요가호흡수련을 하면 국소 조직을 훈련시키거나 의지로 또는 두 가지 방식을 모두 사용해서 이 현상을 감소시킨다. 이것을 허파 조직의 지구력 향상이라고 한다. 이러한 변화는 요가호흡수련을 할 때 쿰바카 길이와 호흡 리듬을 개발하는 데도 도움이 된다.

---

7 승리호흡은 4장 3절에서 자세히 설명하고 있다.

가슴우리(흉곽)

가슴우리는 복장뼈, 갈비뼈,
척추뼈로 구성되어 있다.

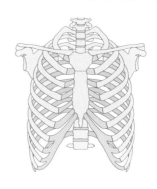

1. 복장뼈

가슴우리의 가운데에 있다. 갈비뼈 7개는 복장뼈의 몸통에 붙어 있
다. 윗부분은 빗장뼈(쇄골)에 부착되어 있다. 숨을 들이쉬는 동안 윗부
분은 약간 위로, 앞으로 움직인다.

2. 갈비뼈 12쌍

위쪽 갈비뼈 7개는 복장뼈에 부착되어 있는데, 갈비연골(늑연골)이라
고 부른다. 갈비연골은 탄력성을 갖고 있다. 그래서 숨을 들이쉬는 동
안 가슴우리는 확장되고, 숨을 내쉬는 동안 압축된다. 갈비뼈 3개(8번,
9번, 10번)는 복장뼈에 직접 부착되어 있지 않다. 맨 아래 갈비뼈 2개는
복장뼈나 다른 갈비뼈에 부착되어 있지 않다. 그래서 '뜬갈비뼈(부유늑
골)'라고 부른다.

숨을 들이쉬는 동안 아래쪽 갈비뼈는 옆으로, 바깥쪽으로 움직인
다. 위쪽 갈비뼈는 위로, 바깥쪽으로 움직인다. 갈비뼈의 앞부분은 앞
쪽으로, 갈비뼈의 뒷부분은 뒤쪽으로 약간 움직인다. 그러므로 숨을

들이쉬는 동안 가슴우리의 가로와 세로, 즉 횡적, 종적 지름이 늘어난다. 규칙적으로 느리고 깊게 하는 호흡수련(특히 승리호흡 방식)은 갈비뼈의 탄력성을 유지하는 데 도움이 된다.

3. 등뼈 12개

움직임이 다소 일어나는 활액관절인 척추사이관절(추간관절)을 갖고 있다. 갈비뼈는 뒤쪽 등뼈(흉추)에 부착되어 있다. 등뼈관절도 약간 움직일 수 있다.

호흡근육

호흡근육은 두 그룹으로 나뉜다.

1. 주요 호흡근육

갈비사이근(늑간근)

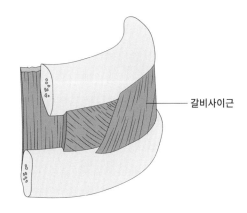

갈비사이근

두 개의 갈비뼈 사이에 있는 갈비사이근은 바깥갈비사이근(외늑간근)과 속갈비사이근(내늑간근)이라는 두 개의 층으로 배열되어 있다. 바깥갈비사이근은 인접해 있는 두 갈비뼈의 바깥쪽에 부착되어 있다. 속갈비사이근은 인접해 있는 두 갈비뼈의 안쪽에 부착되어 있다. 두 그룹은 호흡할 때 반대로 작용한다. 바깥갈비사이근은 갈비뼈를 바깥쪽으로 당긴다. 속갈비사이근은 갈비뼈를 안쪽으로 당기고, 뇌정화호흡[8], 아그니사라(agnisara)[9], 나울리(nauli)[10] 등을 하는 동안 가슴부위가 안정되도록 한다. 갈비사이근은 모두 44개이다.

가로막(횡격막)

얇은 근육힘줄인 가로막은 위쪽으로 볼록한 돔(dome) 모양을 하고 있는데, 가슴안(흉강)과 배안(복강)을 분리시킨다. 가로막의 앞쪽은 복장뼈에, 옆쪽은 아래쪽 갈비뼈 6개에, 뒤쪽은 허리뼈(요추)에 부착되어 있다. 가로막은 호흡을 위한 주요 근육이다. 모든 근육 섬유는 가운데로 모여서 중심힘줄(중심건)을 형성한다.

가로막에는 식도, 대동맥, 아래대정맥(하대정맥), 미주신경을 위한 구멍이 있다. 가로막신경이 가로막을 조절한다.

평소에 가로막의 작용으로 공기의 75%를 들이쉬게 된다. 그리고 바깥갈비사이근의 작용으로 나머지 25%를 들이쉬게 된다.

---

8 뇌정화호흡은 정화법이자 호흡법으로 분류되는 수련이다. 하타요가 경전에서는 정화법으로 분류하고 있다. 5장 3절에서 자세히 설명하고 있다.
9 아그니(agni)는 '불'을, 사라(sara)는 '에너지', '본질' 또는 '폭포'를 의미한다. 아그니사라는 복부 근육을 강하게 수축하여 복부에서 작용하는 소화열 에너지를 활성화하는 호흡법이다.
10 하타요가에서 나울리는 6가지 정화법(샤트카르마, shatkarma) 중 하나이다. 단계적으로 강하게 복부근육을 수축하고, 마지막 단계에서 복부근육을 회전하는 수련법이다.

2. 보조 호흡근육

작은가슴근(소흉근)

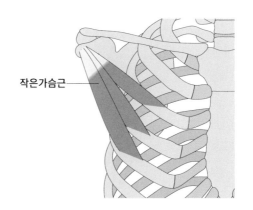

작은가슴근

작은가슴근은 갈비뼈 2번[11], 3번, 4번, 5번에서부터 어깨뼈(견갑골)의 부리돌기(오훼돌기) 쪽으로 연결되어 있다. 의도적으로 숨을 들이쉴 때 갈비뼈를 들어 올리는 데 도움이 된다.

위뒤톱니근(상후거근)

위뒤톱니근은 마지막 목뼈와 척추뼈 위쪽부터 갈비뼈 쪽으로 연결되어 있다. 숨을 깊게 들이쉴 때 가슴우리를 뒤쪽으로 확장하는 데 도움이 된다. 앞으로 숙일 때는 가슴우리 앞부분이 압축된다. 그런 상태에서 위뒤톱니근은 허파의 뒤쪽 부분을 더 확장하는 데 도움이 된다.

아래뒤톱니근(하후거근)

아래쪽 척추뼈와 1번, 2번 허리뼈에서 시작된다. 아래쪽 4개의 갈비

---

11 작은가슴근의 기시점은 일반적으로 갈비뼈 3~5번이다. 그러나 특정 인종이나 여성의 경우 기시점이 갈비뼈 2~4번인 신체 구조를 가지고 있는 사람들이 있다.

뼈 안쪽에 들어가 있다. 위뒤톱니근처럼 기능한다.

긴갈비올림근(장늑골거근)과 짧은갈비올림근(단늑골거근)

이 근육들은 뒤쪽 갈비뼈에 붙어 있다. 위의 두 근육과 동일하게 기능한다.

배근육(복근)

배근육은 배곧은근(복직근), 배바깥빗근(외복사근), 배속빗근(내복사근), 배가로근(복횡근)으로 이루어져 있다. 뇌정화호흡, 웃디야나[12], 아그니 사라, 나울리 등과 같은 다양한 호흡 변화나 호흡 관련 기법에 도움을 준다.

허리네모근(요방형근)

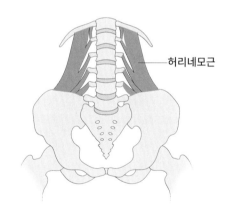

허리네모근

기본적으로 뒤로 젖히기와 측면 기울기에 도움이 된다. 빠르고 깊 게 호흡을 하는 동안 아래쪽 갈비뼈를 잡아줘서 과도한 움직임이 일 어나지 않도록 한다.

---

12 웃디야나는 2장과 7장에서 설명하고 있다.

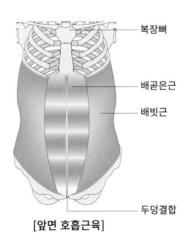

복장뼈

배곧은근

배빗근

두덩결합

[앞면 호흡근육]

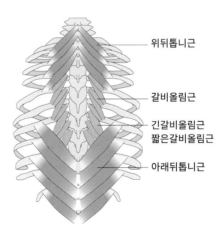

위뒤톱니근

갈비올림근

긴갈비올림근
짧은갈비올림근

아래뒤톱니근

[뒷면 호흡근육]

환기 메커니즘

호흡 과정은 허파로 공기가 들어오고(들숨) 대기로 공기가 나가는(날숨) 과정이다. 이 두 과정의 결합을 환기(ventilation)라고 한다. 호흡 메커니즘을 이해하려면 두 가지 물리법칙을 알아야 한다. 첫째, 공기는 압력이 높은 곳에서 낮은 곳으로 이동한다. 둘째, 압력은 부피에 반비례한다.

숨을 들이쉬기 전에 허파와 대기의 가스 압력은 760mmHg로 같다. 숨을 들이쉬는 동안, 호흡근육(가로막과 바깥갈비사이근)이 먼저 수축해서 갈비뼈가 바깥쪽으로 당겨지고 가로막은 아래로 내려간다. 그래서 허파는 팽창할 수 있는 공간을 확보한다. 허파의 팽창으로 허파 부피가 증가하고 공기압력은 758mmHg로 낮아져서 밖에 있는 공기가 허파로 들어온다.

숨을 내쉬는 동안 가로막과 바깥갈비사이근은 이완되기 때문에 가슴우리와 가로막은 평소 상태로 돌아온다. 가슴의 지름이 감소하고 허파가 압축되어서(반동), 허파 부피가 감소하고 압력이 증가하기 때문에 공기는 허파에서 밖으로 나간다.

휴식 상태에서는 이 모든 과정이 5초(들숨 2초, 날숨 3초) 이내에 완료된다. 1분 이내에 12회를 반복한다. 근육 메커니즘을 고려해보면 들숨은 적극적인 과정이고, 날숨은 수동적인 과정이다.

확산 메커니즘

가스교환은 허파꽈리와 허파꽈리의 표면에 붙어 있는 혈관 사이에서 일어난다. 가스교환이 가능하도록 투과성 있는 막이 이 둘을 분리하고 있다. 허파꽈리에서 혈관으로, 또는 혈관에서 허파꽈리로 가스가 이동하는 것은 특정 가스의 분압(partial pressure) 차이 때문이다. 분압법칙은 다음과 같다. "가스 혼합물에서 각 가스는 분압이라고 하는 고유한 압력이 있다. 투과성 막이 가스 혼합물의 두 구획을 분리하면, 특정 가스는 분압이 더 높은 곳에서 더 낮은 곳으로 이동한다."

허파꽈리의 산소 분압이 100mmHg이고 혈관(허파 모세혈관)의 산소 분압이 40mmHg일 때, 산소는 허파꽈리에서 혈관으로 확산된다. (높은 고도에서 분압은 73mmHg로 떨어진다. 이로 인해 많은 사람이 호흡곤란, 두통, 피로, 불면, 메스꺼움, 현기증과 같은 고산증에 걸린다.)

모세혈관의 이산화탄소 분압이 44mmHg, 허파꽈리의 이산화탄소 분압이 40mmHg일 때, 이산화탄소는 모세혈관에서 허파꽈리로 확산된다.

혈액 내 가스 운반

골수에서 형성되는 적혈구는 가스 운반수단이다. 가스는 적혈구에 있는 헤모글로빈과 결합한다. 그래서 허파꽈리에서 세포로 산소를 운반하고, 세포에서 허파꽈리로 이산화탄소를 운반한다. 세포와 혈관의 가스교환도 분압법칙을 따른다. 가스교환은 모세혈관과 조직이 서로 소통하는 사이질 공간에서 일어난다(내호흡, internal respiration).

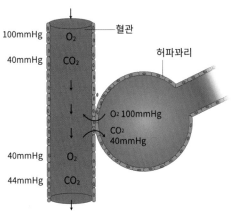

100mmHg O_2
40mmHg CO_2

혈관

허파꽈리

O_2 100mmHg
CO_2 40mmHg

40mmHg O_2
44mmHg CO_2

[분압법칙에 따른 가스 확산]

호흡조절

의도적으로, 또는 무의식적으로 호흡을 할 수 있다. 그러나 대부분 무의식적으로 호흡한다. 하부 뇌에 3개의 중추가 있는데, 이 중추가 호흡을 자극하고 조절하는 데 전적으로 작용한다.

호흡조절중추

1. 숨뇌의 호흡리듬 영역(medullary rhythmic area)

숨뇌(연수)에 있는 리듬 영역은 평소 호흡과 호흡 리듬을 조절한다. 이 영역에는 두 개의 작은 하위 영역이 있다. 하나는 주로 사용되는 들숨 영역이다. 일상에서 호흡을 할 때, 이 영역의 활성화로 들숨이 활성화된다. 그리고 이 영역의 이완으로 날숨이 일어난다. 평상시 조용하게 호흡을 하는 동안, 이 영역은 2초간 활성화되었다가 3초간 이완된다. 또 다른 영역은 날숨 영역이다. 평상시에 조용히 호흡할 때는 날숨이 수동적 현상이기 때문에, 이 날숨 영역이 거의 사용되지 않는다. 강하고 빠르게 호흡할 때는 호흡근육과 함께 배근육을 사용한다. 그때 이 중추가 날숨 영역을 조절해서 날숨이 활성화된다.

들숨 영역은 혈액 내 가스 수준에 따라 작용한다. 이산화탄소의 증가는 이 영역을 자극한다. 이산화탄소가 적으면 이 영역은 억제된다. 병리적인 상태에 있을 때 혈액 내 화학물질들은 이 영역에 영향을 미친다.

2. 호흡조정 영역(pneumotaxic area)

호흡조정 영역은 다리뇌(교뇌)에 있다. 들숨중추에 억제 자극을 전달해서 호흡이 짧아진다. 그래서 호흡이 더 빠를수록, 이 영역은 매우 활성화된다.

3. 지속흡입 영역(apneustic area)

지속흡입 영역도 다리뇌에 있다. 들숨 영역을 자극하고 들숨 길이를 연장시킨다. 그래서 천천히 깊게 숨을 들이쉴 때 이 영역이 더 활성화된다.

호흡중추에 미치는 영향

1. 대뇌겉질(대뇌피질)은 호흡중추에 직접적으로 영향을 미친다. 그래서 악취나 자극적인 것이 숨길로 들어왔을 때 몇 초 동안 숨을 멈출 수 있다. 요가호흡수련 초기에 호흡은 완전히 겉질의 현상이며, 모든 호흡중추는 의식적으로 함께 작용한다.

2. 둘레계(변연계)는 정서적 장애, 불안 등이 있을 때 직접적으로 호흡중추를 흥분시킨다. 웃거나 울 때도 이 중추를 자극한다. 만성 우울증 환자의 경우 호흡 패턴이 특이하다. 그들은 실제로 적절하게 숨 쉴 수가 없다.

3. 체온, 통증, 압력과 같은 신체적 변화도 호흡 패턴을 방해한다.

4. 숨길의 물리적 · 화학적 자극도 호흡 스타일을 변화시킨다.

5. 강하게 앞으로 숙이는 자세(요가무드라, 쟁기자세 등)와 가슴을 압박하는 자세(배자세, 메뚜기자세 등)는 호흡 패턴에 자동적으로 영향을 미친다.

요가수련자의 태도가 미치는 영향

1. 평화롭게 사는 것은 둘레계의 영향을 감소시키는 데 도움이 된다. 대체로 스트레스 상태에 있는 사람은 호흡 리듬이 항상 불안정하고 짧다. 평화로운 사람의 일반적인 호흡 패턴은 약간 느리고 깊다. 수련자의 태도는 호흡근육의 특성인 리듬을 유지하는 데도 도움이 된다.

2. 요가는 일상 활동을 할 때 취하는 자세에도 중요성을 부여한다. 가슴이 모든 방향으로 자유롭게 확장될 수 있도록 척추를 세우고 앉는 습관을 가져야 한다. 그런 자세로 오래 앉아 있는 습관은 호흡 패턴에 확실히 긍정적인 영향을 미친다.

3. 장시간의 요가호흡수련은 감정에 의해 불안정해지는 호흡중추의 자연적 리듬을 회복시킨다.

4. 호흡 알아차림은 중요한 태도 중 하나이다. 불교에서 호흡 알아차림은 기본 명상법이다. 많은 요가수련자는 호흡과 함께 '소 훔(So Hum)'을 알아차린다. 이것은 일상생활에서 호흡 패턴을 정상화하는 데 도움이 된다. 알아차림을 유지하지 못하면 얕은 호흡 패턴으로 발전될 수 있는데, 이것이 다양한 심신질환의 원인이 된다. 나쁜 호흡 습관으로 일상생활을 하면 제대로 집중할 수 없거나 효율적으로 일할 수 없다. 호흡을 알아차리는 태도는 평상시 호흡 패턴을 변화시키고, 적혈구의 형성과 활동을 향상하는 데도 도움이 된다.

4 호흡계 건강을 위한 수련

건강 요인

1. 호흡근육의 질 향상
2. 가슴우리의 지름 향상(특히 성장기에)
3. 모든 허파 구역의 활성화(폐활량과 체력의 증진)
4. 일반적 건강, 소화, 신진대사 등의 향상
5. 면역력의 향상

위의 요인을 성취하기 위해 아래에 제시된 수련을 고려해볼 수 있다.

1. 일반적 운동

달리기, 조깅, 걷기, 트레킹, 웨이트 운동이 포함된다. 근육의 힘을 향상하는 데 도움이 된다.

2. 요가자세(아사나, Asana)

아래 제시된 요가자세는 호흡근육의 탄력성과 힘을 향상하는 데 도움이 되는 자세이다.

앉은 산자세(파르바타사나, Parvatasana), 산자세(타다사나, Tadasana), 옆으로 기울인 바퀴자세(차크라사나, Chakrasana), 서서 하는 척추 비틀기(카티차크라사나, Katichakrasana)는 갈비뼈와 갈비사이근의 측면 부위 스트레칭에 도움을 준다.

코브라자세(부장가사나, Bhujangasana), 앉은 개구리자세(웃탄만두카사나, Uttanmandukasana), 낙타자세(우스트라사나, Ushtrasana)는 가슴우리 앞부분과 갈비사이근의 스트레칭에 도움이 된다.

바람빼기자세(파반묵타사나, Pavanmuktasana), 요가무드라, 등펴기자세(파스치못타나사나, Paschimottanasana)는 갈비뼈 뒷부분과 갈비사이근의 스트레칭에 도움이 된다.

이 요가자세들을 조합한 수련은 가슴을 확장하고 갈비사이근의 탄력성을 향상하는 데 도움이 된다.

3. 호흡 연습

5절 다양한 호흡법을 보라.

4. 정화 과정

요가에서 정화 과정은 크리야(Kriya)로 알려져 있다. 아유르베다(Ayurveda)에서는 다섯 가지 정화(판차카르마, Panchakarma)로 알려져 있다. 정화는 하타요가의 중요한 가지(앙가, anga) 중 하나이다.

A. 코 정화(네티, Neti)

코 정화는 코안, 코곁굴, 코인두를 정화한다. 깨끗한 물을 한쪽 콧구멍 안으로 넣었다가 물이 다른 쪽 콧구멍으로 흘러나오게 한다. 물을 사용한 코 정화법을 '잘라네티(Jalaneti)'라고 한다.

몸을 조금 앞으로 숙이고 목을 비튼 상태로 적절하게 자세를 취하면 쉽게 할 수 있다. 코 벽에 붙어 있는 끈적끈적한 가래와 딱지가 부드러워진다. 액체로 변한 물질이 코 밖으로 배출되는 게 쉬워진다. 규칙적으로 코 정화를 하면 코점막의 과민성을 감소시키는 데 유용하다. 이 현상은 알레르기비염과 코곁굴염이 자주 재발하는 사람에게 유익하다. 특히 카파(kapha)[13] 체질을 위해 잘라네티와 함께, 수트라(sutra, 천이나 얇은 고무 튜브 등)를 사용한 코 정화법인 수트라네티(Sutraneti)를 실행할 수 있다. 수트라네티를 실시할 때는 부드러운 수트라를 콧구멍에 넣었다가 입으로 꺼낸다. 그러고 나서 마사지하듯이 부드러운 천을 앞뒤로 부드럽게 당기면 코 벽에 붙어 있는 물질이 분리되어 밖으로 배출된다.

B. 구토 정화(바만 다우티, Vaman dhauti)

구토 정화는 아침 일찍 실행한다. 물 0.5~1리터를 마시고 손가락을 목에 넣어서 구토반사가 일어나도록 한다. 구토할 때 마신 물의 대부분이 나온다. 소화관과 숨길에 있는 불필요한 물질도 같이 나온다. 숨길의 위쪽과 아래쪽을 정화하기에는 구토가 가장 좋다. 코곁굴염, 기

---

13 인도의 전통의학인 아유르베다는 생명에너지를 도샤(dosha)로 표현하고 인체의 특성이나 체질을 크게 3가지로 분류한다. 5대 요소(흙, 물, 불, 공기, 공간) 중 흙과 물 요소가 지배적인 카파, 물과 불 요소가 지배적인 핏타(pitta), 공기와 공간 요소가 지배적인 바타(vata)로 분류한다. 도샤는 체질뿐 아니라 심신의 상태와도 밀접하게 연관되어 있다.

관지염, 천식의 주요 치료법으로 구토 방법을 사용한다.

C. 천 정화(바스트라 다우티, Vastra dhauti)

천 정화 방법에서는 면으로 만든 깨끗하고 부드러운 천을 삼킨다. 몇 분 동안 위에 넣어둔다. 그리고 나서 이 천을 기술적으로 꺼낸다. 특히 카파 체질은 이 방법으로 많은 가래를 배출할 수 있다. 이 메커니즘은 미주신경의 활성화인데, 기관지에 있는 점액 분비를 증가시키고 섬모운동도 자극해서 가래가 인두까지 쉽게 이동하게 한다. 윗숨길과 연관된 뇌신경도 점액 분비를 증가시켜서 코와 코곁굴도 정화된다. 바타 체질에는 별로 도움이 되지 않는다.

D. 비레카나(Virecana)

비레카나는 아유르베다 단어이다. 특정 하제(下劑)를 섭취해서 변통을 유도한다. 아유르베다 관점에서 보면 소화불량은 질병을 일으키는 독소(아마, aama)를 만드는데, 혈관에 흡수된 독소는 혈액순환을 통해 퍼져 나간다. 이로 인해 숨길에 가래가 많이 증가한다. 그러므로 하제를 사용한 장 청소는 간접적으로 '과도한 가래 생성'을 예방한다. 요가 정화 과정에서 약 대신 아주 많은 물을 사용하기도 하고, 변통을 강하게 유도하는 요가자세를 수련하기도 한다. 이 정화법은 '내장 정화(샨카프락샬라나, shankhaprakshalana)[14]로 알려져 있다.

---

14 샨카(shankha)의 뜻은 고둥(conch)으로, 입에서 항문까지 소화기관 전체를 의미한다. 내장 정화는 소금기가 있는 따뜻한 물을 마신 후 요가자세를 하고 나서 배설하는 정화법으로, 한 번 실행할 때 위 과정을 여러 차례 반복한다. 실시 횟수를 제한하고 있다.

E. 뇌정화호흡(카팔라바티, Kapalabhati)

오늘날 오염은 전 지구적인 문제가 되었다. 오염은 주로 숨길에 영향을 미친다. 뇌정화호흡은 수동적인 들숨과 빠른 날숨을 연속적으로 하는 호흡법이다. 이 과정을 통해 잔류량이 날숨 과정에서 배출된다. 그래서 5분 이내에 허파에 있는 많은 공기가 신선해지고 허파는 신선한 공기로 보충된다. 적어도 하루에 한 번 이 수련을 하는 사람은 호흡계를 유독가스의 위험으로부터 보호할 수 있다.

이 점을 고려해볼 때, 뇌정화호흡은 모든 사람에게 필수적인 수련법 중 하나이다. 세부적인 과정은 5장에 제시되어 있다(5장 3절을 보라).

다양한 호흡법

다양한 호흡법이 있다. 이 호흡법들은 호흡의 속도나 깊이에 따라 분류되는데, 근골격계의 작용 방식에 따라서도 호흡법이 달라진다.

특정 근육의 활용에 따른 호흡법 분류

여기서 아래 단어를 명확하게 정리하고자 한다.

1. 복부호흡

많은 사람이 숨을 들이쉴 때 복부를 크게 부풀리는 것을 복부호흡이라고 잘못 설명하고 있다. 바르게 정의하자면, 복부호흡은 배근육을 적극적으로 사용하는 호흡법이다. 뇌정화호흡이 가장 좋은 예이다. 이 호흡을 할 때 배가로근, 배곧은근, 배빗근을 수축하고 이완하기 때문이다. 그리고 이 호흡을 하는 동안 가로막과 갈비사이근은 수동적인 상태에 있다.

2. 가로막호흡

가로막호흡은 가로막을 상당히 수축하기 때문에 복부가 부풀게 된다. 이렇게 복부 움직임이 일어나기 때문에 많은 사람이 이 호흡법을 복부호흡이라고 잘못 말하고 있다.

3. 흉부호흡

갈비사이근을 상당히 수축시키는 호흡으로, 늑골호흡으로 알려져 있다.

4. 쇄골호흡

쇄골호흡에서는 목근육과 빗장근(쇄골근)을 더 많이 사용한다.

일반적인 호흡은 갈비사이근과 가로막의 결합 작용으로 일어나기 때문에 흉부-가로막호흡 또는 늑골-가로막호흡(때로는 흉부-복부호흡)이라고 부른다. 이때 가로막 75%, 갈비사이근 25%를 사용한다.

요가자세를 수련할 때 자세는 호흡 패턴에 영향을 미친다. 배를 압박할 때는 주로 가슴호흡을 한다(등펴기자세, 요가무드라 등). 배와 가슴을 압박할 때는 주로 쇄골호흡을 한다(활자세, 메뚜기자세 등).

특히 달리기와 같은 강한 신체운동을 할 때는 활발한 신진대사로 산소가 필요하기 때문에 호흡의 주요 근육과 보조 근육을 거의 모두 사용한다. 이때 호흡 방식이 섞이게 된다. 모든 호흡법을 조합한 것이다.

호흡의 속도와 깊이에 따른 호흡법 분류

우리는 '깊은 호흡(심호흡, deep breathing)'이라는 단어를 매우 자주 사용한다. 그렇지만 이 단어를 제대로 이해해야 한다. '깊은'이라는 단어는 허파가 최대로 팽창하는 것을 의미한다. 허파를 최대로 팽창하기 때문에 깊은 호흡을 완전호흡(complete breath)이라고 할 수 있다. 그러므로 허파를 부분적으로 채우면 불완전호흡(incomplete breath)이라고 한다. 호흡의 깊이와 속도에 따라 다음과 같이 호흡법을 분류한다.

1. 빠르고 완전한 호흡 – 활동 중일 때

달리기 같은 활발한 신체 활동에서는 빠르고 완전한 호흡이 일어난다. 모든 호흡근육을 최대로 사용한다. 이 호흡은 필요에 따라 일어난다.

2. 빠르고 완전한 호흡 – 휴식할 때

때때로 휴식 상태에서 의도적으로 깊고 빠르게 호흡할 수 있다(활발한 신체 활동 없이 '휴식 상태에서 빨리 깊게 하는 호흡'). 이 호흡은 호흡 연습의 일부일 수도 있으나 히스테리 환자의 경우 불안 때문에 일어날 수도 있다. 생리적으로 산소 증가가 필요 없는데도 호흡을 빠르게 하면 몸과 마음에 변화가 일어날 것이다. 이것을 과다호흡증후군이라고 한다.

이 호흡은 교감신경을 활성화시킨다. 그래서 심장박동수가 증가한다. 이 호흡을 5분 이상 지속하면 호흡성알칼리증(respiratory alkalosis)[15] 징후가 나타난다. 어느 정도까지는 생리적인 변화 현상이지만 이후에는 병리적인 상태가 된다.

3. 빠르고 불완전한 호흡 – 휴식할 때

호흡 속도는 빠르지만 허파 팽창은 부분적으로 일어난다. 그 예가 뇌정화호흡이다.

4. 느리고 완전한 호흡 – 휴식할 때

허파가 최대로 팽창하지만 천천히 팽창한다. 호흡근육이 천천히 리듬 있게, 그리고 완전하게 수축되고 이완되는 것을 의미한다. 이 호흡은 알칼리증을 초래하지 않는다. 교감신경을 활성화시키지 않으며, 부교감신경의 활성화 상태가 유지된다. 그래서 허파가 최대로 팽창하고 가스 확산도 증진되어서, 산소가 혈액에 충분히 공급된다. 부교감신경의 활성화로 혈관의 중간막이 이완되고, 말초혈관의 직경이 증가한다. 말초혈관의 확장과 함께 산소량이 증가해서 평상시에는 휴면 상태에 있는 말단기관까지 산소 공급이 증가한다. 그래서 이 호흡이 스트레스, 근육긴장, 갱년기 홍조, 고혈압, 허혈심장질환과 같은 다양한 병리적 상태에 유익하다. 또한 이 호흡은 유산소운동과 신체운동

---

15 호흡성알칼리증은 호흡의 지나친 증가로 혈액 내 이산화탄소가 너무 많이 제거되어 이산화탄소 분압이 감소하는 질환이다.

의 효과를 높이는 데도 도움이 된다. 이 호흡 유형은 요가호흡수련 초보자에게 매우 적합하다.

5. 느리고 불완전한 호흡 – 휴식할 때

호흡 속도는 느리지만 허파는 부분적으로 팽창한다. 요가호흡수련 초기에 허파 기능을 조금씩 쉽게 향상할 수 있는 호흡 유형이다.

호흡 연습의 중요성

1. 많은 호흡 기법은 춤이나 스포츠, 일반적인 신체운동의 준비 작업과 연관이 있다.

2. 또 다른 중요한 접근은 급성 스트레스 메커니즘을 멈추는 것이다. 《파탄잘리 요가수트라(Patanjali Yoga Sutra)》[16]에서는 '마음이 불안정한 상태'를 조절하기 위한 호흡법을 기술하고 있다.

3. 《하타프라디피카(Hathapradipika)》[17] 5장에도 다양한 질환에 대하여 특정한 호흡 패턴이 처방되어 있다. "가능한 한 숨을 깊게 들이쉬고 가능한 한 깊게 내쉰다. 온몸이 에너지로 완전히 채워지고 있음을 상상하라."는 방법이 제시되어 있다.

---

16 《파탄잘리 요가수트라》는 고대의 성인 파탄잘리가 집대성한 것으로 알려진 대표적인 요가 경전으로, 4장 195절로 구성되어 있다. 요가수행 체계의 원리와 단계, 방법 등을 제시하고 있다. 현대 요가수련자들에게 요가 철학과 심리학, 수행론의 기초 교재로 권하는 경전이다.

17 《하타프라디피카》는 14세기 인도의 요기 스와트마라마(Svatmarama)가 저술한 탄트라요가 경전으로 4장으로 구성되어 있다. 요가자세, 호흡, 무드라 등 하타요가 수행법이 제시되어 있고, 이러한 하타요가 수행법을 라자요가(Raja yoga)를 완성하기 위한 수단으로 제시하고 있다. 카이발리야다마에서 발견한 사본에는 5장 치료적 접근법이 있다.

이 방법은 고전적인 요가호흡은 아니지만, 심신 상태에 적용할 수 있는 변형된 호흡법이다.

4. 현재 많은 요가학교에서도 다양한 호흡 기법을 소개하고 있다. 실제로 대부분은 전통적인 요가호흡법이 아닌데 유감스럽게도 요가호흡법으로 불리고 있다. 이 둘의 차이를 이해해야 한다. 우리 의도는 특정 방법을 비판하는 것이 아니라, 단지 과학적 요인 안에서 호흡 메커니즘과 그 효과를 인식하기 위한 것이다. 다양한 호흡법은 실제로 건강에 유용하다.

5. 현대에는 특정 호흡법의 효과와 치료적 가치를 검증하는 연구가 많다. 그러므로 이러한 호흡법과 전통적인 요가호흡법에 대한 비교연구와 혼합 연구를 지속할 필요가 있다. 호흡은 혈구 제조(조혈) 과정에 영향을 미친다. 건강한 호흡은 가스교환을 증진시키고 그다음에는 혈구 제조를 위해 골수를 자극한다.

6. 다양한 호흡법은 요가호흡수련이 진보하도록 호흡계를 준비하는 데 사용될 수 있다. 허약한 요가초급자는 이런 호흡법을 연습하고 나서 요가호흡수련으로 나아간다. 특히 요가초급자가 40대 이상이거나 근골격계가 약한 경우에는 호흡계를 준비하기 위해서 이런 호흡법을 연습해야 한다. 항상 실력 있는 지도자가 필수 요소이다.

일반적인 호흡 연습

1. 간단한 가로막 연습

두 다리를 서로 떨어뜨리고 반듯이 눕는다. 양손을 비벼 따뜻하게 한 후 배에 올려놓고 손가락 끝이 서로 닿도록 한다. 숨을 들이쉴 때 배가 부풀도록 한다. 손가락이 서로 조금씩 멀어지는 것을 느껴본다. 그리고 나서 내쉬는 숨에 배가 제자리로 돌아오게 한다. 강제로 밀어붙이지 않는다. 배가 조여지면 따뜻한 손으로 부드럽게 마사지한다. 조여지는 걸 느끼면 날숨에 부드럽게 배를 당겨서 허파를 최대한 수축시킨다.

이런 호흡 유형은 가로막이 최대로 수축하도록 만든다. 그러므로 가로막이 부드럽게 운동하게 된다. 이 호흡은 복부호흡이 아니라 가로막호흡이다. 복부에 주의를 기울이기 때문에 복부호흡으로 불리고 복식호흡으로 알려져 있다. 그러나 복부근육은 매우 수동적인 상태에 있다.

2. 가슴에 저항을 일으키는 호흡(가로막의 움직임이 더 많음)

반듯이 눕는다. 한 손은 배에, 한 손은 가슴에 올려놓는다. 가로막이 더 많이 움직이도록 들숨에 가슴을 부드럽게 누른다. 숨을 들이쉬면서 복부의 팽창을 느낀다. 천천히 깊게 내쉬고, 날숨 끝에 배를 부드럽게 누르고 나서 압력을 푼다. 그리고 나서 다시 가슴을 부드럽게 누르면서 숨을 들이쉰다.

3. 흉부호흡(늑골호흡)

이 호흡을 할 때, 허파의 위엽과 중간엽이 더 많이 팽창할 수 있도록 가로막의 움직임을 제한한다. 이 호흡은 갈비사이근과 가슴근육을 운동시킨다.

몸통을 세우고 앉는다. 손바닥을 배에 둔다. 배에 압력을 가하면서 천천히 깊게 들이쉰다. 가슴 윗부분의 확장을 느껴본다. 어깨가 위로 움직이는 것을 느낀다. 복장뼈가 앞으로, 그리고 약간 위로 움직이는 것을 느껴본다.

4. 부분 호흡

이 변형 호흡의 목적은 가슴벽과 허파의 다양한 부위의 기능을 향상하는 데 있다. 손바닥을 사용해서 복장뼈 중앙, 빗장뼈 아랫부분, 겨드랑이 아래, 갈비뼈 아랫부분과 뒷부분에 압력이 일어나게 할 수 있다. 숨을 들이쉬는 동안 저항감이 있는 신체 부위를 느껴야 한다. 저항에 대항해서 그 신체 부위를 확장시킨다. 이 호흡 유형에서 허파의 특정 구역이 상당히 채워진다.

5. 빨대 호흡(의도적인 날숨 조절)

천천히 깊게 숨을 들이쉰다. 두 입술 사이에 (얇은) 빨대를 놓는다. 손가락으로 코를 막고 빨대를 통해서 천천히 내쉰다. 또는 빨대의 끝을 물속에 넣고 숨을 내쉬는데, 이때 물거품이 적게 일어나고 처음부터 끝까지 거품이 균일해야 한다.

이 연습은 가로막과 바깥갈비사이근을 단련시켜서, 이 근육들이 동시에 이완되고 근육들의 운동 범위를 모두 가동시켜서 천천히 리듬 있게 움직이도록 한다.

6. 입술을 오므린 호흡

이 호흡법은 만성 천식, 기관지염, 만성폐쇄성폐질환 등에 매우 유용하다. 코로 숨을 깊게 들이쉬고 나서 (입술을 조금 열어서) 얼굴근육의 수축으로 저항이 일어나도록 하면서 입으로 숨을 내쉰다. 이렇게 해서 좁은 숨길의 붕괴를 막을 수 있다. 이런 호흡은 날숨이 끝날 때 좁은 숨길에 양압(positive pressure)을 만들어서 공기가 기도에 갇히는 것을 예방한다.

7. 뱀처럼 싯 소리와 함께 내쉬기

몸통을 세우고 앉는다. 혀끝을 앞니 뒤에 대고 입천장에 닿도록 한다. 숨을 깊게 들이쉰다. 그러고 나서 천천히 내쉬면서 뱀처럼 싯 소리를 낸다. 미소 짓듯이 턱과 입술 주변의 얼굴근육은 적당히 수축해야 한다. 이 호흡의 중요성은 입술을 오므린 호흡과 같다.

8. 수다르샨 크리야(Sudarshan Kriya) 호흡

수다르샨 크리야 호흡은 '삶의 예술(Art of living course)'의 창시자 슈리

슈리 라비샹카르지(Shri Shri Ravishankarji)가 소개한 대중적 호흡법 중 하나이다. 깊은 이완과 다양한 심신질환을 다루는 데 매우 효과적인 기법으로 밝혀졌다. 많은 연구논문이 이 호흡의 효과를 뒷받침해왔다. 다음 3가지 호흡법을 실행한다.

A. 빠른 호흡 주기

빠르고 적극적인 들숨과 날숨을 연속적으로 한다. 빠른 호흡을 20회 해야 한다. 그리고 나서 몇 초 동안 휴식을 취한다. 이런 방식으로 3차례 호흡한다(20회+20회+20회). 이 호흡의 특징은 손의 움직임과 함께 하는 것이다. 호흡 직전에 두 손을 접어서 주먹이 어깨 가까이 오도록 한다. 숨을 들이쉬는 동안 손을 들어 올리고, 내쉬는 동안 손을 아래로 내려놓는다. 빠른 호흡이 인두 부위에 마찰을 일으켜서 소리가 난다. 손의 움직임으로 공기를 허파의 중간 부분과 윗부분까지 상당히 채울 수 있다.

B. 허파 확장 연습

A를 한 후에 금강자세(바즈라사나, Vajrasana)로 앉아야 한다. 승리호흡 같은 깊은 호흡을 해야 한다. 인두근육을 수축시켜 공기가 목구멍으로 빨려 들어가도록 한다. 이 호흡은 허파의 특정 부분이 상당히 확장되도록, 특정 방식으로 손을 몸에 대고 실행한다. 처음에 엉덩뼈능선에 손을 얹고 6회 호흡한다. 다음에는 손을 가슴 중앙 부위에 두고 6회 호흡하고, 마지막에는 양손을 교차해서 견갑대 부위에 놓고 6회 호흡한다. 허파 아랫부분, 중간 부분, 윗부분을 상당히 팽창시킬 수 있다. 가능하다면 매번 들숨 후에 4~6초 동안 숨을 참는다.

C. 3가지 리듬 호흡

B를 한 후에 이 호흡 시리즈를 시작한다. 호흡 3회기를 하는 동안 호흡을 총 300번 해야 한다. 각 호흡 주기에는 긴 리듬, 중간 리듬, 빠른 리듬, 이렇게 3가지 리듬을 포함하고 있다(호흡 횟수는 각각 20회, 40회, 40회). 긴 호흡은 깊게 들이쉬고 내쉬는 것을 의미한다. 중간 호흡은 긴 호흡과 비교했을 때 들숨과 날숨이 다소 빠르거나 덜 깊게 하는 것을 의미한다. 빠른 호흡은 중간 호흡보다는 속도가 빠르고 깊이는 얕은 것을 의미한다.

호흡 유형	호흡 횟수	호흡 속도	호흡 깊이
긴 호흡	20	느림	깊음
중간 호흡	40	중간	덜 깊음
빠른 호흡	40	빠름	얕음

9. 카오틱(Chaotic) 호흡

오쇼(Osho)는 액티브 명상(active meditation)의 일부로 카오틱 호흡을 소개했다. 빠르고 깊게 숨을 들이쉬었다가 힘 있게 내쉬는 호흡을 최대 5분간 연속적으로 실시한다. 이 호흡 방식은 신체기관의 깊은 이완, 고요함, 각성된 마음 상태를 가져온다. 많은 사람이 이 호흡을 하고 나서 자동적으로 정서적 카타르시스를 경험한다. 장시간의 수련은 호흡성알칼리증을 유발할 수 있다. 그런 상태에서는 이 호흡을 제한해야 한다.

II

요가호흡 :
개념과 효과

"프라나야마는 최고의 금욕 수행(austerity)이다."

《마누스므리티》 2장 83절

"Pranayamam param tapah."

Manusmriti-2/83

"광석을 불로 태워서 찌꺼기를 분리할 수 있듯이, 프라나야마 수련을 통해 신체기관의 불순물도 정화된다."

《마누스므리티》 6장 71절

"Dahyante dhmayamananam dhatunam hi yathamalam

Tathendriyanam dhyayate dosanam pranasya nigrahat."

Manusmriti-6/71

요가호흡은 가장 일반적인 요가수련법 중 하나이다. 베다(Veda)[18]와

---

18 베다 시대는 기원전 2000년~800년으로 추정되며, 베다 문헌은 고대 인도 브라만교의 방대한 문헌이자 문학이다. 다음은 4대 베다에 대한 간략한 소개이다. 《리그베다》는 베다 중에서 가장 오래된 베다로 10장 1,028절로 된 찬가 모음집이다. 《사마베다(Samaveda)》는 《리그베다》에 있는 게송을 포함, 1,875절로 된 희생 의례 관련 찬가 모음집이다. 《야주르베다》는 40장으로 희생 의례 등을 포함한 모음집이다. 베다 중 마지막 베다인 《아타르바베다》는 약 6천

스므리티(Smriti)[19] 시대에는 수련생들이 긴 만트라(mantra)를 한 호흡에 했다. 이런 수련법은 충분한 폐활량과 호흡조절 없이는 불가능했다. 아마도 만트라를 하는 동안 프라나야마(pranayama)는 자동적으로 일어 났을 것이다. 또는 만트라 찬팅을 향상시키기 위해 프라나마야 수련 을 했을 것이다.

그 당시에는 호흡과 마음, 신체 활동의 관계를 고려하였다. 위에 제 시한 《마누스므리티(Manusmriti)》[20] 경구들은 프라나야마가 얼마나 중요 한 수련법 중 하나였는지, 그리고 프라나야마 수련이 몸에 어떻게 작 용하는지를 말해주고 있다.

다른 문헌도 살펴보자.

1. 《리그베다(Rgveda)》에서 프라나야마는 '아수-니티(Asu-Niti)'로 언급 되었다. '아수(Asu)'는 프라나, '니티(Niti)'는 프라나를 조절하는 방법 을 의미한다. 그러므로 프라나야마는 프라나에 대한 조절(프란비디야, Pranvidya)이다. 수행자들은 만트라, 우파사나(upasana)[21], 옴 찬팅 등과 같 은 다양한 방법을 통해 프라나를 조절했다.

개의 만트라가 포함된 찬가 모음집이다. 베다 경전을 통해 요가와 아유르베다의 수행법이 전 해져왔다.

19 스므리티 시대는 베다 문헌 이후의 시기를 의미한다. 저자는 스와미 쿠발라야난다가 인도 요 가 역사를 구분한 방식인, 베다, 스므리티, 푸라나, 파탄잘리, 탄트라 이후 하타요가 시대로 제시하고 있다.

20 《마누스므리티》 경전은 고대 인도 힌두교 문헌으로, 세계 창조, 다르마(dharma)의 근원 및 4 가지 사회 계급의 다르마, 카르마(karma)의 법칙 등을 제시하고 있다.

21 우파사나는 예배, 집중을 뜻하며, 본문에서는 명상수행법을 의미한다.

《야주르베다(Yajurveda)》에서 프라나야마는 힘과 수명을 증진하기 위해 사용된 '앙기-라사 비디야(angi-rasa vidya)'로 알려졌다.

《아타르바베다(Atharvaveda)》에는 프라나야마에 대해 "만약 당신이 프라나-아파나(prana-apana)[22]를 능숙하게 조절하는 데 성공한다면, 100년 이상 건강하게 살 수 있다."라고 언급되어 있다.

> "San kramatam ma jahitam sariram pranapanau te sayujavih stam
> Satam jeev sarado vardhamanoagniste gopa aadhipa vasistah."
>
> ATV-7/53

그러므로 건강과 장수를 위해 프라나와 아파나를 조절하기 위한 방편을 수련하였다.

《아파스탐바다르마수트라(Apastambhadharmasutra)》[23]에서 숨참기(breath holding)는 "Aa tamitoho pranayamacchedityeke."라고 기술되어 있다. 주석가 하라닷타(Haradatta)는 이 경구를 다음과 같이 설명했다.

> "Yavad anganam glanirbhavati tavadprananayacchadeta."

---

22 요가에서 프라나는 넓은 의미로는 인간 존재의 신체적·생리적·심리적·영적 에너지를 포괄하는 개념이다. 인체에서 기능하는 프라나를 두 범주로 분류할 때, 프라나는 배꼽 위에서 작용하는 에너지(가슴 부위에서 위로 상승하는 에너지)를, 아파나는 배꼽 아래에서 작용하는 에너지(배꼽 부위에서 아래로 하강하는 에너지)를 의미한다.
23 《아파스탐바다르마수트라》는 다르마에 관한 고대 경전 중 하나로, 베다 의식, 만트라, 가정 의례 등이 기록되어 있다.

이것은 현기증이 날 때까지 가능한 오랫동안 숨을 참아야 한다는 것을 의미한다.

2. 후에 프라나바(Pranava)[24]는 가야트리 만트라(Gayatri mantra)[25]와 함께 의례의 주요한 부분이었는데, 이는 프라나야마로 간주되었다. 숨을 내쉬는 동안 가야트리 만트라 찬팅을 한다고 가정해보자. 약 24초가 걸린다. 24초에 레차카(rechaka)[26]를 1회 하는 것을 의미한다. 푸라카(puraka)의 길이를 4~6초로 가정한다면, 만트라 1회는 한 호흡, 즉 30초가 걸린다. 호흡 길이의 연장도 프라나야마로 간주되었다.

3. 푸라나(Purana)[27] 시대에, 프라나야마의 내용은 푸라카(puraka), 쿰바카(kumbhaka), 레차카로 언급되었는데, 1-1-2 또는 1-2-2 등과 같은 특정 비율로 수행해야 했다. 그러나 숨참기는 프라나야마의 가장 중요한 부분이었다.

4. 《바가바드기타(Bhagvadgeeta)》[28]에서는 프라나야마 수련의 달인을 '프라나야마파라야나(pranayamaparayana)'라고 기술하고 있다.

---

24 성스러운 음절인 '옴(Om)'을 프라나바, 옴카라(Omkara)라고도 한다.
25 가야트리 만트라는 《리그베다》에서 베다의 신에게 바친 만트라로, 사비트리 만트라(Savitri mantra)로도 알려져 있다. 현대에도 요가수련자들이 염송하는 만트라이다.
26 일반적으로 '푸라카'는 들숨, '레차카'는 날숨, '쿰바카'는 숨참기를 의미한다. 평소에 하는 들숨과 날숨, 숨참기는 요가호흡을 수련할 때의 들숨과 날숨, 숨참기와는 다르다는 저자의 관점을 반영하여, 푸라카, 레차카, 쿰바카로 표기하였다. 또한 들숨 후 숨참기, 날숨 후 숨참기도 저자의 관점을 반영하여, 내부 쿰바카, 외부 쿰바카(external kumbhaka)로 표기하였다.
27 푸라나 시대는 우주론, 신학과 철학, 왕과 영웅, 성자, 민화, 사원, 의학, 천문학, 문법, 광물학 등을 담은 방대한 백과사전인 푸라나 문헌이 만들어진 시기이다.
28 《바가바드기타》는 인도의 유명한 서사시 《마하바라타(Mahabharata)》 제6권의 일부로 18장 700절로 구성되어 있다. 독립된 경전이기도 하며, 인도인의 정신적 지침서로 알려져 있다.

인체의 생명에너지는 배꼽 위에서 작용하는 프라나와 배꼽 아래에서 작용하는 아파나로 크게 나뉜다. 프라나야마를 통해 서로의 활동 영역에 퍼져 있다. 둘 다 서로 반대되는 힘을 만들어내서, 에너지는 수슘나(susumna, 중심 통로)를 통해 들어오고 움직일 수 있게 된다. 이 방법은 에너지를 머리로 가져가서 안정시키기 위한 것이다. 이것을 '요가다라나(yogadharana)'라고 부른다.

"Sarvadwarani sanyamya mano hrudhi nirudhya ca

Murdhnyadhayaatmanah pranamasthito yogadharanam."

BHG-8/12

5. 파탄잘리(Patanjali, 기원전 400년) 시대에는 '스탐바브룻티(stambhavrutti)'나 '가티빗체다(gativiccheda)'로 기술되었다. 여기서 숨 유지(retention), 즉 숨 참기는 날숨 후에 하는 바히야 브릿티(bahya vritti)와 들숨 후에 하는 아비얀타라 브릿티(abhyantara vritti) 등으로 기술되었다.

파탄잘리는 프라나야마의 진행 과정에 관한 기준을 언급했는데, 이 기준은 몸에 나타나는 징표(데샤, desha), 호흡 주기의 시간 또는 1회 수련 시간(칼라, kala), 요가호흡 횟수와 들숨-숨참기-날숨 비율(상키야, samkhya)로, 수련의 발전 정도를 알기 위한 것이다. 파탄잘리는 프라나야마의 정신적, 영적 중요성도 기술했다.

6. 탄트라(Tantra)에서 프라나야마는 명상과 함께 기술되었다. 《비갸나 바이라브 탄트라(Vijnana Bhairav Tantra)》(5세기)[29]에 몇 가지 명상법이 언급되었는데, 그것은 내면 알아차림(inner awareness)과 함께 호흡 변형에 기반을 둔 것이다.

"레차카, 푸라카, 쿰바카 수련은 깊고 고요한 상태로 이끄는데, 쿤달리니는 상승하고 수행자는 깨달음을 성취한다."

《비갸나 바이라브 탄트라》 27절

"Kumbhita recita vaapi purita va yada bhavet
Tadante shantanamasou shktya shantah prakashate."

Vijnana Bhairav Tantra-27

7. 8세기 《요가타라발리(Yogataravali)》[30] 경전에서 샹카라차리야(Shankaracharya)는 더 높은 상태를 성취하기 위해 수행자가 준비해야 할 '3가지 반다(tribandha) 프라나야마'의 중요성을 기술했다. 이것은 '케발 쿰바-비디야(keval kumbha-vidya)'로 불린다.

"Bandhatrayabyasvipakjatam vivarjitam recapurakabyam
Vishosayanti visayapravaham vidyam bhajate kevalkumbarupam."

Yogataravali-8

---

29 《비갸나 바이라브 탄트라》는 담화로 구성된 탄트라 경전으로, 112가지 명상 방법을 압축된 형태로 간략하게 제시하고 있다. 14장 5절에서 자세히 설명하고 있다.
30 《요가타라발리》 경전은 29절로 구성된 짧은 문헌으로, 하타요가는 라자요가 수행을 위한 유일한 방법으로 제시하고 있다.

8. 후에 프라나야마는 하타요가(Hathayoga, 10~18세기)의 가장 대중적이고 효과적인 수행법이 되었다. 기본적으로 하타요가는 탄트라에서 분리되었다. 실제 수련 방법은 하타요가 시대부터 더 자세하게 기술되어 있다.

저명한 세 가지 주요 경전은 《고라크샤샤타카(Gorakshashataka, GRS)》(10세기)[31], 《하타프라디피카(HP)》(14세기), 《게란다상히타(Gherandasamhita, GS)》(18세기)[32]이다.

《고라크샤샤타카》에서는 긴 쿰바카 대신 능숙하게 천천히 하는 들숨과 날숨, 그리고 제한된 쿰바카가 더 많이 드러났다.

"천천히 들이쉬고 천천히 내쉬어야 한다. 너무 오랫동안 또는 자신의 능력을 벗어나서 숨을 참아서도 안 되고 너무 빨리 내쉬어서도 안 된다."

《고라크샤샤타카》 51절

"Mandam mandam pibetvayum mandam mandam viyojayeta

Nadhikam stambhayetdvayum na ca shighram vimocayeta."

GRS-51

호흡을 위해서 고라크샤는 콧구멍교대호흡 기법을 선택했다.

---

31 《고라크샤샤타카》는 고라크샤(Goraksha)가 집필한 하타요가 초기 경전으로 3장 101절로 구성되어 있다.

32 게란다(Gheranda)와의 대화 형식으로 구성된 《게란다상히타》는 7장 351절로 구성되어 있다.

하타요가 시대에 '쿰바카'라는 단어는 프라나야마와 같은 의미로 사용하게 되었다. 그리고 많은 호흡법(푸라카-레차카 기술)이 쿰바카와 함께 대중화되었다.

《하타프라디피카》는 2가지 기본적인 쿰바카 유형인 사히타(sahita)와 케발라(kevala)를 설명했다. 사히타는 의도적으로 하는 프라나야마 수련이다. 케발라는 의도적이지 않은, 또는 자동적으로 일어나는 프라나야마 단계이다.

《게란다상히타》에서는 만트라와 함께 하는 프라나야마를 사가르바(sagharbha), 만트라 없이 하는 프라나야마를 니르가르바(nirgarbha)라고 하였다.

프라나야마에 대해 '프란상그라하나(pransangrahana)', '프란상야마나(pransamyamana)', '프라나니그라하(prananigraha)', '프라나니로다(prananirodha)', '파바나비야사(pavanabhyasa)', '바유니로다(vayunirodha)' 등 많은 단어가 사용되었다.[33]

---

33 상야마(samyama), 니그라하(nigraha), 니로다(nirodha)는 '억제'를 의미한다. 파바나(pavana), 바유(vayu)는 '프라나'와 같은 의미의 단어이다. 파바나비야사는 '프라나야마'와 같은 의미의 단어이다.

정의 - 전통적 관점과 과학적 관점

1. 수천 년 동안 많은 철학자와 요가수련자는 호흡과 생각의 관계를 인식했다. 파탄잘리도 호흡 리듬의 불안정으로 마음이 산란해진다고 언급했다.

"Dukha domanasyangamejayatva swas-praswasah vikshepasahabhuva."

PYS-1/31

그래서 개선 방법으로 마음을 고요히 하기 위해 의도적인 호흡 조절을 언급했다.

"Pracchardanam vidharnabhyam va pranasya."

PYS-1/34

2. 그 뒤에 《하타프라디피카》에서는 다음과 같이 언급되었다.

"Chale vate chale chittam niscale niscalam bhaveta."

HP-2/2

이 경구는 빠른 호흡은 불안정한 마음을, 느린 호흡은 조절된 마음 상태를 나타낸다는 것을 의미한다.

3. 《하타프라디피카》에서도 욕망과 호흡, 마음 상태의 관계를 설명
했다. 욕망과 호흡, 둘 다 마음을 활성화시킨다. 그러나 둘 중 하나가
능숙하게 조절된다면 마음도 조절된다. 그 후에 다른 요인들도 조절
된다. 예를 들어 욕망이 클 때 호흡률도 높으며, 그 반대도 마찬가지
이다. 화, 두려움, 성적 활동을 할 때는 호흡이 빨라진다. 느리게 호흡
하면 감정적 흥분이 조절된다. 즉 호흡을 조절하면 욕망도 조절된다
는 것을 의미한다. 요약하면 다음과 같다.

산란한 마음	빠른 호흡	강한 욕망
고요한 마음	느린 호흡	약한 욕망
집중된 마음 마음 상태를 넘어선 상태	현저하게 호흡이 멈춘 상태 (두 호흡 사이에 자동적인 멈춤)	욕망 없음

4. 파탄잘리는 프라나야마를 기술적 관점에 따라 정의했다. 그는 프
라나를 1회 호흡 주기로 여겼다. 그러므로 그의 정의에 따르면 프라나
야마는 호흡 주기의 두 가지 움직임(들숨과 날숨)과 관련된 숨 유지(숨 멈춤)
행위이다. 그것은 들숨이나 날숨을 하고 나서 할 수도 있다. 또는 호흡
하는 동안 가끔씩 할 수도 있다. 또는 장기간의 수련 결과로 일어나는
자동적 현상일 수도 있다. 실제로 호흡 주기 안에서, 또는 호흡 주기 사
이에 능숙하게 숨을 멈춘다면, 이것을 '프라나야마'라고 부른다.

"Tasmin sati svasprasvasyorgativicchedah pranayama."

PYS-2/49

5. 하타요가는 미세한 효과에 따라 프라나야마를 정의했다. 프라나를 생명에너지로 보고, 요가호흡을 통해 프라나를 중심 통로인 수슘나를 통해 능숙하게 이동시켜야 한다고 보았다. 이 관점에 대한 내용을 7장 무드라에서 자세하게 설명할 것이다. 에너지 통로를 보여주기 위해 해부학적으로는 어떠한 인체 기관도 추적할 수는 없지만, 그것은 뇌의 상위 기능과 연관되어 있다. 그래서 에너지가 모이고, 그 에너지가 골반 부위에서 뇌를 향해 위로 이동한다고 말할 수 있다.

6. 실제로 하타요가는 숨 유지뿐 아니라 움직임, 즉 들숨과 날숨의 능숙한 조절에 중요성을 둔다. 의도적인 들숨과 날숨의 조절도 프라나야마의 중요한 부분이다. 그래서 하타요가 경전 집필자들은 다음과 같이 언급했다.

"수행자는 조절된 방식으로 숨을 내쉬고, 유지하고, 들이쉬어야 프라나야마 수련의 목표를 성취하게 된다."

Yuktam yuktam tyajet vayu yuktam yuktam cha purayeta
Yuktam yuktam cha badhniyat evam siddhimapnuyata."

HP-2/18

7. 이 두 가지 관점을 고려하면, 이제 프라나야마를 과학적으로 기술할 수 있다. 기본적으로 프라나야마(pranayama)라는 단어는 두 단어, '프라나(prana)'와 '아야마(ayama)'를 포함한다. 아야마는 '연장' 또는 '확장'을 의미한다.

만약 프라나를 호흡으로 상정하면, 프라나야마의 정의는 '호흡의 연장'이다. 즉 움직임(들숨과 날숨)을 조절하거나 숨을 멈추거나, 또는 둘 다를 사용해서 호흡 주기 1회기의 길이를 늘리기 위한 것이다. 휴식을 취할 때 일반적인 호흡 주기는 약 4~5초이다. 호흡을 연장한다는 것은 숨을 5초 이상, 10-12-16-20-30초 등과 같이 숨을 늘리는 것을 의미한다.

프라나를 생명에너지로 간주하면, 프라나야마의 정의는 '신체 내 생명에너지의 확장'이다.

첫 번째 정의는 행위와 관련이 있고, 두 번째 정의는 결과와 관련이 있다. 그러므로 둘 다 조합해서 프라나야마는 '호흡의 연장을 통한 생명에너지의 확장'이라고 정의할 수 있다.

'프라나'라는 단어에 관해서 명료하게 하는 것이 매우 필요하다. 많은 문헌에서 여러 가지 의미로 쓰이고 있다.

아유르베다에서 신체에너지는 도샤(dosha), 즉 모든 생명 활동을 담당하는 에너지로 언급된다. 세 가지 기본적 신체 활동은 새로운 세포의 형성, 오래된 세포의 파괴, 다양한 신체 구성 요소의 변형이다. 이러한 활동을 담당하는 에너지를 각각 카파, 바타(vata), 핏타(pitta)로 부른다. 따라서 아유르베다는 생명에너지를 '도샤'로 설명한다. 요가에서는 똑같은 에너지를 '프라나'라고 부른다.

나아가 아유르베다에서는 각각의 도샤를 다섯 유형으로 나눈다. 바타는 프라나, 우다나(udana), 비야나(vyana), 사마나(samana), 아파나, 이렇게 다섯 가지로 나뉜다.[34] 이러한 구분은 전문적인 생리학, 병리학, 치료법 연구를 목적으로 구분한 것이다. 이 프라나를 요가에서 말하는 프라나와 연관시킨다면 실제로 요가 프라나의 정의를 협소하게 하는 것이다. 요가 프라나는 모든 도샤 유형과 도샤의 하위 구분까지 포함한다.

요가에서도 기본적 생명에너지인 프라나를 열 가지 프라나로 나누는데, 프라나, 우다나, 비야나, 사마나, 아파나, 데바닷타(devadatta), 크루칼(krukal), 쿠르마(kurma), 다난자야(dhananjaya), 나가(naga)이다.[35] 이것은 경전에 있는 단어들과 중복된다. 그냥 겹치는 것으로 보면 된다. 혼동하지 말라.

8. 호흡 관련 움직임은 무의식적으로 작용하는 숨뇌와 다리뇌 호흡 중추에 의해 조절된다. 그러나 둘레계나 상부의 대뇌겉질은 이 호흡 중추에 영향을 미칠 수 있다. 요가호흡은 호흡을 완전히 의식적으로 하는 것을 목표로 한다. 그러므로 뇌의 감정 담당 기관을 고요하게 하는 것은 명확하게 호흡중추에 대한 대뇌겉질의 개입, 즉 '의식적인 호흡조절'이다. 그러므로 새로운 호흡 훈련이 호흡중추의 작용을 변화시켜서 호흡계통에 새로운 프로그램이 확립되도록 한다. 이 새로운 프로그램은 수련 초기에는 일시적이지만 나중에는 오랜 기간 지속될

---

34 인체 내 생명에너지의 활동 영역과 움직임의 방향, 기능에 따라 5가지 주요 프라나가 있다. 프라나는 흡입 기능, 우다나는 발성 기능, 비야나는 순환 기능, 사마나는 소화 기능, 아파나는 배설과 생식 기능을 담당한다. 각각의 프라나는 생리적 기능뿐 아니라 심리·정신적 기능과 직접적으로 연관되어 있다.

35 5가지 보조 프라나의 기능은 다음과 같다. '데바닷타'는 하품, '크루칼'은 재채기와 기침, '쿠르마'는 눈의 깜빡임, '나가'는 트림과 딸꾹질, '다난자야'는 사망 후 인체의 해체를 담당한다.

수 있다. 이런 모든 변화는 수련의 진보와 뇌의 상위 기능을 성취하게
한다.

다양한 조건에 따른 호흡 패턴과 뇌 메커니즘을 아래와 같이 비교
할 수 있다.

조건	호흡 패턴	뇌 메커니즘
일상적 호흡(휴식 상태)	1회 호흡량까지 호흡	숨뇌 호흡중추에 의해 조절됨
신체운동	빠르고 완전한 호흡	다리뇌 호흡중추에 의해 조절됨
스트레스	빠르지만 대체로 불완전한 호흡	둘레계의 영향을 받음
요가호흡수련(초기)	느리고 완전한 호흡 의도적인 숨 멈춤	대뇌겉질에 의해 조절됨
요가호흡수련(진보된 상태)	호흡 패턴의 변화 자동적인 숨 멈춤	호흡중추가 억제됨 시상하부 기능이 변화됨

3

요가호흡의 내용

요가 분야뿐 아니라, 신체운동이나 스포츠 등의 분야에서도 호흡 조절법이 많이 있다. 건강과 연관해서 모두 다 가치가 있다. 그렇다고 모든 호흡조절법을, 그것이 의식적으로 호흡을 조절하는 것이라도 요가호흡으로 분류해서는 안 된다. 예를 들면 노래를 부르고 플루트를 연주하는 것 등이다. 요가호흡으로 분류하려면 몇 가지 조건이 충족되어야 한다. 이 조건을 요가호흡의 내용으로 정의할 수 있다. 조건은 다음과 같다.

1. 숙련된 들숨과 날숨 – 푸라카(Puraka)와 레차카(Rechaka)

요가호흡은 들숨과 날숨의 기술로 시작한다. 불완전한 호흡 패턴에서 시작해서 나중에는 완전한 호흡 패턴이 된다. 완전한 들숨을 위해 하타요가에서는 허파를 완전히 채운다는 의미를 지닌 '푸라카'라는 단어를 사용했다. 그러나 그 움직임은 가능한 한 천천히 해야 한다. 그러므로 푸라카는 호흡근육의 느리고 리듬 있는 수축과 허파 조직의 느리고 리듬 있는 스트레칭이다.

완전한 날숨을 위해 완전히 밖으로 내보낸다는 의미를 지닌 '레차카'라는 단어를 사용했다. 구조물(허파, 기관지 등)의 붕괴에 대한 두려움 때문에 숨길의 공기를 완전히 내보낼 수가 없다. 그러므로 자연스럽게 1,200ml의 공기(잔류공기)는 영구적인 고정량으로 아래쪽 숨길에 항상 남아 있다. 그러나 평소에 고요한 호흡 상태에서 배출되지 않는 1,200ml의 공기(날숨 예비 공기)가 있다. 레차카에서 그것을 배출할 수 있다. 물론 속도는 푸라카보다 느리다. 그러므로 주요 호흡근육의 느리고 리듬 있는 이완이 일어나지만, 레차카의 끝에 배근육과 골반근육이 수축된다. 그러므로 푸라카와 레차카의 전반적인 현상은 호흡 활동의 숙련된 신경근육 훈련이다.

평소 호흡에서는 500ml의 공기를 들이쉬고 내쉰다. 이를 1회 호흡량이라고 한다. 깊게 들이쉴 때 여분의 공기량은 1회 호흡량보다 6배더 많다(3,000ml). 이것을 들숨 예비량이라고 한다. 푸라카를 할 때는 1회 호흡량보다 더 많이 숨을 들이쉰다. 그것은 들숨량을 어느 정도, 또는 완전히 허파에 채우는 것을 의미한다. 이상적인 푸라카에서는 허파의 최대 용량만큼 숨을 들이쉰다. 그 메커니즘을 아래 표에 요약하였다.

잔류량	1,200ml	숨을 내쉬는 동안에는 배출할 수 없다.
날숨 예비량	1,200ml	숨을 내쉬는 동안에는 배출할 수 있다. 레차카에서는 부분적으로 또는 완전히 배출할 수 있다.
1회 호흡량	500ml	평소 호흡량.
들숨 예비량	3,000ml	깊은 들숨을 할 때 들이쉴 수 있다. 푸라카에서는 부분적으로 또는 완전히 들이쉴 수 있다.
총량	5,900ml	

[호흡 패턴과 공기의 관계]

전체 공기	5,900ml	평소 호흡	깊은 들숨과 날숨
들숨 예비 공기	3,000ml		
1회 호흡 공기	500ml		
날숨 예비 공기	1,200ml		
잔류공기	1,200ml		

푸라카를 하는 동안 가로막은 상당히 아래로 내려간다. 이로 인해 복부 안에 있는 장기들이 부드럽게 아래쪽으로 밀린다. 이런 움직임은 장기(간, 비장, 위, 장 등)에 좋은 마사지를 제공한다. 레차카를 하는 동안 가로막이 상당히 위로 올라가는데, 허파 아래쪽과 심장을 마사지한다. 몸통을 세운 자세에서 호흡하는 것은 가로막의 효율적인 작동을 도와준다.

하타요가는 다양한 요가호흡법을 기술했는데, 이는 다양한 푸라카와 레차카를 기술한 것이다.

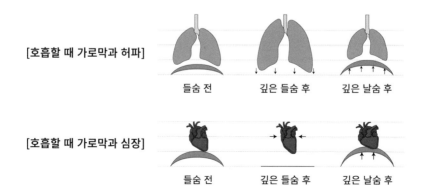

[호흡할 때 가로막과 허파]

들숨 전   깊은 들숨 후   깊은 날숨 후

[호흡할 때 가로막과 심장]

들숨 전   깊은 들숨 후   깊은 날숨 후

2. 숨참기 기술 – 쿰바카(Kumbhaka)

숨참기는 요가호흡의 가장 중요한 부분이다. 하타요가는 숨참기를 '쿰바카'라고 기술했다. 쿰바카는 산스크리트어인데 '안정된 항아리'라는 뜻이다. 이 접근법은 신체를 일정 시간 조각상(안정된 항아리)처럼 만드는 것이다. 요가자세를 안정된 자세로 언급하는데, 요가자세를 유지하는 동안 호흡의 움직임은 지속된다. 그러므로 요가자세는 호흡 움직임과 함께 하는 안정된 신체이다. 여기서 쿰바카는 일정 시간 동안 호흡 움직임이 멈춘 상태에서 신체가 안정된 상태를 의미한다. 그러므로 쿰바카는 들숨과 날숨을 멈춘 상태를 일정 시간 유지하는 것을 의미한다. 요가호흡은 의도적인 호흡조절이기 때문에, 쿰바카는 의도적으로 일어나는 현상이다. 가장 흔한 쿰바카 유형 두 가지는 푸라카 후에 하는 쿰바카(안타르 쿰바카)와 레차카 후에 하는 쿰바카(바히르 쿰바카)다. 나중에 진보된 요가호흡 단계에서 쿰바카 상태는 자동적으로 일어난다. 그러므로 이러한 변화를 고려해서, 요가호흡을 다음과 같이 정의할 수 있다.

"요가호흡은 의도적인 호흡조절로 시작해서 나중에는 호흡의 자동적인 멈춤 상태가 되는 점진적 과정으로, 수련자는 (생리적 요인의 범위에서) 지속적인 내면 알아차림과 함께 깊은 고요함을 경험한다."

쿰바카를 크게 의도적인 숨참기와 자동적인 숨 멈춤, 두 가지로 구분할 수 있다.

숨참기	자동적인 숨 멈춤
의도적인 행위	자동적인 현상
많은 기술과 노력으로 호흡근육이 작용	더 적은 노력으로 호흡근육이 작용

쿰바카는 요가호흡의 미세한 효과, 즉 에너지 전달(쿰바캇 쿤달리보다, kumbhakat kundalibodha)을 성취하는 행위나 상태이다. 그래서 하타요가 에서는 '쿰바카'라는 단어를 '프라나야마'와 같은 의미로 사용한다.

많은 요가학교에서 요가호흡이라는 제목으로 다양한 호흡법을 설 명하고 있다. 그러나 쿰바카에 대해서는 어떤 강조도 하지 않는다. 이 런 수련법들은 요가호흡의 예비 수련으로 간주할 수 있다. 요가호흡 은 쿰바카가 포함될 때 더 의미 있는 수련이 된다. 다음과 같이 숨참 기의 메커니즘을 논의하고자 한다(자동적인 숨 멈춤의 메커니즘은 다음 장에서 논 의한다).

A. 근육 메커니즘

푸라카의 끝에 가로막, 바깥갈비사이근, 가슴근(흉근)이 약간의 노력 으로 수축된다. 내부 쿰바카에서 근육의 수축 상태가 유지된다. 규칙 적인 수련은 근육긴장도와 힘을 향상시킨다.

레차카의 끝에 가로막, 바깥갈비사이근, 가슴근이 이완된다. 이 단계 에서 배근육, 골반근육, 속갈비사이근이 약간의 노력으로 수축된다. 그 러므로 규칙적인 수련은 이 근육들의 긴장도를 향상시킨다.

B. 환기 및 확산[36] 관련 메커니즘

아래쪽 숨길은 세 수준에서 살펴볼 수 있다. 첫 번째 수준인 기관과 주 기관지는 지름이 비교적 크다. 두 번째 수준인 기관지 가지들은 지름이 더 작다. 세 번째 수준인 종말세기관지와 허파꽈리의 지름은 훨씬 작다.

평소 호흡에서는 환기가 모든 기관지에서 두드러지게 일어나지는 않는다. 휴면 상태로 있는 부분이 있다. 내부 쿰바카를 하는 동안, 환기가 상당히 향상된다. 환기의 향상은 확산 작용을 위한 충분한 시간을 제공한다.

외부 쿰바카(external kumbhaka)[37]에서 허파는 최대로 탄성 반동(recoiling)된다. 일정 시간 반동 상태를 유지한다. 따라서 조직은 충분히 이완되고, 스트레칭을 더 할 수 있는 생기 있는 상태가 된다. 규칙적인 수련은 근육의 스트레칭 특성도 회복시킨다.

C. 혈액가스 및 혈액가스가 다양한 기관에 미치는 영향에 관한 메커니즘

쿰바카 메커니즘은 혈액의 이산화탄소 수준의 증가와 어느 정도 관

36　환기(ventilation)는 들숨과 날숨의 역학적 과정을 의미하며, 확산(diffusion)은 허파꽈리와 모세혈관, 혈관과 조직세포 등에서 가스교환이 이루어지는 과정을 의미한다. 1장에 소개되어 있다.

37　날숨 후에 숨을 멈추는 것을 바히르 쿰바카(bahir kumbhaka)라고 하는데, 저자가 'external kumbhaka'로 표기해서 외부 쿰바카로 번역하였다.

런이 있다. 적절한 통제 범위 안에서 혈액 화학의 약간의 변화는 다소 긍정적인 효과를 가져올 수 있다. 이것이 요가호흡의 특성이다. 이것을 적절히 이해하기 위해 이산화탄소가 몸에 미치는 영향을 알아야 한다.

이산화탄소는 세포 내 크레브스회로[38]에서 생기는 에너지대사의 부산물이다. 포도당이 산화될 때, 에너지(ATP)는 생명 활동을 위해 방출되고 이산화탄소가 형성된다. 따라서 매초마다 세포 안에 이산화탄소가 형성된다. 이산화탄소는 세포막을 통해 혈액 안으로 들어간다. 혈액 내 이산화탄소와 산소의 수준이 잘 유지되어서 혈액의 화학적 성질은 약알칼리 상태를 유지한다. 과도한 이산화탄소는 혈액을 산성으로 만들고, 과도한 산소는 혈액을 알칼리성으로 만든다. 호흡 메커니즘의 도움으로 혈액의 항상성을 유지할 수 있다.

종종 이산화탄소를 유독가스라고 부른다. 그러나 유독가스는 공기 중에 이산화탄소 수치가 너무 높을 때 대기오염 지역을 지칭하는 단어이다. 유독가스는 급성 질식, 동상, 신부전, 혼수상태에 이르는 심각한 뇌기능 저하를 일으킬 수 있다. 그러나 이런 일들은 환경적 요인이 두드러질 때 발생한다. 병리적으로 만성 천식 환자는 발작이 장시간 악화되면 신장이 손상된다.

의도적인 호흡조절에서 몇 초 동안 숨을 멈출 때, 혈액 내 이산화탄소 수치는 서서히 증가한다. 이렇게 제한적으로, 그리고 조절하면

---

38 크레브스회로(Krebs cycle)는 산소를 이용해서 호흡하는 생명체의 대사 경로 중 하나이다.

서 이산화탄소를 증가시키면 긍정적인 생리적 변화가 다양하게 일어난다.

1) 신경안정

이산화탄소는 신경세포를 진정시킨다. 이것은 대뇌겉질 세포를 이완시켜서, 연쇄적으로 일어나는 생각들을 멈추게 한다. 또한 둘레계 세포를 진정시켜서 스트레스에서 발생하는 감정적 흥분과 심신질환(통증, 무기력, 두통 등)을 감소시킨다. 규칙적인 숨참기 행위는 대뇌겉질둘레계(corticolimbic system)의 진정 상태를 유지하는 데 유용한데, 이것은 뇌의 과잉 반응 습관이 감소되는 데 도움이 된다. 특히 대뇌겉질둘레계 세포가 이완되지 못하면 불면증이 생긴다. 규칙적인 숨참기 수련은 대뇌겉질둘레계 세포를 진정시켜서 정상적인 수면 주기가 규칙적으로 일어나도록 한다. 약간의 이산화탄소 증가는 시냅스에 영향을 미쳐서 뇌신경 회로를 감소시킨다.

강박장애는 대뇌겉질, 둘레계와 대뇌바닥핵(기저핵) 사이에 있는 통제되지 않는 신경 회로의 악순환을 특징으로 한다. 숨참기는 이산화탄소 수치를 일정 수준으로 증가시켜 신경 회로를 멈추게 하고 강박장애 증상을 감소시킨다. 최근 심리치료사들은 행동 조절을 위해 쿰바카 기법을 사용하고 있다.

2) 근육 이완

이산화탄소는 스트레스 메커니즘을 멈추게 함으로써 큰 골격근과 민무늬근을 이완시킨다. 이것은 신체에 가벼움을 가져다준다.

3) 기관지 확장

기관지 확장은 기관지 벽에 있는 민무늬근의 이완으로 기관지 벽의 지름이 커져서 환기를 증진시킨다. 이 현상은 요가호흡수련에 도움이 된다. 호흡 주기가 긍정적으로 변화하면서 푸라카, 쿰바카, 레차카의 질도 향상된다.

4) 혈관 확장

혈관의 민무늬근(혈관 중간막)의 이완으로 인한 혈관 확장은 말초혈액 순환을 향상시킨다. 이로 인해 심장의 부하를 감소시켜서 혈압을 최소화한다. 이 현상은 말초의 저항을 상당히 줄여서 스트레스로 인한 고혈압을 감소시키는 데 도움이 된다.

5) 염증 예방과 노화 예방

이산화탄소는 항염증 메커니즘을 촉진한다. 중추신경계에서는 둘레계의 통증 센터에 작용하고, 말초신경계에서는 염증세포에 직접적으로 작용한다. 과도한 산화 과정을 늦춘다. 이것은 조직을 조기에 치유하는 데 도움이 된다. 이 현상은 만성적인 산화스트레스의 조절과 조기 변성 같은 세포의 위험 요인을 조절하는 데도 유용하다.

6) 뇌에서의 글루타민 합성

글루타민은 새로운 신경세포의 합성을 돕는 단백질이다. 이산화탄소는 글루타민 생산을 증가시킨다.

7) 호흡 리듬의 조절

이산화탄소는 숨뇌에 있는 호흡중추에 영향을 미친다. 쿰바카에서 혈액의 이산화탄소 수치가 증가할 때, 호흡에 대한 강한 욕구가 생기도록 이 호흡중추를 자극한다. 그래도 의도적으로 일정 시간 호흡을 멈출 수 있다. 이것은 완전히 대뇌겉질에서 일어나는 현상이다. 이런 행위를 통해 자율신경계의 호흡중추를 의도적으로 조절하려고 시도한다. 규칙적인 쿰바카 수련은 이산화탄소에 대한 내성을 증가시키는데, 이로 인해 숨뇌의 호흡리듬중추가 약간 변하는 것을 볼 수 있다. 요가호흡수련 후에 호흡 리듬이 약간 변해서 일정 시간 동안 들숨과 날숨이 조금 느려지고 깊어지는 것을 경험할 수 있다.

8) 부교감신경계 활성화

숨 멈춤은 숨뇌와 엉치뼈(천골) 부위에 있는 부교감신경계를 자극한다. 미주신경이 자극되어 소화계통, 호흡계통, 순환계통의 조화를 가져온다. 생명 유지에 필요한 기관의 전체적인 이완과 소화 기능 향상(휴식과 소화)을 가져온다. 이런 현상은 스트레스로 인한 모든 일반적인 신체 증상을 감소시키는 데 유용하다.

3. 호흡 움직임과 숨 멈춤의 관계

따라서 요가호흡수련은 능숙한 호흡 움직임과 숨참기의 결합이다. 처음에는 푸라카와 레차카, 쿰바카를 자신의 능력에 맞게 해야 한다. 나중에는 수련을 특정 비율로 발전시켜야 한다. 푸라카-쿰바카-레차카의 기본 비율은 1-1-2, 1-2-2 등이다. 나중에는 1-3-2 또는 1-4-2 등으로 진전시킬 수 있다.

비율에 따른 요가호흡수련의 중요성을 두 가지로 언급할 수 있다.

첫째, 이런 수련을 통해 내면 알아차림 상태를 유지한다.

둘째, 이런 수련을 통해 대뇌겉질은 호흡 리듬을 위해 시상하부와 호흡중추를 훈련시킨다. 이로 인해 신진대사의 현저한 변화 수준이 지속될 수 있다. 규칙적인 요가호흡수련을 하고 나서 일상 활동을 할 때도 새로운 호흡 리듬(대체로 호흡이 약간 느려지고 깊어짐)을 유지할 수 있다. 그러므로 '새로운 건강한 호흡 패턴'이 확립된다.

4. 반다(Bandha) - 특별한 근골격계 활동

요가호흡수련에 매우 중요한 역할을 하는 특별한 근골격계 활동이 있다. 경전에 따르면 반다 없는 쿰바카는 유용하지 않다. 대부분 반다는 쿰바카에서 사용되지만, 때로는 푸라카와 레차카에서도 사용된다.

반다는 '묶다' 또는 '제한하다'를 의미한다. 반다는 쿰바카 상태를 묶거나 레차카와 푸라카의 속도를 제한한다(느리게 한다). 그러므로 푸라카와 레차카를 하는 동안 근육이 천천히 리듬 있게 수축하고 이완하도록 하며, 쿰바카를 하는 동안 근육의 수축 상태를 유지하도록 한다. 따라서 요가호흡 기법이 수월해진다. 그리고 내면 알아차림을 개발하는 데도 유용하다. 반다 수련의 결과로 척추는 끌어당겨지고 교감신경절과 부교감신경절은 마사지된다.

3가지 중요한 반다가 있다.

A. 물라반다(Mulabandha)

물라반다는 다른 골반바닥근육(골반저근)과 연관된 항문올림근(항문거근)의 도움으로 항문조임근(항문괄약근)의 안쪽과 바깥쪽 근육을 수축한다.

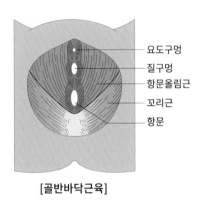

요도구멍
질구멍
항문올림근
꼬리근
항문

[골반바닥근육]

성취자세(싯다사나, Siddhasana)에서 반다를 할 때, 발뒤꿈치로 회음부를 압박한다. 그래서 자동적으로 반다가 된다. 모든 요가호흡 단계에서 물라반다가 일어난다.

항문조임근의 수축 상태를 유지하려면 다른 골반근육도 이러한 수축에 참여하기 시작한다. 그러므로 항문조임근 수축에서부터 모든 골반근육의 수축까지 점진적인 과정이 된다. 이 결과로 쿰바카가 확장된다.

물라반다는 아래쪽 부위에 온기를 발생시킨다. 엉치뼈 부위에 있는 부교감신경절을 활성화시킨다.

물라반다는 배변 후에 실시해야 한다. 그렇지 않으면 이 의도적 메커니즘으로 인해 자연스런 신호인 자율신경의 각성 상태가 불안정해져서, 대변이 장시간 대장에 남아 있어 변비를 일으킨다. 그러나 장을 정화한 후에 물라반다를 실시하면 신경절이 조절되어서 변비 경향성을 감소시킨다.

B. 웃디야나(Uddiyana)

웃디야나라는 단어의 의미는 '들어 올린다'이다. 에너지를 들어 올리거나 가로막을 들어 올린다는 의미이다. 웃디야나반다는 요가호흡 수련에서 사용된다. 무드라나 정화 과정으로 웃디야나를 따로 실시하기도 한다.

푸라카 후에 하는 웃디야나

이 반다는 《하타프라디피카》에 기술되어 있다. 푸라카 후에, 그리고 레차카를 하기 전에 배근육들을 수축시켜 가로막의 수축 상태를 유지한다. 여기서 배를 오목한 모양으로 만들 필요는 없다. 또한 물라반다와 잘란다라도 한다. 그리고 나서 천천히 근육을 이완하고 레차카를 한다.

이 반다는 허리뼈와 등뼈의 교감신경절을 강화한다. 그리고 배안에 있는 기관들을 마사지하는 효과도 만들어낸다.

레차카 후에 하는 웃디야나

가능한 한 천천히, 그리고 완전히 내쉰다. 복부 위치를 일정하게 유지한 채, 들숨을 하는 것처럼 가상 들숨(mock inhalation)을 한다. 넓은등근(광배근)과 등세모근(승모근)의 작용으로 척추를 위쪽으로 당겨서, 배 근육의 윗부분을 갈비뼈 밑으로 밀어낸다. 가로막은 위로 올라간다. 갈비뼈도 올라간다. 따라서 배는 오목한 모양이 된다. 배의 내부 압력이 증가되고 그 압력이 배 뒤쪽으로 전해져서 척추가 끌어당겨진다.

이 반다에서 가슴안은 줄어들고, 허파와 기관지에 있는 공기량도 감소한다.

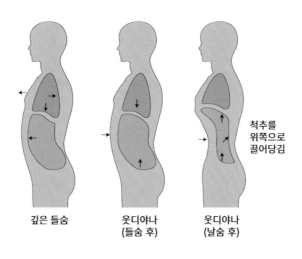

깊은 들숨   웃디야나 (들숨 후)   웃디야나 (날숨 후)

척추를 위쪽으로 끌어당김

다른 반다와 함께 할 수도 있다. 웃디야나를 할 때마다 자동적으로 물라반다가 된다.

C. 잘란다라(Jalandhara)

흉골절흔에 턱이 고정될 수 있도록 목을 앞으로 숙이면서 목구멍을 수축한다. 이것이 잘란다라반다이다. 잘란다라반다는 요가호흡수련의 모든 단계에서 실행할 수 있다. 이 반다는 성취자세의 일부이기도

하다. '잘라(jala)'는 혈관이나 신경의 다발을 의미하고, '다라(dhara)'는 압력을 만들거나 구조를 유지하는 것을 의미한다.

메커니즘

성대문(성문)이 부분적으로 닫힌다. 목 앞쪽 근육은 수축된다. 등세모근이 스트레칭된다.

목동맥팽대(경동맥동)에 있는 압력수용기에 부드러운 압력이 가해져 심박수와 대사율이 느려진다.

이 반다는 매우 쉬운 반다이다. 쿰바카가 쉽게 된다. 내부 쿰바카를 하는 동안 인두와 유스타키오관으로 공기가 누출되는 것을 방지한다.

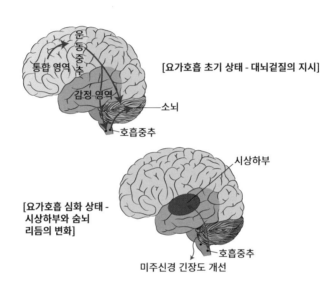

요가호흡의 효과는 몸, 마음, 영혼, 세 가지 수준에서 검토할 수 있다. 기본적으로 호흡과 사고 과정, 신진대사는 각각 서로에게 영향을 미친다. 그러므로 호흡 변화는 각각의 작용에 변화를 가져오며, 정신 기능의 변화뿐 아니라 신체의 모든 세포에 변화를 가져온다. 해부학과 생리학, 심리학 요인 안에서 현대 과학의 도움으로 몸과 마음 수준에서 일어나는 효과를 설명할 수 있다.

파탄잘리는 두 개의 경구로 그 효과를 설명했다.

"Tatah kshiyate prakashavaranam

Dharanasu cha yogyata manasah."

PYS- 2/52~53

요가호흡은 과다활동(라자스, rajas)과 무기력(타마스, tamas) 특성을 감소시
킨다. 그러므로 요가호흡은 마음이 명상수련에 적합하도록 평온함과
알아차림 같은 조화로운(사트빅, satvic) 특성을 회복시킨다. 따라서 파탄잘
리에 따르면 요가호흡은 더 정묘한 수련 과정을 위한 예비 수련이다.

《하타프라디피카》에는 '나디정화(나디슛디, nadishuddhi)'라는 제목으로
요가호흡의 효과를 설명했다. 실제로 나디와 나디정화는 정묘한 개념
이다. '나디(nadi)'는 생명에너지가 흐르는 가상의 길이다. 요가호흡수
련을 통해 그 에너지는 상위의 감각들을 담당하는 특별한 통로인 수
슘나로 쉽게 흐르기 시작한다. 그러나 미세한 수준에서 일어나는 모
든 것은 거친 몸[39] 수준에 반영된다. 그래서 저자는 미세한 상태를 인
식하기 위해 몸과 마음 수준에서 나타나는 몇 가지 징표를 설명했다.
그 내용을 아래에 제시하였다.

"Yada tu nadishuddhih syat tada cinhani bahyatah

Kayasya krushata kantistatha jayet niseitam

Yathesta dharanam vayoranalasya pradipanam

Nadabhivyaktirarogyam jayate nadisodhanat."

HP-2/19~20

---

39 요가에서 보는 인간관으로, 해부학적으로 인식 가능한 인체는 거친 몸(gross body), 조대체라고
    하며, 거친 몸 안에서 기능하는 미세한 에너지체를 정묘한 몸(subtle body), 미세체라고 한다.

95

"Vapuhu krsatvam vadane prasannata nadsphutatvam nayane sunirmale

Arogata bindujayoagidipanam nadivishiddhi hathasiddhilakshanam."

HP-2/78

나디가 정화될 때 날씬한 몸과 광채가 겉으로 드러난다. 나디정화로 호흡을 편안하게 유지할 수 있다. 쿰바카가 증가한다. 배고픔과 소화능력이 개선된다. 건강이 회복된다. 얼굴은 명랑해 보인다. 눈은 더 맑아진다. 욕망이 줄어들고 내면의 소리(나다, nada)가 나기 시작한다.

지난 100년간 진행된 다양한 과학적 연구도 요가호흡의 이완 효과를 검증하였다. 부교감신경의 활성화와 지속적인 작용은 신체 메커니즘 변화의 전환점이다. 의학적으로 이 메커니즘은 요가호흡수련을 하는 동안 다양한 방식으로 자극받는다. 그 방식들이 함께 작용하거나 서로 시너지 효과를 내고 있다. 이러한 신체 메커니즘을 다음과 같이 요약할 수 있다.

1. 호흡근육의 느리고 리듬 있는 수축과 허파 조직의 느린 스트레칭은 느린 메커니즘에 대한 피드백을 호흡중추로 보낸다. 근육의 감각수용기를 고유감각기라고 한다. 이 감각수용기들이 호흡 속도와 근육 활동에 대한 정보를 제공한다. 이에 따라 시상하부는 교감신경 메커니즘에서 부교감신경 메커니즘으로 전환한다.

2. 하부 뇌에 대한 대뇌겉질의 개입은 흥분된 둘레계의 메커니즘을 차단시켜서 부교감신경의 메커니즘을 활성화한다.

3. 목 부위에 있는 목동맥은 특별한 압력수용기를 갖고 있는데, 이 압력수용기는 시상하부에 피드백을 보낸다. 잘란다라반다를 할 때 목 내부의 적절한 압력 때문에 압력수용기가 활성화되어서 시상하부에 메시지를 전달한다. 이에 따라 시상하부는 부교감신경의 메커니즘을 활성화시킨다.

4. 혈중 화학 성분의 일정한 변화는 생리적 가치가 있다. 기본적으로 혈액은 약알칼리성이다(pH 7.3). 호흡을 멈추면 이산화탄소가 약간 증가하여 약산성이 된다. 과다호흡(과호흡)은 이산화탄소를 감소시킨다. 이것은 혈액을 더 알칼리성으로 만든다. 하지만 둘 다 생리적 범위 안에 있다. 쿰바카를 하는 동안 이산화탄소가 약간 증가해서, 스트레스 상태에서 과활성화된 대뇌겉질과 둘레계의 신경 회로를 차단하는 데 도움이 된다. 그러므로 스트레스 메커니즘이 멈추고 부교감신경이 활성화된다.

5. 지속적인 호흡수련은 호흡리듬중추를 변화시켜 수련 후에도 호흡 메커니즘이 오랫동안 느려진다. 그러므로 부교감신경의 작용이 지속된다.

6. 장시간 규칙적으로 수련한 후에는, 신진대사 요구가 줄어들어서 부교감신경 활성화를 유지하도록 시상하부에 피드백을 보낸다.

7. 몇 주 또는 몇 달 동안 수련을 지속한 후에 가바(GABA), 엔도르핀 등 신경전달물질의 지속적인 작용으로 둘레계는 안정되고, 그러한 안정 상태가 유지된다. 그로 인해 스트레스반응은 일어나지 않고, 부

교감신경의 작용은 지속된다.

위에 제시한 메커니즘은 규칙적으로 4~6개월 동안 요가호흡수련을 할 때 단계적으로 나타나는 '나디정화'의 징표다. 이러한 징표를 요가호흡의 단기 · 중기 · 장기 효과로 분류할 수 있다.

	효과	숙고 사항
1	단기	요가호흡수련 중간, 수련 직후에 효과를 경험한다.
2	중기	5~6주 안에 효과를 경험한다.
3	장기	4개월 후에 효과를 경험한다.

1. 단기 효과

가벼움

의도적으로 호흡조절을 시작할 때 호흡에 대한 둘레계의 영향이 사라져서 스트레스 메커니즘의 붕괴를 가져온다. 기본적으로 스트레스 메커니즘은 교감신경계 활성화와 내분비계 활성화라는 두 가지 경로를 통해 신체에 나타난다. 하나의 경로를 차단하면 전체 메커니즘이 무너진다. 요가호흡은 직접적으로 교감신경계의 메커니즘을 억제한다. 그러므로 15~20분 안에 가벼움(라구트밤, laghutvam) 같은 변화가 일어나는데, 이는 부교감신경의 활성화로 인해 기관들이 휴식 상태에 있음을 보여준다. 급성 스트레스에서는 혈중 아드레날린과 스테로이드 수치가 증가한다. 요가호흡수련 후에 이 호르몬 수치가 감소한다.

스트레스는 모든 신체기관의 과로와 소화기관의 억제를 초래한다. 요가호흡은 모든 신체기관의 휴식과 소화 기능 향상을 가져온다.

마음 수준에서는 평온함을 경험할 수 있다. 요가호흡수련을 하고 나서 졸리거나 잠깐 잠들 수도 있다. 결국 이것도 이완의 징표다. 요가호흡수련 후에 마음이 고요해지고 반응하고 싶지 않은 상태도 매우 흔히 경험한다.

2. 중기 효과

중기 효과는 일시적인 메커니즘이다. 단 몇 분에서 몇 시간 동안 지속될 수 있다. 그러나 5~6주 동안 규칙적으로 요가호흡수련을 하면 그 효과가 오랜 시간 지속된다. 평온한 마음 상태가 지속되기 때문에 뇌조직은 둘레계의 통증 중추와 공포 중추를 억제할 수 있는 충분한 양의 신경전달물질을 만들 수 있어서 이전의 짜증 습관이 진정되고, 이 중추들은 새로운 이완 상태를 받아들인다. 그래서 스트레스 메커니즘의 악순환이 진정되고 평온한 마음 상태를 지속적으로 경험한다. 보통 5~6주에서 최대 4개월까지 아래 제시된 중기 효과가 차례로 신체에 나타날 수 있다.

배고픔 개선

배고픔의 회복(아날라샤 프라디파남, analasya pradipanam)은 소화 기능의 향상을 나타낸다. 부교감신경계가 우세할 때 꿈틀운동(연동운동)과 소화샘 기능이 향상되어서, 소화 과정뿐 아니라 대장의 노폐물 제거도 촉진된다.

만성적인 불안과 우울로 인해 시상하부에 있는 배고픔을 담당하는 중추가 교란된다. 이것은 배고픔을 느끼게 하는 중추의 직접적 억제나 소화불량으로 인해 일어나는데, 스트레스로 인한 자율신경계 불균형의 결과이다. 규칙적인 요가수련으로 배고픔 중추의 자연스러운 리듬이 회복된다.

건강 회복

건강과 웰빙의 회복(아로기얌, arogyam) 상태가 된다. 그래서 변비, 위산과다, 월경불순, 과민대장증후군, 피부 알레르기, 편두통, 수면장애 같은 많은 심신질환이 조절된다. 모든 심신질환의 조절은 자율신경에 대한 적절한 제어로 나타나며, 모든 시스템의 활동을 반영하는 대뇌겉질둘레계의 균형이 향상된다.

요가가 뇌에 미치는 영향에 대한 전기적·생화학적 연구들이 이 사실을 뒷받침한다. 규칙적인 요가호흡수련으로 뇌신경세포는 세로토닌, 멜라토닌, 엔도르핀, 가바 같은 신경전달물질을 생성한다. 세로토닌과 멜라토닌은 자연스러운 수면 메커니즘의 회복을 돕는다. 그래서 이완 상태가 오래 지속된다. 엔도르핀은 만성 스트레스에서 습관적으로 과민한 편도체를 진정시키는 데 도움을 준다. 편도체는 뇌의 통증중추로도 알려져 있다. 적절한 이완으로 몸살, 두통, 요통, 다리 통증등 통증 관련 다양한 증상이 호전된다. 가바는 사고 과정을 조절하는 데 유용하며 우울 감소에 도움이 된다. 요가호흡을 하는 동안 실시한 뇌파 연구에서 뇌의 이완 상태를 나타내는 알파파의 우세도 보여주고 있다.

신진대사 안정화

일단 심신질환이 호전될 때 건강 상태는 생리적·정신적 활동의 개선으로 나타난다. 소화 기능과 신진대사 기능 사이에 균형이 회복된다. 그 결과로 대사성 불순물이 줄어든다. 피부 변화가 이 사실을 입증한다. 실제로 피부는 소화와 신진대사 활동의 거울이다. 소화불량으로 독소가 형성되고 혈액에 흡수되어 피부 관련 작은 모세혈관을 교란시킨다. 알레르기성 발진, 습진이나 건선의 형성은 만성 소화불량의 결과다.

만성 스트레스도 호르몬 불균형을 만들어 대사 불순물을 증가시키고 피부 손상을 초래한다. 간헐적으로 증가하는 코르티솔 수치는 장기간에 걸쳐 피부 건강을 방해한다. 수개월에 걸친 규칙적 수련은 신경내분비계와 신진대사의 균형을 가져와 피부 건강으로 나타난다. 경전에서는 이런 변화를 '바르나프라사다(varnaprasada)', '칸티(kanti)' 등으로 기술했다.

산소 소비와 이산화탄소 배출에 관련된 많은 연구가 있다. 그러나 그것은 다양한 요인에 따라 달라진다. 만성 스트레스는 보통 산화 과다 메커니즘으로 불린다. 신진대사율의 지속적인 증가로 산소를 더 많이 소비한다. 호흡도 평소보다 습관적으로 더 빨라진다. 이런 상태에서 요가호흡수련을 시작하면, 신진대사활동의 리듬이 회복되고 그로 인해 산소 소모량이 줄어들어서 스트레스 메커니즘은 무너진다. 동시에 이산화탄소 배출이 약간 증가해서 대사성 노폐물을 제거하고 혈액의 항상성을 유지한다.

안녕감

안녕감은 확실히 스트레스 메커니즘이 무너지는 것은 물론이고 습관적인 스트레스 메커니즘이 역전되는 것이다. 만성 스트레스로 인한 둘레계의 교란은 행동으로 드러난다. 흥분하는 습관, 공황, 과잉 반응, 신경과민 등의 증상이 이 사실을 증명한다. '아디나타(adinata)', '바다네 프라산나타(vadane prasannata)', '나야네 수니르말레(nayane sunirmale)', '스와라소우슈타바(swarasoushthava)'는 안녕감을 뜻한다. 습관의 변화는 요가를 통해 성취할 수 있는 많은 것 중 하나이다.

3. 장기 효과(정신적 · 생리적 변화)

실제로 이 단계를 성취한 수련자는 매우 적다. 한 조사 결과에 따르면, 이러한 상태와는 거리가 먼 요가지도자들도 많다. 금계(야마, yama), 권계(니야마, niyama)와 함께 4개월 이상 규칙적으로 요가수련을 할 때, 그럴 때만 가능하다. 이러한 징표들은 금욕(브라마차리야, brahmacharya)을 수련하면서 엄격하게 일상생활을 하는 하타요가 수행자들과 주로 관련이 있다. 그들은 3개월 내지 6개월 안에 이런 변화에 도달할 수 있다. 일상적인 생활을 하는 사람이 이런 상태에 도달할 수는 있지만 어느 정도 한계가 있고, 아주 오랫동안 수련한 후에 달성할 수 있다. 그러나 이 상태를 유지한다는 보장은 없다. 장기간의 요가호흡수련은 몸과 마음의 변화를 가져오고, 따라서 의식의 장에서 더욱 발전하는 데 적합한 상태가 된다.

생리적 변화

소화와 신진대사의 변화

두 가지 생리적 활동은 상호 연관되어 있다. 자율신경계가 두 가지 활동을 조절한다. 요가를 통해 자율신경계 리듬이 정상화되어서 소화와 신진대사가 조절된다. 소화계는 신진대사를 위한 연료를 제공하고, 적절한 신진대사는 소화를 정상적으로 유지하도록 돕는다. 과다활동으로 인한 스트레스로 대사 부하가 증가한다. 그래서 에너지와 기타 영양소의 요구량이 평소보다 더 높아진다. 그 결과 소화계통에 부하가 증가한다. 그래서 많은 이들이 소화계의 리듬 유지에 실패한다. 악순환의 결과로 다양한 심신질환과 대사질환이 생긴다. 일상 활동에서 하루에 약 1,500칼로리가 필요하다. 그런데 스트레스로 인해 그 필요량이 증가한다. 그러나 소화의 질은 향상되지 않는다. 장기간의 요가호흡수련을 통해 두 가지를 갖게 되는데, 우선 스트레스가 완화되어서 신진대사가 안정화된다. 그래서 에너지 필요량이 제한된다. 그리고 소화계의 부하가 감소되고 소화의 질도 향상된다. 이 모든 변화의 결과로 소화와 신진대사 과정이 서로 적절하게 협동한다.

장기간의 요가호흡수련이 산소 소비 속도를 늦춘다는 것을 검증한 연구 결과가 있다. 명상과 함께 요가호흡수련이 심화되면서 세포 내

활동이 향상된다. 6개월간 규칙적으로 호흡수련을 하면 항산화제 역할을 하는 세포효소(슈퍼옥사이드 디스뮤타아제, 갈락타아제, 글루타티온)가 활성화되는데, 활성산소를 감소시켜서 세포 수명을 늘릴 뿐만 아니라 효율성도 높인다. 이러한 대사 활동의 변화는 생리적 범위 안에서 일어난다.

규칙적인 수련은 신체 내 불필요한 지방을 태우고 그 결과 몸이 날씬해진다(카야시야 크루샤타, kayasya krushata).

신체는 규칙적인 요가호흡수련을 통해 신체 내 축적된 지방을 활용하는 법을 습득한다. 이는 장기간에 걸친 규칙적인 호흡수련 후에 나타나는 신진대사의 변화 현상이다. 겨울잠을 잘 때 어떤 동물은 활동하지 않으면서도 호흡 패턴을 바꾸어서 지방을 활용한다. 요가호흡의 경우, 호흡 패턴의 변화가 이 메커니즘을 자극할 수 있다.

요가수련을 계속하면, 이완 상태의 향상과 지속으로 인해서 대사 요구량이 평소보다 줄어든다. 그러므로 더 적게 먹고 살 수 있다. 그 결과 대변, 소변, 땀 등과 같은 노폐물의 형성이 줄어든다(알파 말라, 알파 무트라, 알파 스웨다). 많은 요가수행자가 하루에 한 번 먹는 것을 의미하는 '에크북타(ekbhukta)' 상태에 있다. 이 음식량으로도 일상 활동을 하는 데 충분하다. 이것을 '낮은 에너지 유지' 상태라고 한다. 이 상태는 기아 상태가 아니라 생리적 범위 안에서의 변화이다. 대사 요구량의 변화와 마음의 평화도 배고픔 리듬을 변화시킨다.

건강하고 젊은 시기에 요가호흡수련을 선택해서 장기간 실행하면 조기 노화 과정을 예방하고, 나이가 들어도 신체기관의 효율성을 유지한다. 그러므로 요가호흡 숙련자는 효율적으로 더 오래 산다.

호흡 리듬의 변화

깊은 잠에 들면 호흡은 더 느려지고 더 깊어진다. 그리고 요가수련으로 인해 깊은 이완 상태에서도 호흡은 더 느려지고 더 깊어진다. 수련할 때, 그리고 휴식할 때도 호흡은 다소 느려지고 깊어진다.

새로운 연구들이 이러한 사실을 증명하고 있다. 승리호흡을 하는 동안 폐활량을 최대로 증가시킬 수 있다. 호흡수련이 끝난 후에도 폐활량은 평소 호흡에 비해 상당히 높은 상태를 유지한다. 이는 승리호흡을 하는 동안 호흡에 대한 잠재적 자극이 축적되고 있음을 보여준다.

규칙적인 호흡수련은 뇌의 신경중추와 연관된 호흡기관에 여러 가지 변화를 가져오는 데 도움이 된다. 허파 조직에 있는 스트레치 수용기의 민감도가 감소한다. 화학수용체의 민감도도 일정 시간 동안 감소한다. 이러한 현상은 이후에 심화 단계의 요가호흡수련을 하는 데 도움이 된다. 장시간 동안 조금도 망설이지 않고 숨을 참을 수 있다(야트슈타 다라남 바요호, yatheshta dharanam vayoho). 이 현상은 요가호흡수련의 효과를 더욱 심화하는 데 도움이 된다.

정신적 변화

　욕망, 통증, 쾌락, 분노 등은 둘레계를 통해 다양한 신체 반응으로 나타난다. 만성적 스트레스에서 둘레계는 불안정해진다. 특정 부분 즉 편도체는 통증, 공포, 분노를 담당하는 중추이다. 과민성 습관은 스트레스반응의 악순환에 갇히게 한다. 이 중추는 규칙적인 요가수련을 통해 조절된다. 엔도르핀은 이 중추의 조절에 중요한 역할을 한다.

　둘레계를 진정시켜서 시상하부의 자연스러운 리듬이 회복된다. 시상하부는 배고픔, 갈증 등을 담당하는 중추이다. 수련 초기 단계에 배고픔은 향상된다. 이를 '아날라샤 프라디파남'으로 언급한다. 요가수련의 진보는 이 중추에 변화를 가져온다. 숙련자는 배고픔을 제한적으로 느낀다. 나디정화를 언급한 경전에는 배고픔 감소를 표현하는 명확한 단어가 없다. 그러나 냉각호흡에 대한 언급에서, 《하타프라디피카》의 저자는 배고픔의 감소를 '나 크슈다(na kshudha)'라는 단어로 분명하게 언급했다.

　기본적으로 '알로룹트밤(aloluptvam)'은 욕망(desire)의 감소를 의미한다. 이것도 배고픔의 감소를 나타낸다. 요가 수행자들의 만족감의 향상은 제한된 배고픔(포만중추의 리듬)을 가져온다는 연구 결과가 있다. 이것도 하타요가 수행자들에게서 발견되는 생리적 저대사 상태와 관련된 부분 중 하나이다. 우리는 이것을 두 가지 유형의 배고픔이라고 정리할 수 있다. 대사 활동의 요구(need)에 따른 유형(생리적 배고픔)과 욕망에 따른 유형(정신적 공복감)이다. 규칙적인 요가호흡수련은 신진대사의 요구와 심리적 충동을 변화시킨다.

오늘날 심리치료사들은 호흡조절을 행동치료를 보조하는 부분으로 평가하고 있다. 운동 습관과 부정적 사고 습관의 재조건화를 위해서 요가호흡을 규칙적으로 할 수 있다. 최근 심리치료사들도 강박사고를 극복하기 위해 숨을 참는 행동을 활용한다.

파탄잘리도 요가호흡의 효과를 마음의 과다활동과 게으른 습관의 극복으로 설명했다.

알아차림의 향상

알아차림은 대뇌겉질에서 일어나는 현상이다. 지속적인 요가수련을 통해 알아차림이 향상된다(나다비비약티, nadabhivyakti).

파탄잘리도 이 현상을 아래와 같이 기술했다.

"Dharanasu cha yogyata manasah."

PYS-2/53

이 경구는 마음이 명상할 준비가 된 것을 의미한다.

《하타프라디피카》는 나다, 즉 마음이 고요해진 다음에 자동적으로 드러나는 내면의 소리들을 더 중요하게 본다. 기본적으로 이 소리는 심장박동과 혈관을 통과하는 혈액의 빠른 흐름 때문에 일어난다. 매 초마다 크고 작은 혈관에서 소리가 일어나고 그 소리가 서로 섞여서,

107

다른 진동수의 다양한 소리가 일어난다. 때때로 조용한 방에서 그 소리를 쉽게 들을 수 있다. 일상 활동에서는 주의가 대부분 밖으로 향하고 있어서 이 내면의 소리를 인식하지 못한다. 그러나 요가호흡수련을 통해 이런 능력을 갖게 된다.

끝으로 호흡, 신진대사(신체 활동), 생각(마음 활동)은 서로 영향을 미친다고 말할 수 있다. 어느 하나에 대한 조절은 다른 두 개를 조절하는데 유용하다. 그러므로 '호흡조절'은 몸과 마음의 모든 활동의 조절을 가져온다.

요가호흡의 전반적 효과를 아래 표에 제시하였다.

	신체적 효과	정신적·영적 효과
1	신체기관의 휴식	평온함
2	자연적인 리듬의 성취	습관의 변화
3	신체조직의 회복	집중력 향상
4	회춘	생명에너지의 전달
5	다시 프로그램됨	

전반적인 메커니즘을 다음과 같이 요약할 수 있다.

단기	중기	장기
교감신경계 활동의 감소 부교감신경계 효과의 증가	부교감신경계의 톤 향상 둘레계에 대한 대뇌겉질의 통제력 향상	둘레계 리듬의 회복 부교감신경계와 교감신경계의 조화
스트레스 메커니즘의 멈춤	소화, 신진대사 등 생리적 활동의 회복	대뇌겉질 세포의 효율성 향상 좌우반구의 동기성
대사 부하의 감소	질병의 호전	생리적 변화 심리적 변화
이완	건강과 웰빙	알아차림 향상

요가호흡의 영적 관점

전통적 관점

프라나야마는 쿤달리니를 각성시키는 훌륭한 도구이다(쿰바캇 쿤달리 보다).

쿤달리니는 중심 통로(수슘나)를 통해 위쪽으로 이동하는 프라나이다. 쿤달리니는 마음을 변형시켜 상위 마음의 상태, 즉 무상삼매(니르비칼파 사마디, nirvikalpa samadhi)[40]에 이르게 한다. 일상생활에서 프라나는 중심 통로를 통해서 위로 이동하지 않는다. 말하자면 그 흐름이 약하다. 쿤달리니 각성은 강력한 흐름을 의미한다.

프라나는 생명체에서 신체 활동을 위해 작용하며, 여러 방향으로 분포되어 있다. 하타요가는 열 가지 프라나 유형(프라나, 아파나, 비야나, 사마나, 우다나, 데바다타, 다난자야, 크루칼, 나가, 쿠르마)을 중시한다. 같은 에너지라도 수련을 목적으로 이렇게 분류하고 있다. 누구나 프라나를 다양한 방식으로 분류할 수 있다.

---

40 10장에서 자세히 설명하고 있다.

《바가바드기타》2장에 프라나야마의 메커니즘이 설명되어 있다. 이 설명을 이해하기 위해 기본적인 프라나를 두 가지로 분류하는 게 더 쉽다.

1. 배꼽 위에서, 위쪽 방향으로 작용하는 프라나
2. 배꼽 아래에서, 아래쪽 방향으로 작용하는 프라나

이 두 개의 힘을 각각 프라나와 아파나라고 한다. 이렇게 단어를 중복해서 쓰고 있다. 프라나는 프라나와 아파나로 나뉜다. 그것을 상부 에너지, 하부 에너지로 부를 수 있다. 둘 다 평소에는 반대 방향으로 작용한다. 요가호흡수련을 하는 동안 중심 통로의 흐름이 강화됨으로써 이 두 에너지는 상호작용한다.

"Apane juhyati pranam praneapanam tathapare
Pranapangati rudhwa pranayamparayana."

BHG-4/29

1. 푸라카를 하는 동안 상부 에너지는 배꼽 아래로 내려간다. 그러므로 프라나는 아파나 영역으로 들어간다.
2. 내부 쿰바카를 하는 동안 내려가는 힘이 강해진다. 동시에 물라반다를 통해 아파나 에너지는 반대의 힘을 만들어낸다.
3. 레차카를 하는 동안 하부 에너지(아파나)는 프라나 영역으로 상향 이동한다.
4. 외부 쿰바카를 하는 동안 위쪽으로 올라가는 힘이 강해진다. 또한 동시에 상부 에너지(프라나)는 잘란다라를 통해 정반대의 힘을 만들어낸다.

그러므로 모든 요가호흡수련은 두 힘의 상호작용이다. 이러한 상호작용의 결과로 밖으로 빠져나가는 에너지는 보존되고 중심으로 모인다. 이것은 다른 나디들로 흐르는 에너지가 하위 차크라들로 구성된 중심 영역으로 집중된다는 것을 의미한다. 이러한 지속적인 활동은 에너지가 중심 통로를 통해 위로 흐르게 한다. 특히 반다가 그 힘을 강화시켜서 프라나는 매우 미세한 중심 통로에 도달한다.

메커니즘을 아래 방식으로 요약해볼 수 있다.

단계	프라나(상부 에너지)	아파나(하부 에너지)
푸라카	아파나 영역으로 내려감	압박을 받음
내부 쿰바카	내려가는 힘이 강해짐	반대로 작용할 준비를 함
레차카	프라나가 위쪽으로 밀림	프라나 영역으로 올라감
외부 쿰바카	반대로 작용할 준비를 함	위로 향하는 힘이 강해짐

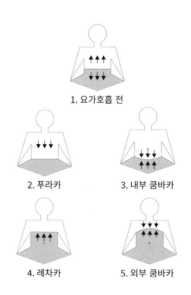

1. 요가호흡 전

2. 푸라카

3. 내부 쿰바카

4. 레차카

5. 외부 쿰바카

해부학과 생리학 요인 안에서 척추와 신경계, 요가호흡수련에 대해서 연구를 할 수 있다. 요가호흡수련을 고려하면서 스와미 쿠발라야난다는 쿤달리니 각성 과정에 대해 두 가지 가설을 세웠다(1953년, 요가미망사 XXXV권 3&4호).

1. 척추를 위로 끌어당김

"요가호흡 기법에 도입된 다양한 반다를 통해 척추 끌어당김은 척추의 바닥에서부터 가장 높은 지점까지 상당한 장력을 만들어낸다. 이 장력은 말초신경에 강한 자극을 주어서, 전체 신경계에 영향을 미친다."

2. 척수 공간에서의 압력

"다시 말해 우리는 요가호흡수련이 척수의 중심관과 뇌실에 높은 압력을 가한다는 가설에 만족했다. 이러한 중추신경계의 압력은 신경계 전체를 자극한다. 이렇게 중추신경과 말초신경이 자극되어서, 의식이 내면화되고 초감각적 지각이 가능해지기 시작한다. 의식이 점점 더 정제됨에 따라 그것과 비례해서 더욱더 정묘한 세계가 열리기 시작하고, 마침내 개인은 무한(infinite)과 하나가 된다."

그러나 전류가 흐르는 것과 같은 감각이 척추 안에서 일어난다고 말하지만, 이 시대에 여전히 이 부분은 신비롭다. 이 분야에서 더 많은 실험을 해야 한다. 실험을 위해 '노련한 요가수행자 사례'도 양적으로 충분히 수집되어야 한다.

III

요가호흡의 실제와
진행 과정

1 소개

요가호흡은 실제로 들숨, 날숨, 들숨과 날숨 사이의 멈춤의 기술이다. 요가호흡은 속도, 깊이, 멈춤 기전과 관련이 있다. 더 나아가 요가호흡은 호흡, 소화, 대사 상태를 향상시키는 기술이며, 에너지를 전달할 수 있도록 더 심화된 수련에 적합한 상태를 만드는 기술이다. 각각의 기관과 세포는 좋은 특성들을 향상시키고 이전의 좋지 못한 특성들이나 호흡의 리듬을 감소시켜서 수련이 진보하도록 잘 프로그램되어야 한다. 과활동(라자스)과 무기력(타마스)과 연관된 정신적 특성도 보다 정묘한 수련을 위해 효과적으로 조절되어야 한다. 《하타프라디피카》는 요가호흡수련이 야생동물 길들이기와 같다고 언급했다. 잘못된 수련은 위험할 수 있으므로 주의를 기울여서 요가호흡수련을 해야 한다. 《하타프라디피카》에서도 다음과 같이 경고하고 있다.

"적절한 요가호흡수련은 모든 질병을 전멸시킨다. 부적절한 요가호흡수련은 온갖 질병을 유발한다."

《하타프라디피카》 2장 16절

"Pranayamen yukten sarvarog kshayo bhavet
Ayuktabhyasyogen sarvarogsamudbhava."

HP-2/16

잘못된 수련은 딸꾹질, 기침, 천식, 두통, 귀통증과 같은 질병을 유발한다.

1. 대부분의 일반적인 실수는 쿰바카에 대한 지나친 열의 때문에 일어난다. 의심할 여지 없이 열의는 요가호흡의 가장 중요한 부분이다. 그러나 많은 사람이 가능한 한 오래 요가호흡을 하려고 너무도 열광한다. 심지어 호흡계 기관들이 준비되지 않은 상태에서 초보자들이 애를 쓰면서 쿰바카를 하려고 한다. 이런 사람은 갈비사이근이나 가로막의 긴장으로 인해 통증을 느낄 수 있다.

2. 훈련되지 않은 수행자는 자주 들숨 후에 콧구멍을 누르고 쿰바카를 하지만, 호흡근육들은 이완되고 허파에서 공기가 빠져나가기 시작한다. 그러므로 공기가 일정하게 인두, 목 안, 코곁굴로 들어간다. 계속 콧구멍에 압력을 가하면서 쿰바카를 지속하면 입안에 있는 공기가 유스타키오관을 통해 가운데귀(중이)로 이동하고, 고막이나 속귀(내이)에 압력을 가할 수 있다. 이로 인해 귀통증이나 어지러움도 생긴다.

3. 많은 코곁굴 안에 있는 공기압력의 증가는 두통과 눈확 통증(안와통증)을 일으킨다.

4. 소화가 안 된 상태에서 완전한 들숨과 내부 쿰바카를 시도할 때, 가로막이 내려가고 그 상태를 유지하기 위해서는 가로막이 힘을 너무

많이 써야 한다. 그때 과민해진 가로막으로 인해 딸꾹질이 일어나거나, 팽창된 소화관에 물리적 압력이 가해져서 복통이 시작될 수 있다.

5. 수련 초기에 많은 사람이 허파 조직의 과도한 스트레칭과 호흡근육의 과로로, 가벼움보다는 피로를 느낀다. 이것은 훈련되지 않은 근육과 허파 조직 긴장의 결과이다.

6. 많은 경우 들숨과 날숨의 느린 속도를 유지할 수 없다. 공기의 빠른 움직임으로 코, 인두, 기관이나 기관지의 점막이 건조해져서 기침이 발생할 수 있다.

7. 호흡기 안에 가래가 있는 상태에서 수련을 시도하면 기침 같은 증상이 악화될 수 있다.

8. 천식 경향이 있다면 뇌정화호흡이나 풀무호흡을 하는 동안 가해지는 힘이 기관지 민무늬근육의 경련을 악화시킬 수 있다.

9. '요가호흡'이라는 제목으로 과다호흡을 발생시키는 수련법이 많이 소개되고 있다. 허혈심장질환 환자의 경우 수련을 하는 동안 혈관경련수축(vasospasm)이 발생해서 죽을 수도 있다.

올바른 수련

그러므로 요가호흡수련과 연관해서 몇 가지 주의 사항을 고려해야 한다. 《하타프라디피카》에서는 다음과 같이 설명하고 있다.

"Athasane drudhe yogi vashi hitmitashanah
Gurupdistamagena Pranayamam samabhyaset."

HP-2/1

1. 안정적이고 건강한 자세

요가호흡은 몸통을 바르게 세운 자세에서 해야 한다. 연꽃자세(파드마사나, Padmasana)가 이상적이지만, 성취자세(싯다사나), 금강자세(바즈라사나) 등 다른 명상 자세도 선택할 수 있다.

이런 자세에서 척추의 자연스러운 곡선을 유지할 수 있기에 추간판(디스크)에 가해지는 압력은 줄어든다. 이것은 척추근육의 긴장도를 장시간 유지하는 데 도움이 된다. 하타요가에서 '아타사네 드루데 요기(athasane drudhe yogi)'는 동요 없이 장시간 앉을 수 있는 사람이 요가호흡을 제대로 할 수 있다는 뜻이다. 이런 자세는 호흡수련을 위한 중요한 준비 사항 중 하나이다. 더 나아가 이런 자세로 수련할 때만 들숨을 하는 동안 가로막과 갈비사이근이 자유롭게 움직이기 때문에, 가슴우리는 어떠한 어려움 없이 모든 방향으로 확장된다. 배근육들도 레차카와 반다를 충분히 할 수 있는 상태가 된다.

그런 자세를 일정 시간 유지할 수 있도록 수련해야 한다. 요가호흡의 바람직한 결과를 위해서는 하나의 요가자세에서 최소 20분은 앉을 수 있어야 한다. 나중에는 1시간에서 3시간까지 앉을 수 있는 체력을 키워야 한다.

몸통을 바르게 세운 상태에서 앉아 있을 때, 호흡 패턴은 자동적으로 약간 느려지고 깊어진다.

척추(척추 옆 근육)와 배근육의 적절한 긴장도는 자세를 오래 유지하는 데 도움이 된다. 뒤로 젖히는 요가자세는 척추근육 긴장도의 향상에 도움이 된다. 앞으로 숙이는 요가자세는 배근육 긴장도의 향상에 도움이 된다. 비트는 요가자세는 배빗근 긴장도의 향상에 도움이 된다.

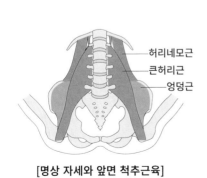

허리네모근
큰허리근
엉덩근

[명상 자세와 앞면 척추근육]

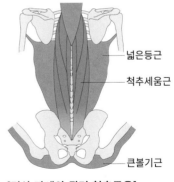

넓은등근
척추세움근
큰볼기근

[명상 자세와 뒷면 척추근육]

122

명상 자세에서 척추를 안정시키는 근육 상태를 개선하기 위해, 다음과 같은 특정한 요가자세를 수련할 수 있다.

근육	스트레칭	수축
척추세움근	요가무드라 등펴기자세(파스치못타나사나)	코브라자세 낙타자세
넓은등근	앉은 산자세	낙타자세
허리네모근	각자세(코나사나)	각자세
엉덩허리근	다리자세(세투반다사나) 누운 금강자세(숩타바즈라사나)	바람빼기자세 반쟁기자세(아르다할라사나)
배곧은근, 배가로근	낙타자세 바퀴자세(차크라사나)	등펴기자세 반쟁기자세
배바깥빗근, 배속빗근	악어자세 변형 앉아서 하는 비틀기(바크라사나)	악어자세 변형 앉아서 하는 비틀기
척추깊은층의 회전근[41]	위와 동일	위와 동일
가로돌기사이근	각자세	각자세
가시사이근	손발자세(파드하스타사나)	코브라자세 낙타자세

위에 제시된 요가자세는 척추 인대를 향상시켜서, 명상 자세로 앉아있을 때 척추를 안정화하는 역할도 한다.

---

41 저자는 'intervertebral obliques'로 표현했는데, 이 단어는 해부학적 명칭은 아니다. 척추 회전에 관여하는 여러 개의 심층 근육의 그룹을 의미한다.

2. 감정 조절

요가호흡수련 초기에는 쿰바카 길이를 불필요하게 늘려서 긴 시간 동안 수련하면 안 된다. 지나친 열의와 흥분 때문에 종종 이렇게 잘못된 방식으로 쿰바카를 길게 한다.

또 다른 관점은 쿰바카를 규칙적으로 수련할 때 모든 일상생활에서 마음을 조절해야 한다. 그렇지 않으면 요가호흡의 심오한 성과를 얻지 못할 것이다. 《게란다상히타》는 '5장 요가호흡'에 앞서 '4장 감각제어(프라티아하라, pratyahara)'를 기술하고 있다. 많은 사람이 훌륭한 요가호흡 수련자라도, 여전히 요가호흡의 미세한 상태에 도달하지는 못하고 있다. 생명에너지를 적절하게 보존하고 중심으로 모으지 못하기 때문이다. 요가호흡을 통해 생명에너지를 모으더라도, 다양한 욕망이 저장된 에너지를 흩어지게 한다. 많은 요가수행자에게 요가호흡은 건강과 웰니스(wellness)의 요인이 될 수 있지만, 마음 조절을 하지 못해서 수련을 더 발전시키지 못하고 있다.

또 다른 실용적 지점은 마음과 호흡 관계이다. 수련 초기에 사람들은 지나치게 활동적인 특성이나 욕망(라자스)을 갖고 있다. 요가호흡을 시작할 때, 5~10분 정도 수련하고 나서 지루해한다거나 수련 시간을 늘리기를 좋아하지 않는다. 이럴 때는 체력이 증진되도록 여러 가지 수련을 할 필요가 있다. 한번 수련할 때 완전호흡을 20회 하고, 천천히 80~100회까지 늘리는 목표를 세워야 한다. 이런 수련은 그런 욕망의 영향력을 줄이는 데 도움이 될 것이다.

호흡 횟수를 늘리면 호흡의 영향으로 마음이 안정된다. 따라서 라자스 특성이 조절된다. 그렇게 메커니즘이 역전된다.

3. 적절한 식습관

요가호흡수련을 하는 동안, 과식뿐 아니라 무거운 음식도 피해야 한다. 근육과 다른 기관의 힘을 위해서 충분한 에너지가 필요하다. 그러므로 우유과 기(ghee)[42]를 충분히 섭취하는 게 낫다. 이는 음식을 쉽게 소화하고 대변을 적절하게 배출하는 데 좋고, 몸에 충분한 에너지를 저장하는 데도 유용하다. 그러나 많은 양을 먹거나 우유로 만든 달콤한 과자 같은 무거운 음식과 함께 먹으면 소화가 잘 안 되므로 피해야 한다.

매운 음식은 과다활동을 초래한다. 그런 사람은 수련을 위해서 오랜 시간 안정적으로 앉아 있을 수 없다. 그러므로 이런 매운 음식은 가능한 한 많이 제한해야 한다.

생야채는 대변 배출을 적절하게 하는 데 중요하다. 그러나 생야채, 특히 새싹 등을 과도하게 먹는 것은 장에 가스를 증가시킨다.

음식의 양과 질처럼 음식을 먹는 횟수도 적당해야 한다. 일반적으

---

42 기는 인도에서 유래된 정제 버터로, 베다 시대부터 의례에 사용되었다. 현재도 아유르베다 의학, 종교의례, 요리 등에 사용되고 있다.

로 사람들은 간격을 두고 아침, 점심, 저녁, 세 번을 먹는다. 입에서부터 작은창자(소장) 끝까지 소화를 위한 전체 시간은 최대 6~8시간이다. 큰창자(대장)에서 찌꺼기는 5~6시간까지 머물 수 있다. 즉 세 번 간격으로 음식을 섭취할 때 소화계는 24시간 내내 일을 한다는 것을 의미한다. 그래서 요가호흡수련을 시작할 때마다 작은창자에 음식이 남아있거나 큰창자에 찌꺼기가 남아 있을 수 있다. 그것은 물리적으로 호흡의 자유로운 움직임을 방해하고, 아래 두 개 반다의 자유로운 움직임도 방해한다. 그러므로 이른 아침에 요가호흡을 수련하고 싶다면 매우 가벼운 저녁을 가능한 한 일찍 먹어야 한다. 그리고 저녁에 수련하고 싶으면 점심을 매우 가볍게 먹어야 한다.

아래 표에 제시된 일반적인 식사 일정을 살펴보라.

식사 간격	시간 간격	위와 작은창자의 활동	큰창자의 활동
아침	오전 8시	오후 3시까지	오후 8시까지
점심	오후 12시 30분	오후 8시 30분까지	오전 2시 30분까지
저녁	오후 8시	오전 4시까지	오전 10시까지

이 표는 요가호흡수련을 하는 동안 소화 상태가 어떠한지 보여주고 있다. 위에 제시된 간격보다 더 자주 먹거나 평상시보다 더 무거운 음식을 먹는다면, 위와 장은 많은 시간 동안 바쁘게 일하게 된다. 이러한 복부 상태는 요가수련에 적합하지 않다.

많은 하타요가 수행자가 '하루에 한 번 먹기(에크북타)'나 '하루에 두 번 먹기(드비북타, dvibhukta)'를 선택한다. 어떤 사람은 해가 진 후에는 음식을 섭취하지 않는다. 이는 소화작용을 끝마치고 작은창자와 큰창자를 이른 아침 요가호흡수련에 적합한 상태로 만들기 위한 것이다. 그런 상태에서 요가호흡을 더 효과적으로 하게 된다.

아래 표에 제시된 변경된 식사 패턴과 소화 상태를 살펴보라.

식사 간격	시간 간격	위와 작은창자의 활동	큰창자의 활동
아침	오전 8시	오후 3시까지	오후 8시까지
점심	오후 12시 30분	오후 8시 30분까지	오전 2시 30분까지
저녁(액체류)	오후 6시	오후 10시까지	오전 2시까지

그러므로 새벽 3시에 장을 비우고 오전 3시 15분에 위창자길(위장관)이 비어 있는 상태에서 요가호흡수련을 준비할 수 있다. 이런 상태에서 푸라카, 쿰바카, 레차카, 반다 수련을 하는 것이 가장 유익할 것이다.

4. 시스템 정화

수련 초기에는 수련 시간을 위가 비어 있는 시간으로 정한다. 수련이 심화되기를 원하면 작은창자와 큰창자 상태에 주의를 기울여야 한다. 가스와 대변으로 가득 찬 잘록창자(결장)는 수련에 물리적인 문제를 일으킨다. 푸라카를 하는 동안 가로막이 적절하게 하강하지 않으며, 반다를 하기 위해서 배근육이 수축되는 것을 허용하지 않는다.

소화불량 상태는 피로감을 가져오며, 수련에 필요한 체력을 유지할 수 없다(너무 쉽게 피곤해진다).

호흡기에 있는 과도한 점액이나 가래는 수련을 방해한다. 나쁜 공기도 호흡의 질을 방해한다. 그래서 하타요가 경전에서는 요가호흡수련 전에 정화 과정을 먼저 언급했다. 반다와 호흡을 표준비율(standard ratio)로 수련하고자 할 때, 정화 과정은 필수적인 예비 수련이다. 정화 관련 세부 사항은 1장 4절을 참조하기 바란다.

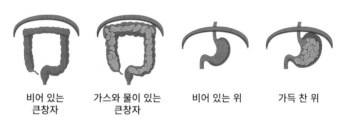

| 비어 있는 큰창자 | 가스와 물이 있는 큰창자 | 비어 있는 위 | 가득 찬 위 |

[가로막과 배 구조와의 관계]

5. 알아차림(Awareness)

요가호흡을 하는 동안 신체감각을 알아차려야 한다. 먼저 호흡의 변화, 특히 가슴과 배, 어느 부분이 작용하는지를 이해하기 위해서 호흡하는 동안 가슴과 배의 움직임을 알아차려야 한다. 나중에 가벼움, 내면의 소리, 진동 같은 징표에 대한 알아차림이 증진되는데, 이러한 징표는 수련이 발전하고 있음을 나타내는 것이다. 이것은 수련이 더 나아가도록 실마리를 제공한다.

불편하다는 신호 즉 통증을 알아차려야 하는데, 이것은 앞으로 위험할 수 있다는 것을 나타낸다. 그래서 그런 신호가 있다면 수련을 제한하거나, 수련하는 동안 노력을 제한해야 한다. 예를 들면 수련하는 동안 때때로 머리가 무거워지고, 계속 수련하고 싶지 않다는 느낌이 일어난다. 이것은 쿰바카를 부적절하게 수련했기 때문에 일어난다. 코곁굴에 너무 많은 공기가 모이고 물리적 염증이 발생한다.

수련 일지를 써야 한다. 규칙적인 수련과 그 결과를 기록해야 한다. 이러한 습관은 자신을 평가하고 호흡 심화 수련을 결정하는 데 유용하다.

6. 수련 시간

아침 4시부터 7시가 가장 좋은 수련 시간인데, 소화와 배변이 끝나고, 소화작용의 최종산물이 흡수되어서 몸에 에너지가 축적되어 있기 때문이다.

하타요가는 이른 아침, 오후, 저녁, 자정, 이렇게 하루에 네 번 수련하는 것을 중시했다. 이것은 금욕(브라마차리야)과 적절한 식습관을 따르는 하타요가 수행자에게는 가능하다.

하루에 두 번 또는 세 번 수련할 수 있고 평상시 식습관이 적절하다면, 공복 상태인 아침, 음식 먹기 전 오후, 점심 먹고 나서 3~4시간 후 저녁, 이렇게 간격을 세 번 두는 게 쉬워진다. 적어도 매일 수련하려면 위를 비워야 한다. 수련의 진보를 원하면, 예를 들어 반다와 함께 수련하기를 원한다면, 위와 창자는 가능한 한 비어 있어야 한다.

가벼운 음식을 섭취하고 1시간 30분 후에는 간단한 푸라카와 레차카를 할 수 있다.

7. 기타 운동이나 신체 활동

수련 초기에는 호흡기 기관들의 상태를 개선하기 위해 달리기, 조깅, 태양경배(sun-salutation)[43] 같은 운동이 유용하다. 이러한 운동은 특히 빈혈이 있는 사람에게 적혈구 세포 수의 증가와 가슴 부위의 힘을 향상시키는 데 도움이 된다.

그러나 지나친 활동, 과로, 야간작업, 지나친 성생활, 지나치게 많은 말은 생명에너지를 많이 손실시키므로 피해야 한다. 이런 활동은 요가호흡의 더 심오한 효과를 성취하는 데 걸림돌을 만들어낸다.

가슴을 여는 간단한 요가자세들은 요가호흡의 토대를 준비하는 데

---

43 역동적인 요가자세들로 구성된 수리야 나마스카라(surya namaskara)를 의미한다. '수리야(surya)'는 태양이라는 의미로 영적 의식을 상징하며, '나마스카라(namaskara)'는 순례를 의미한다. 전통적인 하타요가 자세가 아니므로 저자가 운동으로 분류한 것으로 이해된다.

매우 유용하다. 낙타자세, 코브라자세 같이 뒤로 젖히는 자세는 가슴 우리의 앞부분을 확장하는 데 도움이 된다. 각자세와 같이 옆으로 기울이는 자세는 가슴우리의 옆면을 확장하는 데 도움이 된다. 요가무드라, 등펴기자세 같이 앞으로 숙이는 자세는 가슴우리 뒷부분을 확장하는 데 도움이 된다. 앉아서 하는 비틀기(바크라사나)와 서서 하는 비틀기(카티차크라사나) 같은 자세는 가슴우리의 아래쪽 옆면을 확장하는 데 도움이 된다. 앉은 개구리자세, 소얼굴자세(고무카사나) 같은 요가자세는 가슴우리의 윗부분을 확장하는 데 도움이 된다.

《하타탓트와카우무디(Hathatatvakaumudi, HTK)》[44]에 나오는 '메루찰라남(Merucalanam)' 과정은 호흡수련 이전에 기술되어 있다. 척추를 세우고 앉은 자세에서 수행자는 일정 시간 목을 부드럽게 회전해야 한다(한쪽 방향을 50회씩). 이 방법은 척추에 에너지를 공급하고 프라나 에너지의 흐름을 알맞게 만든다.

'메루(meru)'는 척추, '찰라남(calanam)'은 움직임을 의미한다. 그러므로 척추 움직임과 연관되어 있다. 척추의 모든 부분을 의미하는 것으로 생각할 수 있다. 위에 제시된 기법은 척추의 목뼈 부분만을 고려했다.

"Nadisanghashlathakaram aasramantam bhajeduttam

Eti pranayamarambhe merucalanam."

HTK-IX-1-6

---

44 《하타탓트와카우무디》는 순다라데바(Sundaradeva)가 집필한 문헌으로, 56장 1,680절로 구성된 18세기 경전이다. 하타요가 체계의 다양한 주제들과 수행법들을 광범위하고 자세하게 설명하고 있다.

해부학적으로 척추는 움직임이 있는 부분과 움직임이 없는 부분으로 구분할 수 있다. 아랫부분에 있는 엉치뼈와 꼬리뼈는 골반과 결합되어 있고, 움직일 수 없는 부분이다. 척추뼈 24개(목뼈 7개, 등뼈 12개, 허리뼈 5개)와 추간판으로 이루어진 윗부분은 움직일 수 있는 부분이다. 목뼈와 허리뼈는 가장 잘 움직일 수 있고, 등뼈는 약간 움직일 수 있다. 아래 제시된 척추 움직임에 대해 숙고해볼 수 있다.

	척추 움직임	의미
1	굽힘(굴곡)	앞으로 숙이기를 의미한다.
2	폄(신전)	뒤로 젖히기를 의미한다.
3	옆굽힘(가쪽굽힘)	한쪽(오른쪽이나 왼쪽)으로 기울이기를 의미한다.
4	돌림(회전)	한쪽(오른쪽이나 왼쪽)으로 비틀기를 의미한다. 목뼈 부위는 휘돌림(circumduction)과 같은 완전한 돌림이 가능하다. 그러나 비틀기는 모든 움직임의 조합이다.

골반 부위는 두 개의 에너지 저장고인 물라다라(Muladhara)와 스와디스타나(Swadhistana)[45]와 연관된 부분이기 때문에 옆굽힘과 돌림 같이 골반을 움직이는 자세들도 수련할 수 있다.

그러므로 '메루찰라남'이라는 제목으로 척추의 모든 부분의 부드

---

45 물라다라 차크라와 스와디스타나 차크라는 7장에서 자세히 설명하고 있다.

러운 움직임을 분류할 수 있다. 다음과 같이 간단한 프로그램을 만들었다.

	자세	방법
1	선 자세	A. 다리 사이에 간격을 둔다. 손을 90도(어깨선) 높이로 올려 바깥쪽으로 쭉 뻗는다. 다리는 고정시킨 상태에서 몸통을 부드럽게 오른쪽과 왼쪽으로 비튼다. 10번씩 반복하거나 가능한 만큼 반복한다(서서 하는 비틀기 자세처럼). B. 그다음에 오른쪽과 왼쪽으로 차례로 기울기를 한다. 한쪽을 10회씩, 또는 가능한 만큼 반복한다(각자세처럼).
2	누운 자세	A. 어깨높이에 손을 둔다. 무릎을 구부린다. 다리는 모은다. 이제 다리는 오른쪽으로, 목은 왼쪽으로 움직인다. 그런 다음 다리는 왼쪽으로, 목은 오른쪽으로 움직인다. 10회씩 또는 가능한 만큼 반복한다(누워서 하는 비틀기 자세처럼). B. 무릎을 구부린다. 발 사이 간격을 조금 띄운다. 손바닥을 엉덩이 근처 바닥에 둔다. 부드럽게 골반을 가능한 한 높이 들어 올린다. 척추를 바닥에 내려놓는다. 이 움직임을 10회 또는 가능한 만큼 반복한다(다리자세처럼).
3	엎드린 자세	A. 손바닥을 어깨 부근 바로 밑에 놓는다. 상체를 배꼽까지 들어 올린다. 바닥으로 다시 내려놓는다. 이 움직임을 10회 또는 가능한 만큼 반복한다(코브라자세처럼). B. 손바닥을 엉덩이 근처 바닥에 놓는다. 두 다리를 뻗은 채로 들어 올린다. 다리를 바닥에 다시 내려놓는다. 10회 또는 가능한 만큼 반복한다(메뚜기자세처럼).
4	앉은 자세	A. 금강자세로 앉거나 다리를 교차해서 앉는다. 10회 또는 가능한 만큼 반복해서 앞으로 숙인다. B. 가능한 만큼 목을 회전한다. C. 아쉬위니 무드라(Ashwini mudra)를 한다(20회). D. 뇌정화호흡을 한다(100회 또는 가능한 만큼).

8. 적절한 안내

많은 사람이 독립적으로 수련하기를 선호한다. 그것 때문에 그들은 한계점을 분간할 수 없다. 또한, 많은 요가지도자가 자기 방식대로 수련을 지도하고 있다. 이 점은 요가호흡 본래의 관점에서 보건대 논란의 여지가 있다. 또는 많은 경우, 다양한 방법이 누군가에게는 적합하지만 다른 이에게는 적합하지 않다. 요가지도자들은 어떤 사람에게 어떤 과정을 가르칠 것인지에 대해서 알아야 한다.

충분한 과학적 지식과 장기간의 수련 경험이 있는 요가지도자가 진정한 요가호흡 지도자이다.

9. 기타

긴 쿰바카나 레차카를 하고 나서 불편감, 약간의 피로감, 숨 가쁨을 느끼면 활력이 생길 때까지 다시 평상시처럼 호흡하거나 천천히 깊은 호흡을 해야 하고, 그러고 나서 계속 수련한다.

때때로 장시간 수련을 할 때 과도한 부교감신경 활성화로 인해서 침분비가 많아진다. 그럴 때는 호흡과 호흡 사이에 휴식을 취하고 침을 삼키고 나서 다시 호흡을 시작한다.

요가호흡을 하기 전에 요가자세를 수련한다면, 수탉자세(쿡쿠타사나, Kukkutasana), 두루미자세(바카사나, Bakasana), 공작자세(마유라사나, Mayurasana)

같이 힘이 많이 드는 요가자세는 되도록 하지 않는다. 그렇지 않으면 요가호흡을 하기 전에 지칠 수 있다.

때로는 과도한 스트레칭이 무기력한 상태(근섬유의 미세한 손상)를 가져올 수 있는데, 이런 상태는 요가호흡수련 과정에 영향을 미칠 수 있다.

요가호흡수련이 발전하는 데는 몇 달에서 몇 년이 걸릴 수 있다. 수행자는 수련의 진보, 즉 더 심오한 수련 결과를 위해 충분한 시간 동안 수련을 하면서 준비해야 한다. 모든 수련 시간은 수련의 진보를 위한 준비 과정이다. 수행자는 기본적으로 이런 수련들을 통해 각각의 호흡 패턴을 실행한다. 각각의 패턴은 하나의 단계로 고려될 수 있다. 마지막 패턴인 케발 쿰바카(Keval Kumbhaka)는 실행하지 않아도 성취될 것이다. 대체로 호흡 패턴은 다음 네 단계로 숙고해볼 수 있다.

	호흡 패턴	의미
1	PR	푸라카-레차카
2	PKR	푸라카-내부 쿰바카-레차카
3	PKR 리듬	푸라카-내부 쿰바카-레차카
4	PRK	푸라카-레차카-외부 쿰바카

1단계
점진적인 푸라카-레차카 단계(PR 패턴)

수련 초기에 허파 조직과 호흡기 근육(갈비사이근, 가로막) 상태는 변형된 호흡을 하기에 충분히 효율적이지는 않다. 숨을 충분히 들이쉴 때, 허파 조직의 스트레치 수용기는 뇌에 불편감과 통증 징후를 보낸다. 그래서 호흡 주기 5회나 6회 이내에 불편감이 느껴지고 호흡법을 중단하고 싶어진다.

수련 초기에는 호흡기 근육의 효율성이 빈약하다. 시간이 지나면서 호흡기 근육에 새로운 프로그램이 도입된다. 그래서 먼저 부분적으로 천천히 깊은 호흡을 수련해야 하고, 그다음에 호흡을 천천히 최대로 깊게 해야 한다. 이것은 천천히, 리듬감 있게, 완전히 근육을 수축하고 이완하는 방법을 프로그램하는 것이다.

일부 요가자세는 이 근육들의 탄력성, 지구력, 힘의 향상에 유용하다(예. 산자세, 옆으로 기울인 바퀴자세, 낙타자세, 앉은 개구리자세, 코브라자세).

수련 초기 단계에서 쿰바카 없이 하는 다양한 호흡법은 호흡기 상태를 개선하는 데 유용하다.

1	뇌정화호흡	허파에서 안 좋은 공기를 씻어낸다. 호흡기의 민무늬근육 긴장도를 향상시킨다.
2	승리호흡	허파를 모든 방향으로 확장한다. 폐활량을 증진시킨다.

3	콧구멍교대호흡	호흡기 근육의 긴장과 이완을 천천히, 깊게 훈련한다.
4	벌소리호흡	날숨 길이를 늘린다. 그로 인해 들숨을 더 많이 하게 된다.
5	냉각호흡	호흡기에 남아 있는 열을 감소시킨다. 폐활량을 증진시킨다.

스트레스 상태에서 수련을 시작하면, 수련은 들숨과 날숨, 그리고 쿰바카 없는 호흡으로 제한된다. 왜냐하면 스트레스는 산화 과다를 일으켜서 산소 필요량을 높이기 때문이다. 이런 상태에서 쿰바카를 시도하면 너무 빨리 숨이 막힌다. 이때는 천천히 깊게 호흡하는 것이 매우 유용하다.

스와미 쿠발라야난다는 수련 초기 단계에 수련할 수 있는 간단한 푸라카와 레차카 방법을 설명했다. 먼저 푸라카와 레차카를 똑같은 길이로 한다(호흡의 균등화). 그다음에 천천히 레차카 길이를 늘리기 시작한다. 이 방법을 몇 주 동안 하면서, 체력을 증진시킨다. 이 수련법은 평온함을 가져온다.

수련 일정 – 초보자를 위한 2개월 계획(예시)

1. 몸통을 세우고 앉는다. 가능한 만큼 천천히, 깊게 숨을 들이쉰다. 천천히, 그리고 가능한 한 깊게 숨을 내쉰다. 20회까지 계속 호흡한다. 매일 두 번씩 실시한다. 매주 호흡을 10회씩 늘린다. 진행 과정은 다음과 같이 될 것이다.

첫째 주	20회 호흡
둘째 주	30회 호흡
셋째 주	40회 호흡
넷째 주	50회 호흡
다섯째 주	60회 호흡
여섯째 주	70회 호흡
일곱째 주	80회 호흡

두 번째 달 말에 80회 호흡을 할 수 있는 체력을 갖게 된다.

2. 몸통을 세우고 앉는다. 숨을 6초까지 들이쉰다. 그리고 나서 숨을 12초까지 천천히 내쉰다. 20회까지 계속 호흡한다. 매일 두 번씩 실시한다. 매주 호흡을 10회씩 늘린다. 두 번째 달 말에 80회 호흡을 할 수 있다.

2단계
푸라카–점진적 쿰바카–레차카(PKR 패턴)

평온함이 회복되면서 부교감신경 긴장도가 향상된다. 이로 인해 산화 과다 작용이 감소한다. 산소요구량이 적어짐에 따라 쿰바카의 유지 시간을 늘릴 수 있다.

먼저 가능한 만큼 쿰바카를 실시한다. 하타요가에서 쓰는 '야타샥티차 다라옛(yathashakticha dharayet)'은 불편할 때까지 숨을 참지 않는 것을 의미한다. 수련 초기에는 숨 막힘이 공포 메커니즘을 악화시킬 수 있는데, 이로 인해 교감신경 메커니즘이 활성화되어서 쿰바카를 제한하게 된다. 수련 초기에는 쿰바카를 하는 동안 심박수가 약간 증가하는 걸 느낄 수 있지만, 10~15분 정도 수련한 후에는 심박수가 줄어든다.

나중에 의지가 강해지면서 숨 막힘을 어느 정도 감당할 수 있다. 그러나 얼굴과 목근육에 긴장이 올 때는 레차카를 시작해야 한다. 이상적으로는 숨 막히는 감각이 없을 때 레차카를 시작해서 레차카 시간을 늘릴 수 있다. 숨 막힐 때까지 숨을 참으면, 신선한 공기에 대한 충동 때문에 레차카를 빠르게 하게 된다.

한 시간 동안 수련하면서 쿰바카를 한 단계씩 늘릴 수 있다. 그것은 최대 10회 호흡을 의미하는데, 이때 쿰바카를 8~10초 할 수 있지만, 호흡수련을 진행함에 따라 쿰바카 길이는 늘어난다. 5~10회 호흡을 하고 나서 쿰바카를 1초나 2초씩 늘릴 수 있다.

수련 초기에는 호흡 주기를 지속해서 따라가기가 어려울 수 있다. 특히 12초 이상 쿰바카를 할 때는 1회 호흡을 하고 나서 휴식을 취하는 게 좋다. 평상시 호흡을 서너 번 하고 나서 다음번 호흡 주기를 실행할 수 있다. 이렇게 하면 호흡기관이 이완되고 쿰바카를 하는 동안, 그리고 쿰바카 직후에 나타나는 불편감도 경감될 것이다. 나중에는 호흡 주기 2회를 하고 나서 약간의 휴식을 취할 수 있다. 이런 식으로 수련이 진전되도록 준비한다.

수련 초기에는 외부 쿰바카를 하지 않는다. 다음과 같은 변화의 징표가 나타난 이후에는 외부 쿰바카를 할 수 있다.

1. 규칙적인 수련이 평화로움을 가져오고 신진대사 안정화로 반영된다. 대사필요량이 감소되어서 쿰바카 길이는 자동적으로 늘어난다.

2. 감정중추가 상당히 이완될 때, 호흡중추는 의지대로 작용하고 쿰바카 길이는 늘어난다.

3. 호흡근육과 허파 조직의 효율성 향상은 오랜 시간 편안하게 숨을 참는 데 도움이 된다. 외부 쿰바카의 진행 과정은 4단계에서 설명하였다.

수련 일정–쿰바카 확립을 위한 3개월 계획
(1단계를 이미 완료한 수련자를 위한 계획)

첫째 주

가능한 만큼 숨을 천천히 깊게 들이쉰다. 6초간 숨을 참는다. 가능한 한 숨을 천천히 깊게 내쉰다. 20회까지 호흡한다. 매일 호흡수를 10회씩 늘린다. 이런 식으로 일주일 안에 80회 호흡을 할 수 있게 된다.

둘째 주

쿰바카를 8초간 하면서 동일하게 호흡수련을 반복한다.

쿰바카를 10초간 하면서 동일하게 호흡수련을 반복한다.

쿰바카를 12초간 하면서 동일하게 호흡수련을 반복한다.

따라서 열째 주 마지막 날에 24초까지 숨을 참을 수 있게 된다.

이후에는 쿰바카 길이를 늘리는 대신 시간을 늘려서 규칙적으로 수련한다. 호흡수련의 더 심오한 결과는 24초 쿰바카로도 충분하다. 이제는 규칙성이 중요하다. 한 달 반 동안 똑같은 수련을 지속한다.

3단계
비율에 맞춰서 하는 푸라카-내부 쿰바카-레차카
(PKR 리듬 패턴)

특정 비율로 푸라카-쿰바카-레차카를 하는 수련은 푸라카와 레차카를 충분히 수련하고 숨을 참는 역량이 12~24초까지 충분히 되었을 때 실질적으로 가능하다. 경전에서는 콧구멍교대호흡의 경우에만 비율이 언급되어 있다. 그러나 다른 호흡법에서도 비율을 적용할 수 있다.

호흡계가 충분히 프로그램되고 대사 수준도 적절하게 변화되어 마음도 상당히 고요해진 후에는 비율에 맞춰서 호흡수련을 진전시킬 수 있다. 1-1-2, 1-2-2, 1-3-2, 또는 1-4-2, 이런 비율로 할 수 있다.

먼저 단순한 비율을 선택하고 나서 더 진전시킨다. 이해를 위해서 점진적 패턴을 다음 표로 요약하였다.

	1-1-2	1-2-2	1-3-2	1-4-2
6초	6-6-12	6-12-12	6-18-12	6-24-12
8초	8-8-16	8-16-16	8-24-16	8-32-16
10초	10-10-20	10-20-20	10-30-20	10-40-20
12초	12-12-24	12-24-24	12-36-24	12-48-24

위 표에서 16가지 수련 방법을 고려해보았다. 첫 번째 열부터 시작한다. 예를 들면 6-6-12부터 시도한다. 충분히 수련하고 80회까지 호흡을 계속할 수 있을 때, 8-8-16 호흡법으로 넘어갈 수 있으며 이런 식으로 수련을 진전시킨다. 마지막 수련 방법까지 몇 달, 몇 년이 걸릴 수도 있다.

모든 시도는 편안하게 해야 한다. 불편감이나 숨막힘이 나타나면 이전 수련 방법으로 되돌아가야 한다. 때로는 어떤 시도를 할 수 있다. 그러나 어떤 날은 어려울 수 있는데, 그럴 때는 더 쉬운 수련으로 돌아가야 한다. 이 수련들은 반다와 함께 할 수 있다. 모든 수련은 내부 쿰바카와 연관되어 있어서, 물라반다와 잘란다라를 쉽게 할 수 있다.

4단계
외부 쿰바카의 진전(PRK 패턴)

나중에 숨을 내쉬고 나서 숨을 참고 싶은 걸 느낄 수 있다. 외부 쿰 바카를 4~6초로 시작해서 매주 늘린다.

나중에는 한 번 시도할 때마다 내부 쿰바카와 외부 쿰바카 둘 다 수 련할 수 있다(푸라카-내부 쿰바카-레차카-외부 쿰바카, PKRK). 예를 들어, 내부 쿰 바카로 수련을 시작한다. 20분이나 30분 후에 평온한 상태가 확립된 다. 날숨 후에 호흡을 참고 싶은 걸 느낀다. 내부 쿰바카를 멈추고 역 량에 따라 외부 쿰바카를 시작할 수도 있다. 얼마 후에 내부 쿰바카, 외부 쿰바카, 둘 다 할 수 있다. 그러나 쿰바카 두 개를 함께 하는 것은 매우 어렵다. 수련 초기에는 몇 달 또는 몇 년 동안 안 해도 된다. 나중 에는 PKRK 패턴으로 짧은 내부 쿰바카와 외부 쿰바카(6~8초)를 할 수 있다. 이 패턴은 장기간 요가호흡을 수련한 사람을 위한 선택 사항 이다.

외부 쿰바카는 반다와 내면 알아차림, 또는 시각화를 함께 해야 한 다. 외부 쿰바카 상태에서 무드라를 할 때도, 물라다라부터 사하스라 라(sahasrara)[46]까지 중심 통로를 시각화하고 빛을 보도록 노력해야 한 다. 또는 차크라 영역의 빛을 차례대로 반복해서 시각화할 수 있다. 옴이나 비자 만트라(beeja mantra)[47] 같은 상징을 시각화할 수도 있다. 마

---

46 사하스라라는 정수리에 위치한 차크라로 비이원의 의식을 경험하는 근원이다. 7장에서 설명 하고 있다.

47 비자 만트라는 탄트라 수련에서는 주요한 수련 중 하나이다. '비자(beeja)'는 씨앗이라는 뜻

음속으로 만트라 찬팅을 할 수도 있다. 이 모든 것은 생명에너지를 중심으로 모으고 전달하도록 돕는다.

이며, 한 음절에 의미는 없다. 차크라와 연관해서 비자 만트라를 7장에서 자세히 설명하고 있다.

5 진행 과정의 요소

요가호흡수련의 진행은 《파탄잘리 요가수트라》에서 장소, 시간, 수로 언급된 것처럼 세 가지 방법으로 인식할 수 있다. 파탄잘리는 이 요소들을 언급했고, 하타요가 경전은 이 요소들에 대한 몇 가지 징표를 기술했다.

1. 장소(데샤, Desha)

징표는 몸에 나타난다. 이러한 내용을 하타요가 경전과 《파탄잘리 요가수트라》 주석서인 《비야사바샤(Vyasabhasya)》[48]에서 살펴볼 수 있다.

일차적으로 나디정화의 징표들이 나타난다. 이것은 《하타프라디피카》에 언급되어 있다. 《비야사바샤》에서도 다른 발전적 징표들을 볼수 있다. 특정한 요가호흡수련의 효과는 땀, 몸의 떨림, 몸 전체의 가벼움(공중부양과 유사한 상태로 완전한 무중력을 느낌) 같은 징표로 나타나는데,

---

48 성자 비야사(Vyasa)가 저술한 문헌으로, 《파탄잘리 요가수트라》의 주석서 중 가장 오래된 주석서이다.

즉시 인식할 수 있다. 이런 징표에 따라, 수련을 3급, 2급, 1급으로 분류할 수 있다.

"Kaniyasi bhavetswedah kampo bhavati madhyame

Uttame sthanamapnoti tato vayu nibandhayeta."

HP-2/12

카니야시(Kaniyasi)

3급은 '땀 흘림'으로 기술되어 있다. 이 단계는 수련할 때 근육을 지나치게 쓰는 것을 나타낸다. 이 징표는 여전히 열심히 수련해야 한다는 것과 이상적인 상태로 나아가도록 수련을 더 발전시켜야 한다는 것을 나타낸다.

마디야마(Madhyama)

2급은 '떨림'으로 기술되어 있다. 이 단계는 내면 알아차림이 증진된 것을 나타낸다. 수련이 진전되고 있으나 여전히 더 나아가야 한다.

웃타마(Uttama)

1급은 '완전한 무중력'으로 기술되어 있다. 모든 시도가 이상적으로 행해졌음을 나타낸다. 숨을 참으려고 지나치게 애쓰지도 않고 숨막히는 느낌도 전혀 없다. 경전에서는 '웃탄(utthan)', 즉 몸이 중력에 저항해서 들어 올려짐(공중부양)으로 언급되어 있다. 이는 완전한 무중력상태로 체중감량 상태는 아니다. 자기 자신을 솜처럼 무게감이 없다고 느낄 수 있다. 그러나 이 상태에서 몸은 지면에 닿아 있다. 말하고 싶어도 목소리는 매우 저음이다. 반응하려고 하지만 반응할 수가 없다.

많은 저자가 이 현상을 실제로 공중부양으로 언급했다. 이는 요가 호흡수련을 하는 동안 몸이 땅에서 들어 올려지고 풍선처럼 대기에 남아 있는 상태를 의미한다. 이 현상을 과학적으로 폐활량과 연관해서 생각해볼 수 있다. 일상생활에서 허파 대부분은 휴면 상태로 있다. 요가호흡을 수련할 때 허파의 많은 부분이 사용된다. 모든 푸라카는 거의 완전호흡이 된다. 그래서 몇 시간이 지난 후에 호흡예비량과 잔류량의 총량이 증가한다. 일상생활에서 두 공기량을 합치면 약 2,500ml인데, 지속적인 요가호흡수련 후에는 모든 기관지와 허파꽈리가 열려서 공기량이 증가함을 의미한다. 그러므로 허파는 평상시보다 더 커진다. 관련해서 더 많은 연구가 필요하다.

진보된 수련 단계에서는 마치 개미 떼가 움직이는 것처럼 약간의 미세한 진동이 나타나기 시작한다. 이것은 엉치뼈 부위에서 시작해서, 척추 부위를 통과하면서 머리로 이동한다.

2. 시간(칼라, Kala)

시간은 3가지 방식으로 숙고해볼 수 있다. 쿰바카 길이나 호흡 주기 길이를 의미한다. 《게란다상히타》5장 55절에는 이와 같은 요소를 다음과 같이 제시하고 있다. 사용된 단위는 마트라(matra)[49]이다. 편의상 1마트라를 1초로 간주할 수 있다.

---

49 호흡의 길이를 측정하기 위해 사용했던 단위.

수준	푸라카	쿰바카	레차카	호흡 1회기에 소요되는 시간
3급	12	48	24	84초
2급	16	64	32	112초
1급	20	80	40	140초

이 수련은 초보자에게는 너무 큰 과제이다. 그러므로 가장 단순한 것에서부터 점진적으로 시작하는 것이 좋다.

가장 중요한 것은 모든 것이 생리적 범위 안에 있어야 한다. 1분 30초 이상 숨을 참을 수 있는 능력을 지닌 사람을 많이 볼 수 있다. 요가호흡에서 그런 능력은 대단한 게 아니다. 그런 것보다는 호흡 비율과 무드라, 내면 알아차림 등과 함께 수련을 더 진전시킬 수 있다.

물속에서 2분 이상 유지할 수 있는 사람은 많다. 심지어 '프라나야마'라는 단어도 알지 못한다. 이런 방식은 습관이 된다. 그와 같은 방식으로 허파와 심장박동, 신진대사도 조절된다. 이것은 분명히 생리적 변화이며 생명체에서 가능하다는 것을 알려준다. 그러나 그들이 요가호흡 전문가라는 걸 의미하지는 않는다. 요가호흡은 호흡 변화와 함께 기술적인 반다 수련, 내면 알아차림을 강조한다.

실제로 초보자가 숨을 들이쉬고 나서 12초까지 쿰바카를 한다면 수련이 상당히 진전된 것이다. 천천히 24초까지 늘릴 수 있다.

3. 수(상키야, Samkhya)

수는 두 가지 방식, 즉 앉은 자세에서 한 번 수련할 때의 호흡수, 또는 푸라카-쿰바카-레차카 비율로 숙고해볼 수 있다.

하타요가에서는 앉은 자세에서 한 번 수련할 때 호흡을 80회 해야 한다고 권한다. 《게란다상히타》는 호흡을 100회 하라고 권한다.

하타요가는 심화 단계에서 요가호흡의 마지막 단계인 케발 쿰바카까지 지속적으로 수련하라고 제안한다. 그러면 호흡수는 최대 50회에서 100회, 또는 그 이상이 된다.

규칙적인 수련 일지를 꾸준히 작성하고 수련의 진전 정도를 점검할 수 있다.

"Yavat kevalsiddhihi syat sahitam tavadbhyaset."

HP-2/72

그러므로 수련자는 작은 목표에서 시작해서 수련의 진전 상황을 추적할 수 있다.

요가호흡 진행표

그러므로 수련자는 요가호흡수련을 천천히 진전시킬 수 있다. 위에 제시된 요소를 활용해서 수련의 진전 정도를 확인할 수 있다. 이 진행표와 똑같이 수련할 수 있다. 아래 제시된 표가 아이디어를 제공할 것이다.

A. 단순한 PR 패턴
(푸라카-레차카는 동일 비율)

수련을 끝내고 나서 'O'라고 표시한다. 날짜도 기록할 수 있다.

푸라카	레차카	호흡 20회	호흡 40회	호흡 60회	호흡 80회
6초	6초				
8초	8초				
10초	10초				
12초	12초				

24초씩 80회 호흡할 수 있다는 것은 32분까지 호흡수련을 할 수 있는 능력을 의미한다.

B. 리듬과 함께 하는 PR 패턴
(푸라카와 레차카 비율은 1-2)

푸라카	레차카	호흡 20회	호흡 40회	호흡 60회	호흡 80회
6초	12초				
7초	14초				
8초	16초				
9초	18초				
10초	20초				

36초씩 80회 호흡할 수 있다는 것은 호흡수련을 위해 48분간 앉아 있을 수 있다는 것을 의미한다.

승리호흡, 벌소리호흡, 콧구멍교대호흡 등을 수련할 때, 리듬과 함께 하는 푸라카-레차카 방법으로 유사한 시도를 할 수 있다.

이제 쿰바카를 시작해서 그 길이를 점진적으로 늘릴 수 있다. 우선 비율에 대해서는 신경 쓰지 않도록 한다. 편안하게 푸라카와 레차카를 한다. 내부 쿰바카를 6초로 시작해서 24초까지 늘린다.

C. 단순한 PKR 패턴
(쿰바카를 진행함. 푸라카와 레차카는 가능한 만큼 실행함.)

푸라카	쿰바카	레차카	호흡 20회	호흡 40회	호흡 60회	호흡 80회
가능한 만큼	6초	가능한 만큼				
가능한 만큼	12초	가능한 만큼				
가능한 만큼	16초	가능한 만큼				
가능한 만큼	20초	가능한 만큼				

앉은 자세에서 24초씩 쿰바카를 하면서 80회 호흡할 수 있다는 것은 수련을 위해 한 시간 이상 앉아 있을 정도로 호흡 역량과 체력이 있다는 것을 의미한다.

PKR 패턴에서 비율을 다음과 같이 할 수 있다.

D. PKR 리듬 패턴의 진전

[푸라카, 쿰바카, 레차카 1-1-1]

푸라카	쿰바카	레차카	호흡 20회	호흡 40회	호흡 60회	호흡 80회
6초	6초	6초				
8초	8초	8초				
10초	10초	10초				

[푸라카, 쿰바카, 레차카 1-2-2]

푸라카	쿰바카	레차카	호흡 20회	호흡 40회	호흡 60회	호흡 80회
4초	8초	8초				
6초	12초	12초				
8초	16초	16초				

[푸라카, 쿰바카, 레차카 1-3-2]

푸라카	쿰바카	레차카	호흡 20회	호흡 40회	호흡 60회	호흡 80회
4초	12초	8초				
6초	18초	12초				
8초	24초	16초				

[푸라카, 쿰바카, 레차카 1-4-2]

푸라카	쿰바카	레차카	호흡 20회	호흡 40회	호흡 60회	호흡 80회
4초	16초	8초				
6초	24초	12초				
8초	32초	16초				

E. PRK 패턴
(점진적 외부 쿰바카)

초보자에게 외부 쿰바카는 어렵다. 수련을 진행해나가면서 의도적으로 차근차근 외부 쿰바카를 할 수 있으며, 반다도 함께 할 수 있다. 사실 반다 수련은 외부 쿰바카를 할 때 더욱 이상적이다.

하지만 수련이 진전되면서 외부 쿰바카 경향이 나타난다. 더 나아가 요가호흡수련은 의도적인 것에서 비의도적인 자동적 메커니즘으로 천천히 바뀌기 시작한다.

푸라카	레차카	쿰바카	호흡 20회	호흡 40회	호흡 60회	호흡 80회
가능한 만큼	가능한 만큼	8초				
가능한 만큼	가능한 만큼	12초				
가능한 만큼	가능한 만큼	16초				

수련 진행 표

다음과 같이 매일 수련 진행 표를 작성할 수 있다.

날짜	1일 수련 횟수, 호흡 유형	호흡 주기 길이	호흡수	간략하게 경험을 기록

6

수련의 절정 - 케발 쿰바카 '케발리 프라나야마'(KK 패턴)

위의 준비 과정을 거쳐서 진보된 요가수련자가 지속적으로 호흡수련을 하고 몇 시간 동안 계속 앉아 있을 수 있다면 마침내 어떤 일이 일어날까? 어떻게 정점에 도달해서 다른 상태가 되는 것일까?

《하타프라디피카》에는 다음과 같이 기술되어 있다.

"호흡이 매우 느려짐에 따라 프라나는 중심 통로로 흐르고 마음과 합일된다. 그러면 둘 다 고요해진다."

《하타프라디피카》 4장 51절

"Bahyavayuryatha leenastatha madhyo na samsaya

Swasthane sthiratameti pavano manasa saha."

HP-4/51

실제로 많은 사람이 힘들어서 수련을 30분에서 1시간 안에 끝마친다. 그러나 오랜 기간 규칙적인 수련을 통해 2~4시간까지 수련할 수 있다면, 호흡 방식이 변화된다. 어느 순간 의도적인 호흡 행위가 멈추어지고 호흡 패턴이 자동적으로 일어나는 상태에 도달한다. 이러한 상태에서 모든 호흡 움직임은 자동적으로 일어나기 때문에, 들숨과 날숨을 푸라카와 레차카로 정의할 수 없다. 동시에 쿰바카 현상도 자동적으로 일어나는데, 이것이 일시적으로 일어나는 호흡 패턴의 가장 두드러진 특징이다.

푸라카나 레차카를 하는 동안이든 또는 푸라카나 레차카를 하고 나서든, 언제든지 숨이 자동적으로 멈추는 것을 경험할 수 있다. 그 상태가 언제 나타날지 알 수는 없다. 이런 자동적인 쿰바카 상태는 힘들이지 않고 몇 초간 지속될 수 있다. 아니면 짧은 호흡 주기 후에 자동적으로 쿰바카가 길게 이어질 수 있다. 나중에 쿰바카(숨 멈춤)는 상당히 길어진다.

여기서 제기되는 질문들이 있다.

1. 이것은 요가호흡의 영적 상태인가?
2. 《하타프라디피카》에서 '쿰바캇 쿤달리보다'를 언급했듯이 만약 이 상태에 도달하면 생명에너지를 전달할 수 있는가?
3. 유상삼매(사비칼파 사마디, savikalpa samadhi)나 무상삼매[50]를 경험할 때, 호흡과 신체 활동은 어떠한가?

많은 요가수행자가 명상하는 동안 호흡 패턴의 변화를 경험했다. 그러므로 삼매로 나아갈 때 의도적으로 요가호흡을 하지 않아도 자동적으로 호흡 패턴이 변한다. 삼매에서는 신체 활동이 자동적으로 조절된다. 생리적으로 신진대사는 낮아진다. 생리적으로 호흡이 변하는

---

50 유상삼매는 9장, 무상삼매는 10장에서 자세히 설명하고 있다.

데 들숨, 날숨과 연관해서 쿰바카가 두드러진 특징으로 나타난다.

그러므로 요가호흡으로 케발 쿰바카 상태를 성취하여 삼매 상태에 도달할 수 있다. 또는 특정 대상을 명상함으로써 삼매에 도달하는 동안에도 케발 쿰바카 상태의 호흡 패턴이 나타난다.

"케발 쿰바카는 자동적으로 일어나는 호흡조절 상태로서, 쿰바카 상태가 두드러진 특징이며 대사 감소에 따라 들숨과 날숨이 일어난다."

케발 쿰바카는 20~30분간 지속적으로 숨이 멈춰버린 상태를 의미하지는 않지만, 때때로 긴 멈춤(10~60초, 또는 좀 더 길 수 있음) 후에 자동적으로 짧은 호흡이나 느린 호흡이 이어진다. 이 모든 상태는 5~15분 또는 그 이상 유지될 수 있으며, 자동적인 쿰바카가 주기적으로 몇 번 일어날 수 있다.

그러므로 그것은 완전히 '자동적으로 일어나는, 변화된 호흡 현상'이다.

3가지 주요 원인이 이러한 상태를 초래한다.

1. 상부 뇌가 호흡중추에 미치는 영향의 감소

호흡 상태는 뇌가 진정된 것에 기인한다. 일상생활에서 대개 둘레계는 호흡을 담당하는 다리뇌에 영향을 미친다. 대체로 호흡조정중추는 스트레스로 활성화되며, 이것은 하부 뇌인 숨뇌호흡중추를 조절한다. 요가호흡을 수련하면 호흡조정중추는 완전히 진정된다. 의도적으로 느리고 깊게 숨을 들이쉬는 상태(푸라카)에서 지속흡입중추는 활성화되는데, 이 중추는 대뇌겉질에 의해 조절된다. 호흡은 완전히 대뇌겉질 현상이 된다.

후에 수련이 진전되어서 뇌가 진정됨에 따라 사고 과정도 상당히 감소된다. 그러므로 호흡조절을 하는 대뇌겉질도 상당히 진정된다. 더 나아가 호흡중추에 대한 대뇌겉질의 영향이 감소해서 호흡 현상이 완전히 자동적으로 일어난다. 상부 뇌의 영향으로부터 완전히 자유로워진다. 이제 숨뇌호흡중추는 독립적으로 작용한다.

2. 신진대사의 변화

부교감신경이 우세해져서 대사율과 필요량이 감소한다. 산소 소비량과 이산화탄소 생성량이 상당히 적어지기 때문에 혈액 내 이산화탄소 수준도 서서히 증가한다. 그로 인해 호흡을 위한 숨뇌의 화학적 자극도 감소한다. 따라서 이런 변화는 자동적으로 일어나며 케발 쿰바카 상태가 나타난다.

3. 억제된 숨뇌호흡중추

요가호흡을 하는 동안 숨뇌호흡중추가 억제된다. 호흡중추는 이산화탄소에 덜 민감하게 된다. 이러한 억제 현상은 생리적 통제 아래 있다. 이 현상은 들숨과 날숨 리듬에 관여하는 호흡리듬중추의 리듬을 변화시키는 역할을 한다. 그러므로 호흡 리듬의 변화는 케발 쿰바카 상태를 만든다.

케발 쿰바카는 의식 수준에서 나타나는 상태이자, 일정 시간 정신 생리적 변화로 일어난다. 그러한 변화는 위험하지는 않다. 호흡이 완전히 멈춰진 수면무호흡 상태는 아니다. 그 상태는 그저 호흡이 변화된 상태로서, 간헐적인 호흡 움직임을 동반하는 쿰바카 상태이다.

하타요가에서 쿰바카라는 단어는 숨을 참는 것에도 쓰이고, 1회의 요가호흡 주기에도 쓰인다. 그러므로 케발 쿰바카를 생리적 요인에 따른 호흡 주기의 변화된 리듬으로 간주할 수 있다. 우리는 케발 쿰바카를 단순히 숨 멈춤이라고 말하지 않는데, 왜냐하면 멈춤과 멈춤 사이에 호흡 움직임도 있기 때문이다. 일반적으로 의도적인 호흡은 호흡 움직임을 위한 시간이 더 길고, 호흡 멈춤을 위한 시간이 (단지 몇 초로) 매우 짧다. 호흡 움직임으로 비교해보자면, 케발 쿰바카는 편안한 멈춤이 더 길게, 자동적으로 일어나는 호흡 상태이다.

여러 경전에서 케발 쿰바카를 다음과 같이 정의하고 있다.

"Recakam purakam muktva sukham yadvayudharnat
Pranayamo ayamityuktah sa vai kevalkumbhakam."

HP-2/72

경전에서는 케발 쿰바카가 푸라카와 레차카로부터 자유롭다고 분명하게 언급하였다. 그러나 여기에서 푸라카와 레차카는 의도적인 호흡 움직임이라는 점을 이해해야 한다. 저자들은 의도적인 호흡 움직임으로부터의 자유로움에 대해 언급했다. 짧게 자동적으로 일어나는 들숨과 날숨, 그리고 긴 멈춤은 케발 쿰바카 상태의 특징이다.

스트레스 상태에서 요가호흡의 도움으로 평온함에 도달할 수 있다.

평소에 스트레스가 많은 활동을 할 때도 요가호흡은 해독제 역할을 한다. 그러나 케발 쿰바카에 대한 연구는 초기 수준이라 하겠다. 신체 건강과 정신적 평온함을 갖게 되더라도, 케발 쿰바카 상태를 성취하려면 수련을 한층 더 진전시켜야 할 것이다. 그래서 《게란다상히타》에서 감각제어(프라티야하라) 수련을 먼저 언급하고 나서 프라나야마를 언급하고 있다. 《하타프라디피카》에서도 프라나야마 전에 감각을 제어하는 것에 대해 언급하고 있다. 이런 방식으로 경전에서는 영적 이득을 위해 호흡에 접근하였다. 감각제어 수련과 함께 요가호흡을 수련할 때만 케발 쿰바카 상태를 성취할 가능성이 높다.

《게란다상히타》의 관점

게란다는 '케발리(Kevali) 프라나야마'라는 단어를 사용했다. 호흡은 있는 그대로, 즉 자동적으로 일어나는 상태를 유지해야 한다. 수련자는 들숨과 날숨을 하는 동안 일어나는 특정 소리를 알아차려야 한다. 그 소리는 코-인두벽과 공기의 마찰로 일어난다. 들숨을 할 때는 그 소리가 '소(So)'와 같다. 날숨을 할 때는 그 소리가 '훔(Hum)'과 같다. 그래서 그저 '소-훔(So-Hum)'을 알아차리는 것을 '케발리 프라나야마'라고 부른다.

불교에서는 '호흡 알아차림(아나파나 사티)[51]'을 수련한다. 이것은 자동적으로 일어나는 호흡을 알아차리는 방법이기도 하다. 장시간 수련할

---

51 아나파나 사티(anapana sati)는 14장에서 자세히 설명하고 있다.

때 수행자는 몇 초 동안 호흡이 자동적으로 멈추는 것을 경험한다.

그러나 이런 수련들은 수련 초기 단계에서 실행할 수 있다. 《하타프라디피카》에서 설명한 케발 쿰바카는 어떤 형태의 요가호흡을 하건 오랫동안 지속적으로 수련할 때 일어나는 진보된 상태이다.

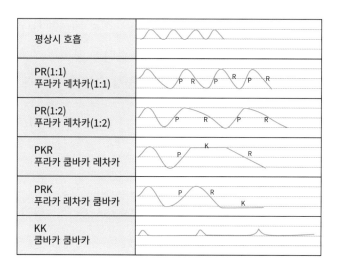

초보자가 경험하는 문제

요가호흡을 시작하고 나서 많은 신체적, 심리적 걸림돌이 생긴다. 이런 걸림돌을 이해하고 능숙하게 극복해야 한다. 많은 초보자가 이런 걸림돌 때문에 요가호흡수련에서 이탈한다. 요가지도자는 수련자에게 주의를 기울여야 하고 그들이 호소하는 증상을 무시해서는 안 된다. 몇 가지 예를 제시해본다.

1. 수련하는 동안에, 그리고 수련 직후에 졸려요

요가호흡을 하는 동안 부교감신경계가 활성화되는데, 미주신경이 소화선을 자극해서 소화 활동을 촉진한다. 수련을 하기 전에 소화 과정이 끝나야 한다. 위, 작은창자, 큰창자, 모두 휴식 상태로 있는 게 필요하다. 식습관이 적절하게 바뀌지 않으면 호흡수련을 하는 동안 작은창자와 큰창자는 분주한 상태로 있게 된다. 미주신경 활성화로 작은창자의 소화 과정이 활성화된다. 소화기관으로 혈류 공급이 증가하고, 반대로 신경계로 가는 혈류 공급이 감소한다. 그래서 졸음이 느껴진다. 결국 나쁜 징표는 아니다. 모든 것이 건강에 유리하다. 호흡수련이 심화되면서, 식사와 배설 시간에 주의를 기울이고 수련 시간에 맞춰서 식사와 배설 시간을 변경해야 한다. 이런 걸림돌을 극복하는 데 물을 토하는 정화법(쿤잘, kunjal)[52], 요가식 관장법(바스티, basti)[53], 내장 정화법[54], 뇌정화호흡 등과 같은 숙련된 정화법이 효과적이다.

2. 수련 후에 피곤함을 느껴요

근육들이 요가호흡을 수련할 준비가 되지 않은 것을 나타낸다. 호흡근육의 긴장도, 탄력성, 지구력을 위한 적절한 신체운동이 필요하다. 이런 경우, 근육에도 유익하고 허파 조직의 특성도 향상시키는 태양경배(수리야나마스카라, suryanamaskara), 적당한 조깅이나 달리기, 등산을 해야 한다.

3. 지도자의 설명대로 적절하게 들숨과 날숨을 할 수 없어요

이유는 2번과 동일하다. 그리고 해결 방법도 동일하다. 이 외에도 1장에 제시된 대로 쉬운 호흡법을 할 수 있다. 옴 찬팅은 호흡수련을 더 심화하기 위해 호흡기관을 준비하는 데 가장 좋은 방법이다.

4. 수련 후에 몇 시간 동안, 때로는 하루 종일 머리가 아파요

공기가 코곁굴 안에 과도하게 채워져 코점막을 자극하고 있음을 나타낸다. 많은 초보자가 지나치게 열심히 쿰바카를 하는데, 이런 상황

---

52 쿤잘은 물을 활용한 구토 정화법으로, '바만 다우티'라고도 한다. 1장에 소개되어 있다.
53 요가식 관장 방법으로 물을 사용한 관장(jala basti), 등펴기자세를 취한 상태에서 아쉬위니 무드라를 실행하는 관장(sthal basti), 항문 정화(moola shodhana) 등이 있다.
54 1장 각주 14번에 소개되어 있다.

에서는 공기가 가슴 부위에 머물지 않고 윗숨길로 이동한다. 콧구멍이 닫혀 있어서 그 공기는 코곁굴 쪽으로 이동한다. 그런 상태에서는 며칠 동안 쿰바카를 하지 않았다가 다시 시작하면 된다. 공기가 윗숨길로 새어 나가지 않도록 적절하게 잘란다라반다를 할 수 있다.

5. 수련하는 동안 기침이 나요.
또는 수련을 시작하면 기침이 나요

수련 초기에는 공기를 많이 들이쉬고, 중간 수준의 호흡 속도에서도 공기를 많이 들이쉰다. 이로 인해 점막이 건조해지고 기침이 발생한다. 단지 수련하는 동안 마른기침이 난다. 며칠 동안 그런 후에 점막은 호흡기 보호를 위해 분비물을 증가시킨다. 코 정화(네티)와 구토 정화(쿤잘) 같은 정화법을 규칙적으로 하면 숨길을 정화하는 데 도움을 준다. 뇌정화호흡은 분비물이 과도하게 나오는 경향성을 감소시킨다. 점막과 공기의 불필요한 마찰을 피하기 위해 노련하게 호흡을 느리게 하는 것을 기억하는 것이 중요하다.

6. 수련 직후에 배가 고파요

미주신경이 소화선을 자극하기 때문에 그렇다. 위의 분비물이 시상 하부에 피드백을 보내서 배고픔이 나타난다. 신선한 과일을 조금 섭취하는 것이 좋다. 수련 직후 패스트푸드는 피한다. 바나나 한두 개가 최고의 선택지다.

7. 수련하는 동안 가슴이 불편하거나 통증을 느껴요

훈련되지 않은 근육과 허파 조직 때문에 그렇다. 두 번째 질문의 답을 참고한다. 허파 조직은 과도하게 스트레치 되는 탄력조직으로, 빠르게 그리고 느리게 작용하는 스트레치 수용기(감각 섬유)와 정보를 주고받는다. 초보자는 며칠 동안 허파를 완전히 팽창하지 말고 적당히 팽창시켜야 한다(들숨에 허파를 반만 채우는 아르다 푸라카). 그러면 푸라카와 레차카의 깊이를 천천히 증가시킬 수 있다.

IV

다양한 요가호흡 1

양쪽 코로 숨을 천천히 깊게 들이쉬고 나서 가능한 만큼 숨을 참은 후에 양쪽 코로 천천히 내쉰다. 이것이 가장 단순한 요가호흡이다. 이런 방식으로 수련을 시작할 수 있다. 그러나 하타요가는 동일한 호흡에 대해서 다양한 방법으로 소개하였다. 다양한 방법을 제시하는 목적은 다음과 같다.

1. 근육을 상대적으로 덜 쓰면서 좀 더 쉽게 수련하기 위해서다.
2. 해부학적 변화를 일으켜서 푸라카와 레차카의 길이를 늘리기 위해서다. 예를 들면, 콧구멍교대호흡은 한쪽 코를 누르고 한쪽 코로만 호흡한다. 이런 해부학적 변화는 푸라카와 레차카 길이를 늘리는 데 도움이 된다. 그것은 승리호흡과 벌소리호흡을 할 때 기도(후두-인두 부위에서)를 좁히는 접근법과 같다. 레차카를 하는 동안 기도를 좁혀서 공기에 대한 저항을 만들어내고, 차례로 세기관지가 열리게 한다.
3. 생리학적 변화를 통해서 쿰바카의 길이를 늘리기 위해서다. 예를 들면, 규칙적인 수련은 스트레치 수용기의 민감성을 감소시켜 지구력을 증진시킨다.
4. 호흡과 연관된 모든 신체 구조의 효능성을 차근차근 향상하기 위해서다. 예를 들면, 호흡근육의 탄력성과 긴장도는 특히 승리호흡을

규칙적으로 한 후에 향상된다.

5. 특정한 치료적 효과를 얻기 위해서다. 예를 들면, 벌소리호흡은 수면장애에, 승리호흡은 만성기관지염과 빈혈 등에 효과적이다.

6. 수련을 더 심화하기 위해 호흡계를 준비하기 위해서다. 다양한 요가호흡을 능숙하게 수련하는 것은 인체의 모든 구조를 준비시켜서 수련의 진보를 가져온다.

7. 반다와 무드라 등 특별한 근골격계 활동을 통해서 생명에너지를 중심으로 모으고 전달하기 위해서다.

《하타프라디피카》도 다양한 쿰바카 유형을 수련함으로써 다양한 성취, 즉 신체적 · 정신적 · 영적 성취를 이룰 수 있다고 설명했다.

두 개의 중요한 하타요가 경전에서 분류한 대로 호흡 유형을 다음과 같이 요약할 수 있다.

	하타프라디피카	게란다상히타
1	태양관통호흡	결합호흡
2	승리호흡	태양관통호흡
3	싯소리호흡	승리호흡
4	냉각호흡	냉각호흡
5	풀무호흡	풀무호흡
6	벌소리호흡	벌소리호흡
7	자아상실호흡	자아상실호흡
8	부상호흡	케발리(Kevali)

1. 콧구멍교대호흡(아눌로마-빌로마, Anuloma-viloma)은 고대에 가장 대중적인 요가호흡이었을 것이다. 《하타프라디피카》에 제시된 8개 호흡법에는 언급되어 있지 않다. 그러나 저자는 이 호흡법을 나디정화(나디숫디) 과정으로 언급했다. 《게란다상히타》에는 이 호흡법이 결합호흡(사히타, Sahita)으로 언급되어 있다. 《게란다상히타》 앞부분에 이 호흡법과 유사한 역학적 과정을 발바티-바타크라마(bhalbhati-Vatakrama)[55], 즉 정화 과정으로도 기술하고 있다.

2. 요가호흡수련은 크게 3단계로 분류할 수 있다.

   A. 기초 수련 이전 발바티-바타크라마 크리야

   B. 기초 수련 나디정화 전에 하는 요가호흡

   C. 심화 수련 각성을 위한 요가호흡

3. 《하타프라디피카》는 나디정화를 먼저 언급하고 나서 콧구멍교

---

55 《게란다상히타》 1장은 정화(크리야, kriya)를 다루고 있다. 55절과 56절에 뇌정화호흡(카팔라바티)의 1단계로 '바타크라마 카팔라바티'가 소개되어 있다. '바타(vata)'는 공기, '크라마(krama)'는 정화를 의미한다. 즉 호흡을 통해 인체를 정화하는 수련법인데, 수련 방법이 콧구멍교대호흡과 유사하다. 다양한 하타요가 문헌에는 '카팔라바티'가 '발바티'로 기술되어 있기도 하다.

대호흡을 제시하고 있다. 나디정화의 징표를 가벼움, 공복감의 감소, 광채 등으로 설명하고 있다. 그래서 이런 징표가 나타날 때까지 콧구멍교대호흡을 수련해야 한다.

그 이후에 수련의 진전을 위해 비율을 설정해서 콧구멍교대호흡을 수련할 수 있다. 《야갸발키야상히타(Yajnavalkya samhita)》[56]에서는 이 호흡법을 심화 수련으로 기술했다.

4. 코통로에 대해서 다른 견해가 있다. 공기가 들어오고 나가는 것은 호흡근육이 일으키는 '압력-용적(pressure-volume) 현상'이다. 공기는 양쪽 콧구멍으로 들어와 코인두에서 합쳐진다. 합쳐지기 전에 공기의 흐름이 매번 균등하지는 않다. 단지 몇 초만 균등한 상태를 유지한다. 때때로 한쪽 콧구멍의 흐름이 다른 쪽 콧구멍보다 상당히 적다. 그렇게 막혀 있는 콧구멍으로 숨을 들이쉬면, 호흡하기 어렵고 불편해진다.

5. 코막힘은 코벽의 중간층과 안쪽층의 배열 때문에 일어난다. 중간층은 연골과 민무늬근육을 포함하고 있다. 이 민무늬근육 조직은 발기성 조직이다. 내부 점막은 접힌 상태로 있다. 조직이 발기될 때 점막의 표면은 늘어나고, 접힌 부분이 없어서 코안은 열린다. 공기가 잘 흐르는 것을 경험한다. 발기성 조직이 이완될 때, 점막은 접히고 코안은 부분적으로 또는 상당히 막힌다. 그래서 그 콧구멍으로 호흡하기 힘들다는 것을 경험한다.

---

56 뛰어난 요가 스승인 야갸발키야(Yajnavalkya)의 문헌으로 알려져 있다.

6. 그러므로 양쪽 코벽의 민무늬근육은 교대로 발기되며, 때때로 왼쪽이나 오른쪽 콧구멍에서 공기의 흐름이 수월한 것을 경험한다. 코 양쪽이 모두 발기되는 상태는 거의 없을 것이다. 이 민무늬조직은 삼차신경의 가지인 위턱신경(상악신경)에 의해 조절된다. 이 신경은 다리뇌에서 시작되는데, 신진대사나 감정의 변화가 다리뇌에 영향을 줄 수 있다. 그래서 공기 흐름이 항상 간헐적으로 변화한다. 또한 겨드랑이 부위에 있는 신경의 자극이나 자세도 공기의 흐름을 변화시킨다.

7. 요가 문헌들은 '이다-핑갈라 나디(Ida-Pingala Nadi)'라는 제목으로 이 콧구멍교대호흡 현상을 기술하고 있다. '나디(nadi)'는 에너지 통로이다. 이 통로들은 거친 몸의 어떤 구조와도 관련되어 있지 않다. 경전에 따르면, 과도한 활동과 흥분 상태에서는 핑갈라(pingala, 오른쪽 콧구멍의 흐름)가 활성화되고, 평화롭고 이완된 상태에서는 이다(ida, 왼쪽 콧구멍의 흐름)가 활성화된다.

8. 콧구멍교대호흡을 통해 우리는 정확히 무엇을 하는가? 과학적으로 코 조직의 발기 경향을 개선하여, 오랫동안 두 통로가 동시에 작용하도록 한다. 이런 상태는 대뇌겉질과 둘레계의 상호 협응이 강화되고 하부 뇌가 자연스러운 리듬 상태로 작용할 때 가능하다.

9. 콧구멍교대호흡 수련을 통해 양쪽 콧구멍의 공기 흐름이 향상되고 그런 상태가 장기간 유지될 수 있다. 양쪽 콧구멍의 흐름이 균등할 때, 양쪽 대뇌반구의 전하(electrical charge)가 거의 균등해진다는 것도 관찰되었다. 이 전기 신호의 일관성(electrical coherence) 현상은 상부 뇌의 통합적 작용을 강화하고 감정 중추를 조절하는 데 도움이 된다.

10. 수련의 발전 상태를 3단계로 살펴보고자 한다.

1단계 기초 수련 이전
《계란다상히타》에 제시된 발바티 크리야

수련 초기에는 《계란다상히타》에 따라 정화 메커니즘으로 콧구멍 교대호흡부터 수련할 수 있다. 왼쪽 콧구멍으로 최대한 깊게 들이쉬고 오른쪽 콧구멍으로 최대한 깊게 내쉰다. 그러고 나서 똑같은 방식으로 오른쪽 콧구멍으로 들이쉬고 왼쪽 콧구멍으로 내쉰다. 숨을 참지 않는다. 이 방법은 코가 많이 막혔을 때 유용하다. 푸라카와 레차카가 균등하게 될 수 있다.

2단계 기초 수련
《하타프라디피카》에 제시된 나디정화호흡

"Baddhapadmasano yogi pranam candren purayeta
Dharayitva yathasakti bhuyah suryena recayeta.
Pranam suryena cakrusya purayedudaram shanaihi
Vidhivatkumbhakamkrutvapunascandrenrecayeta."

HP-2/7~8

양쪽 콧구멍으로 충분히 공기가 흐르면, 위와 동일한 방법으로 실시하되 천천히 들숨과 날숨을 반복한다. 가능한 한 소리는 작아야 한다. 호흡할 때 일어나는 소리는 코인두 통로와 공기의 마찰을 나타낸다. 이것은 힘과 속도를 나타낸다. 소리가 작다는 건 호흡 움직임이 매우 느리기 때문에 마찰이 작다는 것을 의미한다. 수련자 옆에 앉은

174

사람은 수련자의 호흡 소리를 들을 수 없다. 또한 자신의 호흡 소리도 들리지 않아야 한다. 푸라카를 한 후에는 가능한 만큼 쿰바카를 한다 (다라에타 야타샥티, dharayeta yathasakti). 푸라카와 레차카는 가능한 만큼 해야 하지만, 레차카는 가능한 한 길게 늘린다. 수련자는 편리한 시간에 매일 한 번, 두 번, 세 번, 또는 네 번, 호흡수련을 할 수 있다.

3단계 심화 수련
《게란다상히타》에 제시된 나디정화호흡

이제는 특정 비율로 호흡수련을 발전시킨다. 처음에는 1-1-2 비율로 하고 나중에는 1-2-2 비율로 한다. 장기간 수련한 경우에만 1-3-2, 1-4-2로 진행할 수 있다. 이 수련의 의도는 나디정화로, 기초 수련 단계에서는 하지 않는다. 심화된 비율(리듬)은 더 진보된 수련, 즉 에너지 전달을 위해 사용된다. 《게란다상히타》에서는 호흡하면서 실시하는 몇 가지 심상화나 비자 만트라 시각화를 설명하고 있다.

11. 비율을 아래 제시된 표로 설명하고자 한다.

[푸라카 – 쿰바카 – 레차카 패턴 예]

푸라카 시간	1-1-2	1-2-2	1-3-2	1-4-2
8초	8–8–16	8–16–16	8–24–16	8–32–16
10초	10–10–20	10–20–20	10–30–20	10–40–20
12초	12–12–24	12–24–24	12–36–24	12–48–24

12. 이 요가호흡은 호흡계를 준비시킬 뿐 아니라 다른 다양한 호흡법의 심화된 수준도 수련할 수 있도록 몸을 전반적으로 준비시키기

때문에 중요하다. 그리고 그 자체로 호흡수련의 심화 단계를 성취할 수 있다.

콧구멍교대호흡을 아래와 같이 요약할 수 있다.

기초 수련 이전	기초 수련	심화 수련
거친 몸의 정화 과정	나디정화를 위한 과정	나디정화의 징표가 있고 나서 더 높은 경험을 위한 과정
호흡 움직임은 중간, 쿰바카는 실행하지 않는다.	호흡 움직임은 가능한 한 천천히 한다. 가능한 만큼 쿰바카를 실행한다.	선택한 리듬에 맞춰서 호흡 움직임과 쿰바카를 실행한다.

승리호흡

승리호흡(웃자이, Ujjayi) 유형으로 호흡하는 동안 목 부위에서 특별한 마찰음이 생기는데, 이 마찰음이 승리의 소리와 비슷하다. 그래서 호흡 이름이 승리호흡이다.

방법과 메커니즘

《하타프라디피카》에 아래와 같이 기술되어 있다.

"입을 다물고 양쪽 콧구멍으로 천천히 숨을 들이쉬면서, 숨의 접촉감이 목과 가슴에서 느껴지도록 소리를 낸다. (반다를 하든 안 하든) 숨을 참고 나서 (오른쪽 콧구멍을 닫아서) 왼쪽 콧구멍으로 천천히 내쉰다."

《하타프라디피카》 2장 51~52절

"Mukham Sanyamya nadibhyamakrusya pavanam shanaihi

Yatha lagati kanthattu hridayavadhi saswanam

Purvavat kumbhayet pranam recayet edaya tatha."

HP-2/51~52

177

1. 레차카를 할 때 (만약 왼쪽 콧구멍이 막혀 있다면) 오른쪽 콧구멍으로 내쉴 수도 있다.

2. 《게란다상히타》에서는 쿰바카와 레차카를 하는 동안 잘란다라 반다를 추가했다.

3. 푸라카와 레차카를 하는 동안, 얼굴근육은 이완되어야 한다. 얼굴근육이 불필요하게 작용하지 않도록 주의한다. 초기에는 푸라카 속도를 약간 적당한 수준으로 하지만 나중에는 속도가 상대적으로 느려진다.

4. 숨을 들이쉬는 동안, 후두인두근육이 수축해서 성대문의 지름이 감소된다. 그리고 후두인두도 약간 좁아진다. 그래서 공기가 그 통로를 통해 급속히 움직일 때 마찰이 생기고 소리가 난다.

5. 코 고는 소리는 아니다. 코골이는 코인두 현상이다. 승리호흡의 소리는 후두인두 현상이다.

6. 푸라카를 하는 동안, 일부 목근육(목빗근, 목갈비근)과 가슴근육(작은가슴근)도 수축된다. 이로 인해 갈비뼈 여섯 개가 위쪽과 바깥쪽으로 상당히 움직여서 공기가 허파의 위엽과 중간엽으로 급속히 움직인다. 목근육은 빗장뼈를 위로 움직이게 한다. 보통 이 근육은 달리기할 때처럼 빠르고 깊은 호흡에 사용된다. 승리호흡을 할 때 근육들이 똑같이 작용하지만, 천천히 리듬감 있게 작용한다. 이러한 작용은 사용하지 않는 허파 부위 즉 위엽과 중간엽, 세로칸 부위를 팽창시킨다는 중

요한 의미가 있다. 허파의 아래엽은 가로막의 활동으로 팽창한다. 그러므로 승리호흡은 '완전호흡'을 담당한다.

7. 일반적으로 사람들은 복부가 최대한 부풀어 오르는 곳에서 느리고 깊은 심호흡을 한다. 가로막을 더 많이 쓰고 가슴우리는 덜 쓴다. 승리호흡에서는 숨을 들이쉬는 동안 배근육을 약간 수축한 상태로 유지하는데, 그로 인해 가슴우리 부분이 먼저 작용하고 나서 가로막이 압력에 저항해서 작용하게 된다. 이것은 가로막에게는 좋은 운동이다. 물라반다도 사용된다. 이것은 아래쪽 차크라에 생명에너지가 모이도록 하는 데 유용하다.

8. 승리호흡은 천천히 하는 깊은 호흡법인데, 일반적으로 마음을 안정시키기 위해 천천히 하는 심호흡과는 다르다. 스트레스 상황에서는 승리호흡을 하기 어렵다는 것이 밝혀졌다. 불안 환자의 상당수가 목의 옆근육과 뒷근육이 긴장되어 있다. 이 근육들은 승리호흡을 할 때도 사용되는 호흡 보조 근육이다. 그러므로 그와 같은 상황에서 승리호흡을 시도하기는 어렵다. 천천히 하는 깊은 호흡법은 가로막이 더 많이 수축되고 하강해서 허파의 아랫부분이 사용되고, 그로 인해 위쪽 근육들은 이완 상태를 유지한다. 평온한 상태에서 승리호흡은 영적 목적을 위해 더욱 유용하다.

9. 초기에는 푸라카와 레차카만으로 승리호흡을 할 수 있고, 그다음에 가능한 만큼 쿰바카 기술을 발전시킨다. 승리호흡은 '하타요가의 기본적인 호흡 유형'이다. 첫째로 가슴을 최대로 활용하고, 둘째로 부분적으로 물라반다와 웃디야나 효과를 가져와서 생명에너지를 중심

으로 모으고 전달하는 것이 가능해진다.

10. 수련 초기에는 승리호흡이 쿰바카 없이 하는 호흡운동으로 여겨질 수도 있다. 《하타프라디피카》에서는 서서, 그리고 걸으면서도 승리호흡을 할 수 있다고 했다. 이상적으로는 호흡을 명상 자세로 앉은 상태에서 수련해야 한다. 그러나 수련 초기에 호흡의 효율성을 증진시키고 심화 수련을 준비하기 위한 것이라면, 위의 방법은 똑같이 예비 수련으로 간주될 수 있다. 선 자세에서 엉덩뼈능선에 손을 두고 물라반다를 하고 배근육을 약간 수축한다. 그리고 나서 승리호흡을 할 때처럼 천천히 깊게 숨을 들이쉬고 내쉰다. 걸어 다니면서 물라반다를 하고 승리호흡 유형을 할 수 있다. 호흡근육들이 이런 다양한 저항에 작용한 결과, 호흡기관들이 강화되고 프로그램된다.

승리호흡은 이후 심화 수련을 위한 기초 호흡법이다. 그래서 언제든지 기회가 있을 때마다 가능한 한 많이 할 수 있다.

"Gacchata-tisthata karyammujjayyakhyan tu kumbhakam."

HP-2/53

'갓차타-티스타타(gacchata-tisthata)'라는 단어의 의도는 '가능한 한 많이 하는 것'이다.

이후 심화 수련을 위해 비율에 따라 푸라카-쿰바카-레차카와 반다를 할 수 있다.

180

1. 허파의 효율성을 높이기 위해 수련하는 가장 좋은 방법 중 하나이다. 그리고 갈비사이근과 가로막을 운동시킨다.

2. 목의 울혈 경향성을 감소시킨다.

3. 배안에 있는 기관들과 심장도 부드럽게 마사지한다.

4. 소화 기능과 간 기능이 향상된다.

태양관통호흡(수리야베다나, Suryabhedana)은 어려운 수련이므로 건강한 사람이나 쿰바카 경험이 충분히 있는 사람이 해야 한다.

방법과 메커니즘

> "Asane sukhade yogi badhva chaivasanam tatha
> Dakshanadya samakrusya bahistham pavanam shanaihi
> Aakesadanakhagrascca nirodhavadhi kumbhayeta
> Tatah shanaihi savyanadya recayeta pavanam shanaih."
>
> HP-2/48~49

1. 가능한 만큼 오른쪽 콧구멍으로 천천히 숨을 들이쉰다. 땀이 날 때까지 (잘란다라반다와 함께) 가능한 한 길게 숨을 참는다. 그리고 나서 왼쪽 콧구멍으로 천천히 내쉰다.

2. 경전에 따르면, 오른쪽 콧구멍으로 숨을 들이쉬는 것은 특히 각성(alertness) 증진에 유용하다. 오른쪽 콧구멍으로 가능한 한 길게 호흡하는 것은 일상 활동에서 가능한 한 최대한 각성 상태를 유지하는 것

이다. 그래서 아침 일찍, 또는 어떤 일을 하기 전에 실시하라고 권하고 있다. 아직도 과학적으로 증명하기는 어렵다.

3. 쿰바카 길이를 늘린 결과로 각성 수준이 향상된다. 이산화탄소 농도가 올라감으로써 대뇌겉질 세포는 고요해지고, 불필요한 사고 과정이 반복되는 악순환의 고리는 끊어진다. 그러므로 대뇌겉질 세포는 규칙적인 수련으로 더욱더 각성된다.

4. 태양관통호흡에서 숨을 참는 것은 대뇌겉질 현상이다. 이산화탄소 농도가 올라가도 대뇌겉질의 지시에 따라 호흡중추는 어느 정도까지 조용한 상태가 유지된다. 숨을 참고 있는 상태를 계속 유지함에 따라, 어느 순간 자율신경계가 동요되고 땀이 난다.

그러나 수련 초기에는 숨을 참은 쿰바카 상태가 둘레계의 공포 중추를 자극해서 스트레스 징후가 나타날 수 있다. 그래서 몸이 허약하고 빈혈이 있거나 두려움을 느끼는 사람은 이 호흡을 시도해서는 안된다. 심화 단계를 수련하는 건강한 사람만 할 수 있다. 뇌의 공포 메커니즘에 대한 대처 방법으로 이 수련을 활용할 수 있다. 수련의 진보를 위해서는 그러한 조절이 필요하다.

5. 수련 초기에는 땀이 날 때까지 숨을 참을 필요는 없다. 12초 쿰바카에서 시작해서 가능한 만큼 천천히 진전시킬 수 있다. 그러면 자신의 생각에 대한 통제력을 갖게 되어서 영적으로 도움이 될 것이다. 실제로 12~24초 쿰바카를 한다면, 그리고 호흡 주기를 80회까지 반복한다면, 더 심오한 효과가 생긴다는 것을 발견할 것이다.

1. 재발성 호흡기감염 경향을 감소시키는 데 유용하다

2. 코곁굴 내부의 환기가 향상돼서 코곁굴의 정화에 유용하다.

'브라마리(bhramari)'의 의미는 꿀벌(또는 웡웡거리는 벌)이다. 숨을 내쉬는 동안 꿀벌 소리와 비슷한 특정 소리가 난다. 그래서 이름이 벌소리호흡(브라마리, Bhramari)이다.

방법과 메커니즘

1. 《게란다상히타》에서는 눈, 코, 입, 귀의 구멍을 닫고 내면의 소리에 집중해야 한다고 설명하였다. 푸라카와 레차카 비율은 설명하지 않고 있다. 쿰바카를 하는 동안 가능한 만큼 들숨과 날숨 두 움직임을 하고 내면의 소리에 집중한다는 것이 저자의 의도인 것 같다. 장기간 요가호흡수련을 한 후에 내면 알아차림은 자동적으로 개발된다(나다비 비약티). 이것은 나디정화의 징표 중 하나이기도 하다. 그러면 수련자는 그 소리를 통해 어떤 이득을 얻게 될까? 벌소리호흡을 시작하고 쿰바카 상태에서 그 소리에 대해 명상하라. 그러면 명상뿐 아니라 호흡수련에도 도움이 될 것이다.

2. 평화로운 장소나 자정 무렵은 그 소리를 듣기에 가장 좋은 조건이다.

3. 눈, 코, 입, 귀를 닫는 것은 '샨무키 무드라(Shanmukhi mudra)'[57]라고 한다.

4. 《하타프라디피카》에서는 들숨과 날숨을 하는 동안 소리를 내는 호흡으로 설명했다. 수벌 같은 소리를 내면서 빠르게 숨을 들이쉰다. 가능한 만큼 숨을 참고 나서 암벌 같은 소리를 내면서 천천히 숨을 내쉰다.

"윙윙거리는 수벌 소리와 유사한 소리를 내면서 들숨을 하고, 쿰바카를 한 후에 매우 낮게 윙윙거리는 암벌 소리를 내면서 천천히 날숨을 하면, 뛰어난 요가수행자의 마음은 표현할 수 없는 지복감으로 충만하다."

《하타프라디피카》 2장 68절

"Vegad ghosam purakam bhrunganadam
Bhrunginadam recakam mandamandakam
Yogindrameva abhyasayogad
Chitte jata kachidanandaleela."

HP-2/68

5. 이 메커니즘에서 성대는 후두근육의 도움으로 진동한다. 그러므로 그 소리는 승리호흡을 할 때의 소리와 다를 수 있다. 그것은 '승리

---

57 연꽃자세로 앉아 숨을 들이쉰다. 세 개의 반다를 실행한다. 손가락을 이용해 눈, 코, 입, 귀를 닫는다. 이 자세를 '샨무키 무드라'라고 한다(7장 참고).

호흡에서 빠르게 하는 푸라카'와 같다. 그러나 여기서 성대는 특별한 소리를 내기 위해 진동한다.

6. 그러나 푸라카를 하는 동안 소리를 내기가 어렵거나 소리를 낼 수 있더라도 인두와 후두근육이 지쳐서 너무 많은 횟수를 완성하기는 어려운데, 특히 과체중인 사람이 그렇다. 규칙적으로 수련하는 사람만이 푸라카를 어느 정도 쉽게 할 수 있다.

7. 최근 대중적으로 하는 방법은 가능한 만큼 들숨과 숨참기를 하고 나서 벌 소리를 내면서 천천히 내쉬는 방법이다. 그러므로 소리 메커니즘은 레차카를 하는 동안에만 적용된다. 이 방법은 초보자를 위한 쉬운 변형이다. 레차카를 할 때는 입을 다문 상태로 한다. 그래서 후두에서 나오는 원래 소리는 코인두와 코곁굴에서 변한다.

8. 벌소리호흡은 초보자에게 레차카 길이를 늘리는 가장 좋은 방법이다. 후두근육의 지속적인 수축으로 가로막과 갈비사이근의 점진적 이완이 잘 유지된다.

9. 성대에서 나오는 소리 진동은 신체 전체로 퍼진다. 모든 신체 부위에서 그것을 느낄 수 있다. 내적으로는 모든 기관이 영향을 받아서 이 진동에 완전히 젖어든다. 이것은 혈관의 민무늬근육뿐 아니라 큰 골격근육을 이완시킨다. 이로 인해 작은 혈관들의 지름이 커져서 말단기관의 순환이 향상된다. 그러므로 벌소리호흡은 평소에 순환이 잘 안 되는 부분(인대, 연골, 힘줄, 허파의 세로칸 부위, 겉질의 일부 등)에도 혈액순환이 향상되는 데 도움이 된다.

10. 지속적인 진동은 신경종말의 민감성을 줄이는 데 도움이 된다. 만성 스트레스와 무기력 때문에 신경종말이 너무 예민해져서 신체통증, 다리근육통, 요통, 두통 등을 호소하는 경우가 많다. 규칙적인 벌소리호흡은 이런 증상의 감소에 도움이 된다. 자연요법(naturopathy)에서는 근육경직과 통증 감소를 위해 외부 진동기를 사용한다. 벌소리호흡은 그런 조건에서 내인성 자연 진동기처럼 작용한다.

11. 진동은 코곁굴에도 퍼져서 그 부위에 환기가 향상되고 정화되는 데도 유용하다. 이것은 만성 코곁굴염 예방과 관리에 도움이 된다. 많은 사람이 벌소리호흡을 잠들기 전에 할 때 마음이 진정되는 것을 확인했다. 진동은 뇌 조직의 이완에도 유용하다.

12. 벌소리호흡 수련에 대한 과학적 연구에서, 호흡을 하는 동안 뇌에서 이상성 파형 및 고도로 동기화된 감마파가 생성된다는 것이 증명되었다. 뇌파는 뇌전증 파형이지만, 마음이 상당히 평온한 상태이므로 뇌전증 상태와는 상관이 없다. 한 달 동안 수련한 후에 이 뇌파는 관자엽 부위에서 좀 더 안정적인 상태가 된다(2009년, Francoies B, Vialette). 이것은 내면의 소리를 더 잘 인식할 수 있는 관자엽 부위의 각성 상태가 향상된 것을 가리킨다.

13. 벌소리호흡을 통해 '내면의 소리에 대한 집중(나다누산다나, nadanusandhana)'을 쉽게 준비할 수 있다.

치료적 중요성

1. 단순한 벌소리호흡 기법은 고혈압과 허혈심장병에 유용하다.

2. 적절한 수면 메커니즘의 회복으로 다양한 유형의 수면 장애에 도움이 된다.

3. 수련 중에 즐거움을 주므로 우울한 사람에게 활용될 수 있다.

4. 만성 코곁굴염, 비염 등을 관리하는 데 유용하다.

6

냉각호흡

'시탈리(shitali)'는 냉각이라는 의미이다. 푸라카를 하는 동안 목에 시원한 감각이 생긴다. 그래서 이름이 냉각호흡(시탈리, Shitali)이다.

방법과 메커니즘

"혀를 이용해서 숨을 들이쉬고 쿰바카를 한 다음, 양쪽 콧구멍으로 천천히 내쉬어야 한다."

《하타프라디피카》 2장 57절

"Jihvaya vayumakrusya purvavat kumbhasadhanam

Shanakairghranarandrabhyam recayet pavanam sudhihi."

HP-2/57

1. 혀를 말아서 대롱 모양을 만든다. 혀 일부가 밖으로 나오게 한다. 까마귀 부리처럼 보여야 한다(카카찬츄, Kakachanchu). 공기가 이 통로를 통해 안으로 들어오도록 입으로 숨을 들이쉰다. 가능한 만큼 숨을 유지한 다음, 양쪽 콧구멍으로 천천히 내쉰다.

2. 더운 계절에 해야 한다. 바깥 공기가 따뜻하기 때문이다. 그래서

코로 공기가 들어오면 점막을 건조하게 하고 자극한다. 그런 상태에서 냉각호흡은 입안의 공기를 식히는 데 유용하다. 그리고 코점막이나 호흡기의 점막벽의 과도한 건조를 피할 수 있다. 허파꽈리 쪽으로 가는 공기에 입안의 분비물로 습기를 보충한다.

3. 냉각호흡에서 공기는 천천히 들어오고 혀 표면에 더 많이 노출된다. 그래서 입안의 공기를 촉촉하게 할 수 있는 시간이 더 많다. 수련 초기에 침 분비도 증가한다.

4. 오랜 시간 수련을 한 후에는 혀가 건조해지고 미각이 다소 둔해져서 배고픔과 갈증이 줄어든다. 그래서 과도한 배고픔과 갈증 억제에 도움이 된다. 혀밑신경(설하신경)과 혀인두신경(설인신경)의 감각 입력은 시상하부 기능에 변화를 조금 가져온다. 목 부위의 냉각 현상은 포만중추를 활성화시킨다.

5. 오랜 기간 수련을 하는 동안, 목과 후두에 건조증이 생길 수 있다. 찬 공기가 직접 들어오기 때문에 많은 사람이 성대 손상으로 결국 목소리가 불안정해진다. 특히 추운 겨울에는 수련을 제한해야 한다.

6. 중등도 수준의 수련은 소화불량, 간과 지라(비장) 질환, 장 안의 가스 등 다양한 소화기 질환에 유용하다. 복부 팽창 상태에서도 냉각호흡은 쉽게 할 수 있다.

7

싯소리호흡

들숨을 하는 동안 '싯' 소리를 낸다. 그래서 이름이 싯소리호흡 (시트카리, Sitkari)이다.

"숨을 들이쉬는 동안 입으로 싯 소리를 내고, 숨을 내쉴 때는 코로만 해야 한다. 이런 방식으로 부지런하게 수련함으로써 제2의 사랑의 신 (Cupid)이 된다."

《하타프라디피카》 2장 54절

"Sitkam kuryattatha vaktre ghranenaiva vijribhikam
Evamabhyasayogena kamdevo dvitiyakah."

HP-2/54

방법과 메커니즘

1. 입술을 열되 이는 닫는다. 혀를 앞니 바로 뒤에 둔다. 아래턱을 넓힌다. 그렇게 숨을 들이쉴 때, 공기가 이 사이의 작은 구멍을 통해 들어오고 이와 혀에 차가운 감촉이 일어날 뿐 아니라 마찰음 같은 '싯' 소리가 날 것이다. 어금니 바로 뒤에서 공기 감각을 상당히 느낄 수

있다. 가능한 만큼 숨을 참았다가 코로 내쉰다.

2. 열, 배고픔, 갈증 관련 메커니즘은 냉각호흡과 동일하다.

3. 장기간 수련을 하면 차가운 공기는 이의 민감성을 증가시키고 그 부위에서 통증을 느낄 수 있다. 치통이 있을 때는 피해야 한다.

4. 입과 목의 감염 상태에서는 냉각호흡과 싯소리호흡을 하지 말아야 한다.

V

다양한 요가호흡 2

이 장에서는 세 가지 호흡법, 풀무호흡, 자아상실호흡, 부상호흡에 대해서 논의한다.

경전과 경전의 과학적 해석에 근거해서 풀무호흡을 논의하기 전에, 풀무호흡과 부분적으로 관련된 몇 가지 호흡에 대하여 먼저 논의할 것이다. 이 호흡법은 과다호흡과 뇌정화호흡이다.

과다호흡

과다호흡(Hyperventilation)은 단지 호흡 주기가 빠른 호흡법이다. 이 호흡은 완전호흡일 수도 있고 불완전호흡일 수도 있다. 호흡 메커니즘은 다리뇌에 있는 호흡조정중추에서 통제된다. 이 중추는 시상하부의 영향을 받을 때 작용한다. 일반적으로 달리기, 스포츠, 기타 신체운동을 할 때 시상하부의 영향을 받아서 호흡은 곧바로 증가한다. 이것은 단지 그런 조건에서 신진대사를 증진시켜야 하는 생리적 욕구에 따른 것이다. 그런 조건에서 신진대사가 증가하기 때문에 산소 필요량과 이산화탄소의 생성량이 높아진다.

또 다른 조건은 정서적 흥분(공황, 공포 등)인데, 이때 '투쟁 또는 도피(fight or flight)' 반응을 위해 신진대사가 증가한다. 여기서 시상하부는 둘레계의 메시지에 따라 하부 뇌를 자극한다. 그러나 여기서도 아드레날린 등과 같은 호르몬의 영향으로 신진대사가 증가한다. 그래서 신체적으로는 휴식 상태에 있더라도 산소 필요량이 더 많아진다.

또 다른 조건은 정서적 흥분이 적절한 투쟁 또는 도피 반응을 일으키는 것이 아니라, 과다호흡을 일으키는 것이다. 이때 변화된 호흡 패턴에 따라 신진대사가 변화한다. '과다호흡증후군'으로 불리는 현상을 히스테리 환자에게서 볼 수 있다. 빠르고 깊은 호흡으로 인해 허파에 있는 공기(잔류량과 예비량) 성분이 변화한다. 허파에 있는 이산화탄소의 분압이 감소하기 때문에, (분압법칙에 따라) 많은 양의 이산화탄소가 혈액에서 허파로 이동한다. 그 결과로 혈중 이산화탄소 수치가 낮아지고 혈액은 평상시보다 알칼리성이 더 높아진다. 이것은 호흡성알칼리증으로 알려져 있다. 일시적인 상황이라면, 몸은 이러한 교란 상태를 조절할 수 있다. 혈중 이산화탄소가 낮아졌기 때문에, 호흡중추는 억제되고 5~20초 동안 호흡이 멈춘다. 이 시간 동안 이산화탄소 수준은 다시 올라가고 (세포 활동이 진행됨에 따라) 호흡이 시작된다.

정서적 위기로 인해 과다호흡이 10분 이상 지속되는데, 이때 상부 뇌중추(둘레계)가 호흡중추에 직접적으로 영향을 미치기 때문에, 혈액의 항상성은 교란되고 과다호흡이 지속된다. 이런 상태에서 말초신경이 흥분하고 '강직(tetany)'이라고 불리는 근육의 긴장성 경련이 일어난다. 처음에는 경련이 손발에 나타나지만, 얼굴과 목 부위로까지 퍼진다. 드물게는 대뇌겉질이 과도하게 흥분하고 경련을 일으킨다. 특히 뇌전증 이력이 있는 사람은 경련이 악화된다.

그런 상태에서 과다호흡이 통제되지 않으면 호흡근육의 긴장성 경련으로 죽을 수도 있다. 히스테리성 혼수상태는 과다호흡증후군의 가장 대표적 예다. 그런 상태에서 빠른 호흡 주기가 20~30분까지 지속될 수 있다.

몇몇 호흡법은 과다호흡과 몇 가지 유사점이 있다. 둘레계가 아니라 겉질이 이런 호흡법을 자극한다. 이런 호흡법을 한계 지점까지 하고 나면 교란 상태가 조금 나타나는데, 심각하게 위험한 상태는 아니다. 그런데 평온함이 나타난다. 이것은 방어 현상(protective phenomena)이다. 그런 '의도적인 과다호흡'에서 신진대사 요구량은 증가하지 않는다. 혈중 화학적 변화가 있어도, 호흡중추 작용이 억제되고 몇 초 동안 호흡이 멈춘다. 그때 감정 중추도 완전히 조용해진다. 그러므로 스트레스 메커니즘은 붕괴된다.

움직임과 함께 이런 호흡법을 하면, 항상성이 교란되지 않는다. 그러나 이렇게 빠른 호흡이 휴식 중에도 일어나면 이런 호흡법을 제한해야 한다. 최근 인기 있는 과다호흡법 중 하나가 '수다르샨 크리야'이다. 이 호흡법은 제한된 시간 안에 호흡 리듬의 변화를 조합(천천히 - 중간 속도로 - 빠르게)한 것으로, 알칼리증이 나타나더라도 생리적으로 관리가 된다. 이러한 '짧은 시간 동안 일어나는 현상'은 마음을 진정시키는 중요한 과정으로 밝혀졌다. 이 과정을 통해 깊은 이완 상태를 경험한다. 자동적으로 정서적 카타르시스를 느낄 수도 있다. 많은 저자가 과다호흡법을 억압된 감정의 방출법으로 언급했다. 과다호흡은 많은 정신적·신체적 상태에 유용하다. 그러나 허혈심장질환, 간이나 신장의 기능 저하와 같은 만성대사질환의 경우에는 피해야 한다.

서양에서는 많은 학교에서 깊은 이완과 카타르시스를 경험하기 위해 일련의 빠른 호흡법을 실행하고 있다.

과다호흡 상태에서는 들숨과 날숨 둘 다 활성화되므로, 목과 가슴, 배근육들과 함께 호흡근육들이 작용한다. 몇 분 안에 지칠 수 있다.

비교하자면, 뇌정화호흡은 덜 지치는 과정이다. 호흡 횟수를 늘려도 과다호흡증후군을 일으키지 않는다. 그러나 그 과정에서 알칼리 농도에 약간의 변화가 생기는데, 이것은 생리적 변화이다. 풀무호흡에서 이러한 변화 현상의 이로운 점을 얻게 될 것이다.

3

뇌정화호흡

하타요가 경전에서는 정화 과정을 의미하는 '크리야'라는 장에서 뇌정화호흡(카팔라바티, Kapalabhati)을 언급했다. 그러나 그것은 풀무호흡과 연관이 있다. 그래서 먼저 뇌정화호흡을 언급할 필요가 있다. 다양한 하타요가 경전에서, '카팔쇼다니(Kapalshodhani)', '발바티(Bhalbhati)' 등으로 다르게 기술되어 있다. 이 수련의 목적은 코와 코곁굴을 정화해서 호흡수련을 더 수월하게 하는 것이다. 이 호흡법은 다른 신체 부위에도 영향을 미친다. 그 과정은 숨을 내쉴 때 배벽(복벽)의 빠른 리듬감있는 움직임과 특정한 소리가 특징인데, 그 움직임과 소리는 대장장이의 풀무에서 나는 움직임, 소리와 관련이 있다.

방법

"대장장이의 풀무(를 비웠다가 가득 채우는 것)처럼 레차카와 푸라카를 빠르게 실행하는 것이 뇌정화호흡인데, 가래로 인한 질병의 파괴자로 알려져 있다."

《하타프라디피카》 2장 35절

"Bhastravlohakarasya recapurou sasambhramou

Kapalbhati vikhyata kaphadosavisosini."

HP-2/35

위의 경전을 통해 3가지 방법을 고려해볼 수 있다. 많은 요가학교에서 뇌정화호흡을 다른 방법으로 언급하고 있는데, 대체로 아래 제시한 것처럼 요약할 수 있다.

	3가지 방법	특이점
1	빠르고 완전하고 능동적인 들숨과 날숨	과다호흡, 매우 지친다.
2	빠르고 불완전하고 능동적인 들숨과 날숨	가벼운 과다호흡, 덜 지친다.
3	빠르고 능동적인 날숨과 수동적인 들숨	매우 잘 조절된 과다호흡, 거의 지치지 않는다.

이 방법들 중에서 안전하고 지속적인 수련을 위해서는 세 번째 방법이 가장 적절해 보인다. 그러므로 아래 설명에서 그 점을 고려하였다.

연꽃자세로 앉거나 다른 명상 자세로 앉는다. 평상시처럼 들숨과 날숨을 한다. 이제 배근육을 지속적으로 수축하고 이완한다. 마치 코로 촛불을 끄는 것처럼 배근육을 수축하는 힘으로 숨을 내쉰다. 얼굴과 목근육은 긴장시키지 않는다. 가슴은 안정된 상태를 유지한다. 최대 100회까지, 또는 가능한 만큼 할 수 있다. 수련 초기에는 1분에 60회를 완료할 수 있다. 수련이 진전되면서 1분에 120회까지 쉽게 할 수 있다.

메커니즘

1. 이 호흡법은 일반적인 호흡법과는 다르다. 우리들은 평상시에 무의식적으로 호흡한다. 뇌정화호흡은 완전히 의식적으로 하는 호흡이다. 평상시 호흡은 갈비사이근과 가로막의 능동적인 작업으로 실행되는 반면, 뇌정화호흡은 배근육의 능동적인 작업으로 실행된다. 일반적인 호흡은 어떤 자세에서도 할 수 있지만, 뇌정화호흡은 몸을 곧게 펴고 앉은 자세에서만 실행한다.

2. 허파는 탄력적이고 매우 크게 팽창할 수 있는 조직이다. 허파의 확장과 수축은 호흡근(갈비사이근과 가로막)의 작용에 따른 가슴우리 내부 압력의 차이에 의해 통제된다. 일반적으로 들숨을 할 때, 가슴우리는 바깥갈비사이근과 가로막의 수축에 의해 모든 방향으로 확장된다. 이 과정에서 가로막의 중간 부분은 하강하고, 가로막의 측면은 약간 아래로, 그리고 바깥쪽으로 움직인다. 날숨을 할 때 가로막과 바깥갈비사이근은 이완되어, 가슴우리가 원래의 지름 상태로 돌아와서 허파가 수축된다.

3. 뇌정화호흡에서는 메커니즘이 반전된다. 날숨 후에 가로막이 이완될 때 배근육의 빠르고 리듬 있는 수축과 이완으로 그 과정이 시작된다. 배근육의 앞쪽 근육은 뒤로, 옆쪽 근육은 중심으로, 뒤쪽 근육은 앞으로 수축된다. 이로 인해 복부 내 압력이 변화해서 내부 장기들이 움직인다. 수축은 복압을 증가시키고 이완은 복압을 감소시킨다. 배근육의 수축으로 배안에 있는 장기가 위로 밀리고 가로막도 약간 위쪽으로 움직인다. 배근육이 이완되는 동안 복압의 감소로 가로막이

내려온다. 그러므로 뇌정화호흡에서는 근육 활동으로 인한 복압의 변화로 인해 가로막은 수동적으로 위아래로 움직인다.

4. 날숨 후에 이 과정을 시작하는데, 가로막이 위쪽으로 움직이기 때문에 허파는 더 수축되고 공기의 일정량이 빠져나간다. 내쉬는 공기는 허파의 날숨예비량의 일부이다. 배근육이 이완되는 동안, 가로막의 하강은 허파를 약간 팽창시켜서 바깥 공기가 몸 안으로 들어오는데, 이때 공기량은 뇌정화호흡으로 내쉴 때의 공기량과 같다. 따라서 뇌정화호흡에서 1회 호흡량은 빠르게 내쉬어지고, 예비량은 새롭게 채워진다.

5. 배근육이 수축될 때 공기가 허파에서 밖으로 빠르게 나간다. 이 과정에서 코인두와 코벽과의 공기 마찰로 특이한 소리가 나는데, 이는 대장장이의 풀무에서 공기가 밖으로 빠르게 나가는 소리와 같다. 수동적인 들숨에서는 코와 인두에서 차가운 공기를 느낄 수 있다. 때때로 허리통증을 경험하는데, 특히 그 속도를 빠르게 할 때 허리뼈 1번과 2번 부위에서 통증을 경험한다. 이것은 허리뼈 1번과 2번에 부착된 가로막이 위쪽으로 밀리기 때문이다.

6. 뇌정화호흡을 하는 동안 골반근육이 자동적으로 수축되거나, 의도적으로 골반근육의 수축 상태를 유지하는 것이 좋다. 이 물라반다는 배근육의 리듬을 유지하는 데 도움이 된다.

7. 때때로 뇌정화호흡을 하는 동안 허리통증을 느낄 수 있다. 이는 배근육을 추가적으로 잡아당겨서 가로막이 위쪽으로 밀리면서 가로

막이 부착된 허리뼈 1번과 2번에 '스트레치 통증'이 발생하기 때문이다. 때때로 그런 통증은 갈비뼈 아랫부분에서 일어날 수도 있다. 이때는 호흡의 속도와 힘을 최소화해야 한다. 이상적으로는 재채기하듯이 하지 말고 촛불을 깜빡이게 하듯이 뇌정화호흡을 해야 한다.

8. 뇌정화호흡을 하는 동안 가슴은 안정된 상태를 유지한다. 몸 안의 속갈비사이근을 지속적으로 수축하기 때문이다. 때때로 뇌정화호흡을 한 후에 가슴 부위에 통증이나 불편감을 느낄 수 있는데, 이것은 그 근육들이 긴장하고 있음을 가리키는 것이다.

뇌정화호흡의 생리적 효과

1. 날숨예비공기가 일정하게 밖으로 나가고 신선한 공기가 들어오게 한다. 이런 식으로 호흡하는 동안 일정량의 공기가 바뀐다. 그 결과 5분 안에 잔류공기로 항상 남아 있는 대부분의 공기가 변화한다. 일반적으로 날숨 후에 거의 2,400ml의 공기가 호흡기 하부에 남아 있다. 이 중에서 1,200ml는 의도적으로 깊게 날숨을 하는 동안 빠져나갈 수 있다. 그러나 나머지 1,200ml는 날숨 과정에서 빠져나가지 않는다. 뇌정화호흡에서 그 공기를 다 내보낼 수는 없지만, 공기를 대량으로 교환할 수는 있다. 이런 현상은 신선하지 않은 공기, 그 밖의 독성 가스와 물질들을 씻어내는 데 도움이 된다.

2. 공기의 빠른 흐름은 콧길을 여는 데 유용하며, 이것은 코곁굴에 적절한 환기를 만들어내는 데 도움이 되고, 노폐물이 코안 쪽으로 흘

러 나가도록 자극도 준다. 이것도 호흡기 하부에 있는 섬모 작용을 자극해서 노폐물이 인두 쪽으로 움직이도록 돕는다.

3. 뇌정화호흡을 시작할 때 허파의 이산화탄소의 분압이 낮아진다. 그래서 이산화탄소는 혈액에서 허파꽈리 쪽으로 이동한다. 혈액은 약알칼리성 상태가 된다. 그것 때문에 호흡중추가 몇 초간 억제되고 조용해진다. 따라서 뇌정화호흡도 과다호흡을 일으키는데, 정도는 그리 크지 않다. 그리고 이러한 변화는 3~5분 안에서만 일어난다. 10분 또는 그 이상 지속되어도 혈액의 항상성은 그대로 유지된다. 과다호흡 징후는 일어나지 않는다. 불안정하지 않게 오랜 시간 동안 적절하게 수련할 수 있는 고급 수련자들이 조금 있다. 그러므로 이 과정에서 신체는 생리적 메커니즘을 유지할 수 있다.

4. 과학적 연구를 통해서, 뇌정화호흡을 하는 동안 더 많은 적혈구가 골수에서 혈액으로 이동하는 것이 발견됐다. 하지만 이 현상은 5분 동안만 나타났다. 그 이후 적혈구 수준은 변하지 않았다. 이는 혈액의 화학적 변화는 5분 동안만 일어난다는 것을 분명하게 보여준다. 5분 후에는 혈액 수준에서 큰 변화는 일어나지 않는다. 신체는 필요한 만큼 산소를 공급받는다. 심박률과 혈압도 정상으로 유지된다.

5. 뇌정화호흡은 감정이나 스트레스가 몸에 미치는 영향을 변화시킨다. 의도적으로 하는 행위이기 때문에 대뇌겉질 세포가 메커니즘을 지배한다. 그러므로 스트레스가 일으키는 신경내분비계의 교란 상태가 감소한다. 뇌정화호흡 수련 초기에는 교감신경절이 자극되지만 그 시간은 3분 이내이며, 신경절들은 조용해진다. 그러면 부교감신경

의 작용이 활성화된다. 숙련된 뇌정화호흡에서 심박률의 증가는 정상 범위를 벗어나지 않는다. 뇌정화호흡 이후에 미주신경 긴장도는 상당 시간 동안 안정 상태를 유지한다. 규칙적인 수련은 미주신경 긴장도를 유지한다.

6. 뇌정화호흡 과정은 뇌의 이마엽(전두엽) 부분을 정화한다는 가설이 있다. 뇌 전체에 활력을 불어넣는다는 것이다. 뇌정화호흡은 정묘한 인지를 담당하는 뇌의 휴면 중추(dormant center)를 각성시킨다. 관련해서 더 많은 연구가 필요하다.

7. 배의 움직임과 함께 하는 물라반다는 배안의 압력을 증가시켜 척추를 약간 잡아당긴다. 배벽과 내부 장기 사이의 마찰로 열도 발생한다. 이것은 교감신경절과 부교감신경절을 재충전하는 데 도움이 된다.

뇌정화호흡의 심리적 변화

뇌정화호흡은 빠르고 리듬감 있게 의식적으로 하는 호흡법이다. 먼저 뇌정화호흡을 시작할 때, 마음은 호흡에 집중되며, 사고 작용이 약화되고, 마음은 반응하지 않는다. 그 결과 마음이 평온해진다. 스트레스 상황에서 이런 식으로 스트레스를 해소하는 메커니즘이 작용한다. 그리고 이완 상태에서 뇌정화호흡은 신경조직의 각성 상태를 높인다.

이러한 전반적인 과정은 생명에너지를 중심으로 모으고 전달하는 것을 담당한다. 적절한 심리적 효과를 위해서는 5분 이상 뇌정화호흡을 해야 한다.

뇌정화호흡의 중요성

요가수련

1. 더 진전된 요가자세와 요가호흡수련이 가능하도록 몸과 마음을 준비시킨다.
2. 젖산의 변화로 근육은 적절한 스트레칭과 수축을 위해 준비하게 된다. 특히 일반적인 요가자세[58] 수련의 심화에 도움이 된다. 지구력도 증가시켜서 명상 자세에서 장시간 안정된 상태를 유지하는 데 도움이 된다.
3. 허파에 있는 신선하지 못한 공기를 신선하게 하므로, 오랜 시간 호흡수련을 심화해서 할 수 있다. 푸라카, 쿰바카, 레차카 등 모든 단계가 수월해진다.

치료적 중요성

1. 과민대장증후군, 편두통, 만성 위산과다, 월경장애 등과 같은 다양

---

[58] 'cultural asana'를 '일반적인 요가자세'로 번역하였다. 스와미 쿠발라야난다는 요가자세를, 심신 건강을 북돋우는 것을 목표로 하는 배양적 요가자세(cultural asana)와 명상적 요가자세(meditative asana), 두 가지로 분류하였다. 배양적 요가자세는 신체적 요가자세(physical asana), 그리고 송장자세(사바사나), 악어자세(마카라사나)와 같은 이완적 요가자세(relaxative asana)로 분류하였다.

한 심신질환에 유용하다.

2. 당뇨와 고혈압으로 고생하는 사람들의 스트레스 관리에 유용하다.

3. 갑상샘기능저하증으로 낮아진 신진대사 과정을 향상시킨다.

4. 규칙적 수련은 배의 근육 긴장도를 향상시킨다.

5. 만성 천식 상태에서 호흡계의 효율성을 개선시킨다. 숨길을 정화한다. 숨길을 막히게 하는 과도한 분비물을 감소시킨다. 그러므로 카파 체질인 사람에게 매우 유용하다.

제한 사항

1. 탈장, 임신 중, 급성천식성 발작 등이 있을 때는 수련해서는 안 된다.

2. 허혈심장질환이 있는 사람은 제한하거나 기술적으로 변화시켜야 한다.

3. 호흡기를 건조하게 하므로 바타 체질인 사람은 이 수련을 제한해야 한다.

주의 사항

1. 심장박동수가 높은 경우, 격렬한 신체 활동 후에는 실시하지 않는다.

2. 열이 있을 때는 실행하지 않는다.

3. 수련하는 동안 흥분(경쟁적 분위기)하지 않는다. 이것은 교감신경의 활성화 가능성을 높이기 때문이다.

4. 배근육을 수축할 때는 갑자기 당기지 않는다. 갈비뼈 가장자리나 척추에 통증이 일어날 수 있기 때문이다.

5. 목과 얼굴근육을 긴장시키지 않는다. 목과 얼굴근육을 이완한다.

6. 명상 자세로 앉아서 해야 한다. 몸통을 세워야 한다. 가슴은 안정적이어야 한다.

7. 허리나 아래쪽 갈비뼈 부위에 통증이 일어날 때는 중단한다.

풀무호흡

모든 요가호흡 중에서 풀무호흡(바스트리카, Bhastrica)은 특별히 중요하다. 오늘날 풀무호흡은 심신질환을 광범위하게 치료하는 가치가 있다. 경전에서는 영적 가치(쿤달리니 각성 프라나야마)뿐 아니라 치료적 가치를 언급하고 있다.

"Vatapittashleshmaharam shariragni vivardhanam

Kundalibodhakam kshipram pavanam sukhadam hitam

Brahamnadimukhesansthakaphadyargalnashanam."

HP-2/65~66

방법

풀무호흡은 두 가지 기법을 조합한 호흡법이다. '쿤달리니 각성'이라는 목표에 매우 효과적인 방법이다.

대단히 효과적인 수련법이지만, 하타요가 경전뿐 아니라 현대 요가 학교에서도 실행 기법에 차이가 있다.

《하타프라디피카》는 다음과 같이 언급하고 있다.

"지혜로운 자는 연꽃자세를 하고 목과 몸통을 바르게 세우고 입은 다문 채 소리가 나도록 코로 힘껏 숨을 내쉬어서, 가슴과 목, 머리뼈에서 날숨을 느낀다. 그리고 나서 공기가 심장 부위(즉 허파)에 도달할 때까지 빨리 숨을 들이쉬어야 한다. 요가수행자는 이런 방법으로 계속 숨을 내쉬고 들이쉬어야 한다. 주의할 점은 대장장이가 풀무질하듯이 공기가 몸 안팎으로 빠르게 이동해야 한다. 몸이 피로하면 오른쪽 코로 숨을 들이쉬어야 한다. 그리고 공기를 빠르게 가슴우리에 가득 채워야 한다. 그리고 나서 집게손가락과 가운뎃손가락을 사용하지 않고, 코를 단단히 잡고 규정대로 쿰바카를 한 다음, 왼쪽 코로 공기를 내보낸다."

《하타프라디피카》 2장 60~64절

"Samyak padmasanam baddhava samgrivodaram sudhi
Mukham samyamya yatnena pranam ghranena rechayeta.
Ytha lagati hrutkanthe kapalavadhi saswanam
Vegen purayecchapi hrutpadmavadhi marutam.
Punarvirechayettadvat purayeccha punah punah
Yathaiva lohakarena bhastra vegen chalyate
Tathiva swasharirastham chalayeta pavanam dhiya
Yada shramo bhaveddehe tada suryen purayeta.
Yathodaram bhavet purnampavanen tatha laghu
Dharyeta nasika madhyatarganibhyam vina drudham
Vidhivat kumbhakam krutva Rechayedidayanilam."

HP-2/60~64

《하타프라디피카》는 풀무호흡을 뇌정화호흡과 태양관통호흡의 조합으로 보고 있다. 자신의 한계까지(지칠 때까지) 뇌정화호흡을 해야 하며, 그리고 나서 태양관통호흡(오른쪽 콧구멍으로 숨을 들이쉬고 가능한 만큼 쿰바카를 한 다음, 왼쪽 콧구멍으로 느리게 레차카를 함)을 실행한다.

하타요가 경전에 대한 질문

1. 몇 주기를 해야 하는가?
2. 얼마나 오래 해야 하는가?
3. 호흡 주기 1회기를 할 때 뇌정화호흡을 몇 번 해야 하는가?
4. 태양관통호흡에서 쿰바카의 이상적인 길이는 어느 정도인가?
5. 빠른 호흡 주기는 실제로 뇌정화호흡인가, 아니면 빠르고 능동적인 들숨과 날숨 방법인가? (뇌정화호흡이라는 단어를 직접적으로 쓰지는 않았지만, 그 내용은 뇌정화호흡을 설명하고 있다.)

《게란다상히타》는 다음과 같이 언급하고 있다.

> "Bhastrica lohakaranam yathakramena sambhramet
> Tatha vayum cha nasabhyamubhabhyam calayetcchanaih.
> Evam vinshativaram cha krutva kuryaccha kumbhakam
> Tadante chalayet vayu purvoktam cha yathavidhi."
>
> GS-5/70~71

이 방법에서는 빠르고 완전한 호흡을 20회 하고 나서 가능한 만큼 쿰바카를 해야 한다.

빠른 호흡 주기를 실행한 후에 숨을 한 번 깊게 들이쉬고 내부 쿰바카를 한 다음, 천천히 내쉰다. 또는 빠른 호흡 주기를 실행한 후에 외부 쿰바카를 하고 나서, 천천히 들이쉰다.

이 호흡 주기를 3회 반복한다.

《게란다상히타》 경전에 대한 질문

1. 경전을 살펴볼 때, 이 호흡법이 뇌정화호흡(능동적 날숨과 수동적 들숨)인지, 아니면 빠르게 하는 깊은 호흡(능동적 들숨과 능동적 날숨)인지 불분명하다. 그러나 최근에 우리는 이 호흡법을 (빠르고 완전한) 능동적 들숨과 능동적 날숨으로 받아들이고 있다.
2. 내부 쿰바카인지, 외부 쿰바카인지 불분명하다.
3. 쿰바카의 이상적인 길이에 대해 언급하지 않고 있다.
4. 호흡 주기를 3회 반복해야 한다고 했다. 하루에 3회인지, 한 번 수련할 때 3회 하는 것인지 의문이 생긴다.

두 가지 방법 외에도, 최근에는 많은 요가학교에서 풀무호흡의 기법을 쿰바카에 대해서는 별로 중요시하지 않으면서 과다호흡 과정으로 간주해왔다.

메커니즘

1. 두 방법 모두 풀무호흡의 1회 호흡 주기가 2단계를 포함하는 것

이 분명하다. 1단계는 빠른 호흡 주기, 2단계는 확장된 쿰바카이다.

2. 빠른 호흡 주기 후에 일어나는 약알칼리증은 몇 초 동안 호흡중추를 억제하는데, 이것 때문에 쿰바카는 더 쉬워지고 혈중 이산화탄소 수준이 증가할 때까지 쿰바카가 확장된다. 수련자가 쿰바카를 일반적으로 12초 동안 할 수 있다면, 이 방법으로 쿰바카를 2회나 3회로 늘릴 수 있다. 그러므로 이런 가벼운 생리적 변화는 쿰바카의 지속 시간을 늘리는 데 도움이 되는데, 이런 변화는 사고 과정에 상당히 유효하게 작용한다. 더 나아가 쿰바카를 할 때 실행하는 세 가지 반다의 지속 시간이 늘어나며, 이것은 에너지 전달과 같은 더 진전된 영적 효과를 가져온다.

3. 《게란다상히타》에서는 빠른 호흡 주기를 일련의 능동적 들숨과 날숨으로 간주하고 있다. 주요한 호흡근육, 배근육, 가슴근육이 결합해서 호흡이 일어난다. 이 방법은 노력이 더 많이 들어가기 때문에 수련자를 지치게 한다는 사실이 밝혀졌다. 그래서 초보자나 허약한 사람은 생리적인 알칼리 수준을 유지하기 위해 빠른 호흡 주기를 20회 하는 것이 더 이상적이다.

4. 《하타프라디피카》는 빠른 호흡 주기를 뇌정화호흡으로 간주하고 있다. 이 호흡을 20번에서 최대 120번까지 가능한 만큼 할 수 있다. 상대적으로 노력이 덜 들어가서 좀 더 긴 시간 동안 수련할 수 있다. '풀무호흡 주기' 사이에는 몇 초 동안 평소에 하던 대로 호흡할 수 있다.

5. 수련을 시작할 때는 처음에 두세 차례 하는 동안 쿰바카를 20~24초까지 할 수 있지만, 나중에는 매번 새로운 주기를 할 때마다 쿰바카 길이가 늘어날 것이다. 어떤 수련자는 1분, 또는 1분 이상 늘릴 수 있다. 수련자의 쿰바카 길이는 안정된 지점에 도달한다. 모든 수련을 생리적 요인 안에서 실행해야 한다.

기타 다양한 풀무호흡

《하타프라디피카》의 주석서 《지욧스나(Jyotsna)》[59]

쿰바카와 함께 하는 빠른 호흡 주기를 다음과 같이 다양하게 언급하고 있다.

1. 오른쪽 콧구멍으로 빨리 숨을 들이쉰 다음 왼쪽 콧구멍으로 빠르게 내쉰다. 60번에서 100번 반복한다. 그러고 나서 오른쪽 콧구멍으로 천천히 숨을 들이쉬고 가능한 만큼 숨을 참고 나서 왼쪽 콧구멍으로 천천히 내쉰다.
2. 위와 같으나 왼쪽 콧구멍부터 시작한다.
3. 오른쪽 콧구멍으로만 뇌정화호흡처럼 빠르게 60번에서 100번 내쉬고 들숨은 수동적으로 한다. 그러고 나서 천천히 깊게 오른쪽 콧구멍으로 숨을 들이쉰다. 가능한 만큼 숨을 참는다. 그러고 나서 왼쪽

---

59 '지욧스나'는 달빛이라는 뜻을 가지고 있다. 스리 브라마난다(Sri Brahmananda)가 18세기에 집필한 《하타프라디피카》에 대한 주석서다.

콧구멍으로 내쉰다.

4. 위와 같으나 왼쪽 콧구멍부터 시작한다.

처음 두 가지 방법은 빠르고 불완전한 호흡(능동적인 들숨과 능동적인 날숨)이고, 뒤에 두 가지 방법은 '한쪽 콧구멍으로 하는 뇌정화호흡'이다.

이런 다양한 방법을 능숙하게 수련하면 양쪽 콧구멍을 여는 데 도움이 되어서, 심화 수련으로 나아갈 수 있다.

또 하나의 방법(오래된 전통)

가능한 만큼 빠른 뇌정화호흡 주기를 하고 나서 승리호흡을 1회기 한다.

뇌정화호흡을 하고 나면 숨길은 더 깊은 호흡을 하게 된다. 그러므로 승리호흡으로 온허파용량을 활용할 수 있다. 이 방법은 쿰바카 길이를 늘릴 뿐만 아니라 허파 조직의 효율성을 향상하는 데 도움이 된다.

5

자아상실호흡

태양관통호흡이 '도전적인 요가호흡'인 것처럼 자아상실호흡(무르차, Murccha)은 '위험한 요가호흡'이다.

태양관통호흡을 할 때, 우리는 질식 상태에 계속 저항하려고 한다. 자아상실호흡에서는 의식상실이 일어나는 상태(혈관 미주신경의 쇼크와 유사한 상태) 또는 의식상실 직전의 상태(혼미한 상태)에 진입하고자 노력한다. 의식상실 상태로 나아가는 작업은 직접적으로 사고 작용이나 '반응 현상'의 차단을 야기한다. 실제로 우리는 무의식 상태를 원하지 않는다. 그런 상태를 목표로 하지는 않는다. 이 방법을 사용해서 사고 작용을 감소시키는 게 목표다. 수면은 일상적 메커니즘으로, 의식 상태를 무의식 상태로 바꾸어놓는다. 의학은 이런 자연적 메커니즘을 4단계로 설명하고 있다. 이 단계에서 깊은 잠은 4번째 단계이다. 앞선 세 단계는 의식과 무의식의 연결 단계이다. 자아상실호흡에서 이 연결 단계의 메커니즘을 고려해야 한다. 이 단계부터 무의식 상태(깊은 잠)로 진입하지만, 보기 드물게 더 높은 의식 상태로 진입할 수 있다. 파탄잘리도 수면 상태에서의 더 높은 의식의 각성 현상을 논의하였다.

산스크리트어로 '무르차(murccha)'는 의식의 상실이라는 뜻이다. 아유르베다에서도 이 단어를 의식의 상실로 정의한다. 그래서 먼저 무르차의 메커니즘을 쇼크와 유사한 상태로 설명할 것이다. 하타요가 경전은 시구 형식으로 기록되어 있는데, 그 단어도 살펴볼 것이다.

빈혈이 있거나 허약하거나, 심장질환이 있는 사람은 이 호흡법을 엄격하게 금지해야 한다.

방법과 메커니즘

"깊게 숨을 들이쉬고 나서 가능한 한 건고하고 안정된 잘란다라를 한다. 목과 후두근육에 강한 수축이 일어나게 한다. 이제 천천히 내쉬고 일시적으로 호흡의 흐름을 제한한다."

《하타프라디피카》 2장 69절

"Purakante gadhataram badhva jalandharam shanaih
Recayenmurccakhyeyam manomurccha sukhaprada."

HP-2/69

다른 문헌에서는 안정된 잘란다라반다 상태에서 혼미한 상태가 될 때까지 숨을 참으라고 기록되어 있다.

"편안하게 쿰바카를 하고 마음을 미간 안쪽에 고정하고 모든 대상으로부터 자신을 분리시킴으로써 아트만(atman)과 결합되어, 기쁨 가득한 고요함이 일어나 틀림없이 지복을 경험한다."

《게란다상히타》 5장 78절

"Sukhen kumbhakam krutva manascha bhruvorantaram
Santyajya visayan sarvan manomurccha sukhaprada
Aatmani manaso yogadanando jayate dhruvam."

GS-5/78

1. 자아상실호흡 메커니즘을 이해하기 위해서 목동맥팽대 기능을 알아야 한다. 얼굴과 뇌에 혈액을 공급하는 동맥을 목동맥이라고 부른다. 대동맥궁에서 시작해서 머리로 올라간다. 2개의 목동맥이 있는데 목의 오른쪽과 왼쪽에 있다. 목 부위에 있는 목동맥의 안쪽 벽에는 외부의 압력을 감지하는 특별한 조직인 압력수용기가 있다. 이 특별한 조직에 압력이 가해지면 이 조직들은 활성화되고 쇼크 현상이 갑자기 일어난다. 이런 현상은 미주신경이 갑자기 활성화되기 때문에 일어난다.

2. 압력이 약하거나 중간 수준이라면, 미주신경은 천천히 활성화되고 부교감신경이 작동하기 시작한다.

3. 의학적 치료에서는 목동맥 마사지(목 부위 마사지)를 통해 심장박동수와 혈압을 내린다. 능숙한 마사지로 미주신경 긴장도를 성공적으로 확립할 수 있다.

4. 자아상실호흡에서는 압력수용기가 활성화되어 쇼크와 유사한 상태가 된다. 그 상태에서는 혈압 측정이 안 되는 상태로 혈압이 떨어진다. 이런 상태는 저산소증 때문에 일어난다. 이 상태가 생리적 상태인지 또는 병리적 상태인지를 제시하는 연구가 현재까지는 없다.

5. 안전을 위해서 수련 방법을 바꿀 수 있다. 내부 쿰바카 대신 제한적으로 레차카를 하는 게 낫고, 그럴 때는 저산소증으로 인한 쇼크 상태가 일어나지 않는다. 쇼크 상태로 진입하려고 시도하기보다는 '반응하지 않는 마음 상태'를 향해서 점진적으로 수련하는 것이 더 낫다. 그러므로 자아상실호흡을 한 번 시도하는 대신, 조절된 레차카를 몇 번 하는 게 더 낫다.

6. 마취분석(narcoanalysis)[60]을 할 때, 수면 상태(의식의 상실)로 가는 게 아니라 수면 초기 단계로 가는 것이 발견되었다. 자아상실호흡은 대체로 이런 상태와 연관이 있지, 의식이 상실되는 상태는 아니다.

7. 자아상실호흡을 할 때 목근육의 수축 작용은 목동맥 부위를 천천히 마사지하는데, 이때 갑자기 의식을 잃는 것이 아니라 사고 작용이 약해진 상태를 가져올 수 있다. 그러므로 수련을 할 때 과도한 압력을 갑자기 가하지 말고 능숙하게 마사지하도록 노력한다.

8. 많은 하타요가 수행자가 이 상태를 즐거운 상태로 설명하고 있다. 쇼크 상태나 무의식 상태는 결코 즐거운 상태는 아니다. 무르차의

---

60 약물을 활용한 진단법 및 심리치료법이다.

의미는 무의식 상태가 아니라 '사고 작용이 약해진 상태'에 가깝다.

그런데 자아상실호흡에 관한 연구가 거의 없다. 안전한 방법으로 수련하고, 경험 많은 지도자의 안내에 따라 수련하는 것이 좋다. 곡예하듯이 실행할 필요는 없다. 더 많은 과학적 연구가 필요하다.

부상호흡(플라비니, Plavini)의 '플라비니(plavini)'는 물 위에 떠서, 물 표면에서 안정되게 몸을 유지하는 것을 의미한다.

수영을 배우고 싶은 초보자들은 에어백의 도움을 받는다. 그것을 배와 골반 부위나 가슴 근처에 부착한다. 그로 인해 물에 빠지지 않는다. 만약 몸 안에 약간의 공기를 자동적으로 가질 수 있다면, 몸 안에 에어백을 갖게 될 것이다. 크게 힘들이지 않고 물 위에 뜨는 데 도움이 될 것이다.

방법

"입과 식도를 통해 들어온 공기를 위에 가득 채우면 요가수행자는 가장 깊은 물에서도 연잎처럼 쉽게 뜬다."

《하타프라디피카》 2장 70절

"Antah pravartitodarmarutapuritodarah
Payasyagadhiapi sukhat plavatepadmpatravat."

HP-2/70

메커니즘

1. 두 가지 메커니즘을 고려할 수 있다. 카키무드라(Kakimudra)를 통해 공기를 삼켜서 위를 공기로 채우거나, 푸라카를 깊게 하고 나서 가능한 한 오랫동안 쿰바카를 유지할 수도 있다. 두 가지 방법 모두 위나 허파에 에어백 현상이 일어난다.

2. 위를 공기로 채우면 호흡이 방해받지 않기 때문에 몸이 장시간 물에 뜰 수 있다. 여기서 위장의 생리학을 염두에 두어야 한다. 공기는 위 안으로 들어갈 때마다 트림을 통해 밖으로 배출된다. 그러므로 "입을 통해 공기를 섭취하면 그 공기가 얼마나 오랫동안 위에 남아 있을까?"라는 의문이 생긴다.

3. 허파에 공기를 채우면, 쿰바카를 하는 동안 몸은 떠 있는 상태가 된다.

4. 이 수련의 달인은 신경근육의 엄청난 협동을 보여준다. 그것은 허파 조직의 탄력성이 향상되었음도 보여준다.

5. 부상호흡의 영적 의미는 아직 알려지지 않았다.

6. 많은 수영선수가 요가호흡을 모르더라도 자신의 수영 기술로 물 위에 뜰 수 있다.

수련을 위한 다양한 선택

요가호흡수련자들이 자주 하는 질문이 있다.

1. 어떤 유형의 요가호흡을 해야 하는가?
2. 모든 호흡법을 해야 하는가?
3. 어떤 순서로 해야 하는가?

하타요가 경전에서는 많은 하타요가 성취자가 수행했던 예를 보여주기 위해 다양한 호흡법을 언급하였다. 그러나 요가 역사에서 수많은 하타요가 수행자가 수행의 여정에서 성취했던 경험과 노력을 문헌형태로 기록해놓지는 않았다. 그들이 여러 가지 호흡법을 수행했지만 문헌에 기록되어 있지 않을 가능성도 있다. 이 점을 고려하면, 우리는 요가호흡이라는 개념에 적합한 호흡이라면 호흡법을 바꿀 수 있는 자유가 있다. 쿰바카와 반다를 하면서 수련하는 푸라카와 레차카의 속도와 깊이의 변화는 요가호흡의 핵심이다. 수련의 비밀은 이것들의 적절한 조합에 있다. 자신의 호흡 기술도 개발할 수 있다.

그래서 첫 번째 질문에 대한 답은 쉽다. 어떤 호흡법이든 쉽게 할 수 있는 것을 수련한다. 자신의 경험을 통해 알 수 있을 것이다.

몇몇 호흡법은 특별히 중요하다. 수련의 진보를 위해 특정 호흡법을 제시하기 전에, 수련자의 상태를 고려해야 한다.

모든 호흡법의 전문가가 될 필요는 없다. 수련 초기 단계에서 다양한 호흡은 수행자가 호흡계의 효능을 개선하는 데 도움이 된다. 승리호흡은 허파를 기술적으로 팽창시켜 폐활량을 늘리는 데 도움이 된다. 벌소리호흡은 호흡근육에 대한 조절력을 향상시켜 레차카를 늘리는 데 도움이 된다. 그러므로 이 두 개의 호흡으로 시작할 수 있다.

예를 들어 요가호흡을 1시간 수련하는 경우, 아래와 같이 할 수 있다.

> 뇌정화호흡 5분
> 벌소리호흡 20분
> 승리호흡 15분
> 콧구멍교대호흡 20분

그러나 더 오래 수련하기 위해 콧구멍교대호흡의 수련 시간을 늘릴 수 있다. 왜냐하면 승리호흡, 벌소리호흡, 풀무호흡 같은 요가호흡은 공기와 점막의 마찰이 크기 때문이다. 그래서 어느 정도 수련한 다음에는 건조함이 나타나서 오랫동안 수련을 지속하기 어렵다. 호흡근육들도 지친다.

이것을 고려해볼 때 장시간 수련하기에는 콧구멍교대호흡이 더 적합하다. 숙련된 리듬(비율)과 함께 실행하는 방법이 쉽기 때문이다. 다른 유형의 요가호흡은 오랜 시간(2시간, 또는 그 이상) 수련할 때 특별히 리듬에 제한을 두고 있다. 경전에는 콧구멍교대호흡만 비율이 언급되어 있다. 그러므로 심화 수련을 위해서는 콧구멍교대호흡을 선택하는 게 더 낫다.

또한 특별한 해부학적 변형 없이 하는 단순한 호흡법은 장시간 수련하기에 좋은 도구이다. 이 호흡법은 양쪽 콧구멍을 통해 들숨과 날숨을 천천히 하는 것을 의미한다.

VI

요가호흡의
치료적 적용과 방법

요가호흡의 치료적 효과는 호흡, 마음, 신진대사의 상호 관계에 기초하고 있다. 이들이 서로 영향을 미치기 때문에, 변형된 호흡 패턴을 사용해서 몸과 마음에 상당한 변화를 가져올 수 있다. 이 장에서는 요가호흡 활용법을 다루고자 한다. 이 방법들은 병리적 상태에 적용하기 적합하고 단순하며 효과적이다.

1. 간단한 요가호흡 기법은 15~20분 안에 급성 스트레스를 해소하는 데 유용하다. 호흡을 10~15초 정도까지 늘려도 마음이 안정될 것이다.

2. 요가호흡은 편두통, 불면, 소화불량, 변비, 위산과다, 월경장애, 피부질환, 근골격계 질환 등과 같은 많은 심신질환의 병리를 호전시키는 데 도움을 준다.

3. 규칙적인 요가호흡수련은 성격장애, 공황·공포장애, 약물의존 등의 재활에 도움이 된다. 요가호흡은 상담과 심리치료의 보조 기법이다. 행동치료에서 요가호흡수련은 재조건화를 위한 긍정적 환경을 만드는 데 사용될 수 있다. 예를 들어, 고전적 조건화(체계적 둔감화)에서 치료자는 3단계 기법을 사용하는데, 1단계는 깊은 근육 이완, 2단계는

불안을 유발하는 자극의 위계 목록 구성, 3단계는 특정 자극 다루기이다. 이 치료법에서 요가호흡은 깊은 근육 이완을 위한 효과적인 도구로 활용될 수 있다.

4. 건강한 상태에서, 규칙적인 요가호흡수련은 신체의 조기 퇴행성 변화를 예방하는 데 도움이 된다. 요가호흡은 조기 노화 과정과 퇴행성 질환을 예방하는 도구이다.

5. 규칙적인 요가호흡수련은 면역계 향상에 도움이 된다.

6. 요가호흡은 학생들의 몸과 마음 상태를 향상시키는 데 도움이 된다. 호흡법을 적절하게 변형하여 실시할 수 있다.

2

다양한 시스템에 미치는 요가호흡의 효과

요가호흡을 치료적으로 적용하기 전에 특정 시스템이나 기관의 작용에 대해 알고 있어야 하는데, 그래야 치료자는 각각의 병리적 상태에서 요가호흡을 어떻게 적용할지에 대해 계획할 수 있다.

시스템	단기 효과	중기 효과	장기 효과
소화계	샘분비와 꿈틀운동으로 인한 복부 가벼움	규칙적인 배고픔 제때 소화하고 배변하는 습관을 갖게 됨	안정적인 배고픔 적은 양의 대변
호흡계	호흡이 잠시 느려짐	일상 활동에서 호흡이 느려지고 조금 깊어짐 호흡하는 동안 편안함	허파 기능 향상 일상생활에서의 체력 향상
순환계	심장박동수 감소 혈압 감소 민무늬근육 이완으로 인한 국소 미세순환 향상 심장동맥순환 향상	규칙적인 심장 주기 심장박출량(심장근육의 강도) 향상	민무늬근육 긴장도 향상 죽상동맥경화 과정에 저항성이 생김 전기 신호를 전달하는 결절의 건강과 효율성 향상
림프계	정맥과 림프의 순환 기능 개선	림프절의 해독 작용 향상 다양한 만성질환의 개선	면역계 향상
근육계	근육긴장 감소 미세순환 개선으로 근육통 감소	요가수련 시 근육 활동의 개선	근육 특성(예. 탄력성) 향상 힘줄, 근육집의 조기 노화(굳음) 방지

뼈-관절	인대, 연골, 골막 등과 같은 휴면 부위까지 순환 향상	골수 기능 향상	퇴행성 징후 예방 (특히 중년기, 갱년기)
비뇨계	초미세 여과 기능 향상	여과 기능 향상	신장의 수명 연장
생식계	골반 안의 기관으로 혈액순환 향상	정상적 월경	자궁탈출증 예방 건강한 갱년기
내분비계	스트레스호르몬 감소 내분비샘 이완	시상하부-뇌하수체 리듬 회복 신진대사 안정화	내분비계의 효율적 기능으로 세포의 장수와 젊음 유지
신경계	둘레계와 대뇌겉질의 억제 이완성 신경전달물질 분비 뇌파의 알파 리듬	둘레계의 안정화와 대뇌겉질의 고요함 화학적 균형	평화로움과 알아차림의 확립 뇌세포의 노화 징후(치매 등) 예방
피부계	피부로 혈액순환이 향상	알레르기성 발진이나 기타 피부 질환의 증상 감소	윤기 나는 피부

예방적·치료적 목적을 위해 다양한 시스템에 미치는 요가호흡의 효과를 치료적 관점에서 검토할 수 있다.

호흡계 건강을 위한 요가호흡

호흡계는 요가호흡수련을 위한 기반이다. 기반이 적절하다면 수련 효과가 나타난다. 규칙적이고 효과적인 수련은 심화 수련을 위한 기 반을 준비하고 강화하는 데 도움이 된다. 따라서 두 가지 모두 서로에 게 기여한다.

특히 성장기에는 호흡기관들을 적절한 방식으로 발달시키는 게 매우 필요하다. 아동기에 재발성 감염과 영양실조는 불안정한 호흡기관의 주요 요인이다. 면역력이 낮을 때 호흡기감염이 더 자주 일어난다. 그러므로 호흡기관을 강화해야 한다.

학생

초등학생이 숨참기를 수련하는 건 어렵다. 푸라카와 레차카를 하기는 쉽다. 호흡을 천천히 깊게 하는 것은 허파의 탄력성을 향상하는 데 언제나 도움이 된다. 매일 실행하면 골수 기능을 자극해서 헤모글로빈이 증가하는 데 도움이 된다. 단지 호흡 주기의 길이를 6~8초 정도 늘리는 것도 효과적이다. 또한 옴 찬팅이나 벌소리호흡은 효과적인 방법이며 가르치기 쉽다. 이런 호흡법은 아동의 과잉행동을 감소시키는 데 도움이 된다. 중고등학생에게는 더 깊은 호흡과 약간의 쿰바카(4~6초)를 시킬 수 있다.

천식

청소년의 경우 능력에 따라 호흡법을 제공할 수 있다. 호흡법은 운동능력뿐 아니라 폐활량을 개선한다. 규칙적인 수련은 최대날숨량을 증가시키고 천식 환자가 야간에 쌕쌕거리는 빈도를 감소시킨다. 요가호흡이 천식을 악화시키는 스트레스를 감소시킨다는 것도 검증되었다. 그러므로 요가호흡은 천식 환자에게 허파 기능 개선과 정신적 스트레스 감소라는 두 가지 방식으로 도움을 준다.

젊은 천식 환자에게는 몇 가지 요가자세와 정화 과정(크리야)을 선택하여 요가호흡과 함께 제공할 수 있다. 또는 하루에 3회, 20분의 요가호흡을 제공할 수 있다.

만성폐쇄성폐질환

만성폐쇄성폐질환 환자의 허파 기능 개선을 위해 단순한 옴 찬팅과 벌소리호흡을 활용할 수 있다.

코곁굴염

코곁굴 안에 있는 과도한 염증성 물질은 재발성 감염과 만성화의 주요 원인이다. 염증성 물질의 규칙적 배출이 필요하다. 정화 과정(코정화, 뇌정화호흡 등)과 함께 벌소리호흡은 (코안과 코곁굴의 결합 부분인) 구멍들(ostia)에 있는 방해물을 제거해서 염증성 물질을 배출하는 데 도움이 된다.

호흡기관의 노화 지연

기관지 점막의 퇴화는 점액 분비를 감소시킨다. 그래서 노년기에 가래로 인해 울혈이 생기고 배출이 제대로 이루어지지 않게 된다. 이것은 노년기 만성기침의 원인이다. 규칙적인 요가호흡수련으로 노년기에 기관지 건강을 유지하고 합병증을 상당히 예방할 수 있다. 척추 노화는 척추뒤굽음증(척추후만증)을 초래해서, 가슴의 움직임을 제한하고 허파의 확장을 제약한다. 노화로 인해 허파꽈리의 수와 크기도 감소되고 가스의 확산도 제한된다. 가슴우리도 퇴화한다. 몇 가지 기본적인 요가자세와 규칙적인 요가호흡수련은 이러한 변화를 상당히 지연시킨다.

심혈관계 건강을 위한 요가호흡

고혈압

동맥의 탄력성과 심장근육 긴장도를 장시간 유지하는 것은 장수의 핵심이다. 동맥경화는 미세순환을 방해한다. 기본적으로 동맥경화는 말초신경의 저항을 증가시켜서 혈액을 내보내는 동안 심장근육의 긴장을 증가시킨다. 이것이 고혈압이다. 급성 스트레스에서 아드레날린으로 인한 급성 혈관수축도 혈압상승으로 이어진다. 고혈압의 원인은 스트레스, 잘못된 식습관, 운동 부족, 이완 메커니즘의 부족 등으로 요약할 수 있다. 그래서 고혈압 치료에서 마음을 이완하기 위해 요가호흡수련이 중요하다. 앞에서 이미 설명했듯이 요가호흡은 스트레스 메커니즘을 무너뜨리고 신경내분비축(neuroendocrine axis)[61]을 안정화시키며, 부교감신경계가 시스템의 메커니즘을 주도한다. 동맥의 민무늬근육은 이완되어서 말초혈관의 저항은 감소하고 혈압은 내려간다. 이런 목적을 위해서 느리고 깊은 호흡, 콧구멍교대호흡, 옴 찬팅, 벌소리호흡을 선택할 수 있다. 바람직한 결과를 위해서 어떤 방법이든 최소한 20분까지는 실행할 수 있다. 하루에 2~3회 반복할 수 있다.

---

61 신경내분비축은 스트레스반응 경로 중 하나이다. 대뇌겉질둘레계에서 특정 자극을 스트레스로 인식하면 신경내분비계가 작동해서 신경전달물질과 스트레스호르몬이 분비된다.

허혈심장질환

간단한 푸라카-레차카 기법으로 허혈심장질환을 관리할 수 있다. 콧구멍교대호흡, 양쪽 콧구멍으로 하는 느리고 깊은 호흡과 벌소리호흡 방식이 적합하다. 이 방법은 혈관경련수축을 감소시켜서 심장동맥의 혈액순환 개선에 도움을 준다. 규칙적인 수련은 미주신경 긴장도를 개선시켜 심장근육의 효율성을 증진시킨다. 이 호흡법들은 스트레스 반응과 스트레스 습관도 조절한다. 이 방법은 동맥경화를 예방하는 데 매우 중요하다.

초등학생

초등학생은 혈관에 비해서 심장 크기가 발달하지 않았기 때문에 쿰바카 수련이 어렵다. 그러나 간단한 푸라카와 레차카는 제시할 수 있다.

심장과 혈관의 노화 예방

요가호흡은 다양한 방식으로 기능하는 '심장근육 안전장치(myocardium protector)'이다. 요가호흡은 심장근육에 혈액 공급을 증진시킨다. 심장근육에 가해지는 불필요한 긴장을 풀어줘서 오랜 시간 동안 심장근육의 휴식 리듬을 안정시킨다. 또한 전기 신호를 전달하는 결절(electrical nodes)을 건강하게 유지시켜 심장근육을 활성화하고 퇴화를 예방한다.

소화계 건강을 위한 요가호흡

소화불량

소화 과정은 자율신경계가 통제한다. 교감신경이 우세할 때는 샘분비와 꿈틀운동을 감소시킨다. 그래서 급성 스트레스와 만성 스트레스 상태에서는 소화작용이 방해받는다. 위산과다, 가스, 변비, 배고픔 결여, 치질 등은 소화불량의 결과이다. 요가호흡은 미주신경 긴장도와 엉치뼈 부위의 부교감신경의 신경절을 안정시킨다. 이것은 소화와 배변을 개선하고, 간, 이자(췌장) 등의 샘분비와 꿈틀운동을 향상시킨다. 소화불량 상태에서는 느리고 깊은 호흡이나 콧구멍교대호흡을 수련할 수 있다.

과민대장증후군

하루에 두 번이나 세 번, 4~6개월 동안 규칙적인 요가호흡과 기타 수련(정화, 요가자세 등)을 함께 하면, 과민대장증후군 같은 심신질환 때문에 불안정해진 자율신경의 균형을 회복하는 데 도움이 된다. 가볍게 앞으로 숙이는 자세, 뒤로 젖히는 자세, 비트는 자세를 요가호흡과 함께 할 수 있다.

노화 예방

소화샘 분비물의 감소와 장운동의 감소는 소화계 노화의 두 가지 주요 징후이다. 장기간의 규칙적인 요가호흡수련은 위창자길의 분비샘과 민무늬근육의 노화를 지연하는 데 도움이 된다.

근골격계 건강을 위한 요가호흡

근육긴장

근육이 뻣뻣하면 요가자세를 하는 동안 스트레칭하기가 어렵다. 급성 스트레스와 만성 스트레스는 근육경직으로 이어진다. 장기간의 경직은 근육 섬유로의 혈액 공급을 감소시키고 더 나아가 위축증(atrophy)으로 이어진다. 현대 심리학자들은 무의식적인 근육 사용과 근육경직이 신경증 증상을 일으킨다는 의견을 공유하고 있다. 이것은 지속적인 긴장으로 이어져, 신경증 환자들은 통증과 무기력 등으로 고통받고 있다. 요가호흡수련은 근육을 이완하고 근육 섬유로의 혈액 공급도 증진시킨다. 그러므로 요가호흡은 근육의 스트레스 증상을 관리하는 데 주요한 도구이다. 요가자세를 하기 전에 간단한 호흡을 천천히 하는 것은 근육 이완에 도움을 주어서 요가자세수련을 할 때 적절하게 스트레칭이 된다.

섬유근육통

섬유근육통 같은 심신질환에는 깊은 이완이 필요하다. 명상, 마음개발 기법과 함께 하는 요가호흡수련은 심신질환들을 관리하는 데 도움이 된다.

뼈와 관절 건강

요가호흡은 아드레날린(스트레스호르몬)이 작은 혈관과 모세혈관에 미치는 영향을 감소시킨다. 그래서 말단기관의 순환이 향상된다. 연골, 인대, 힘줄, 근육집, 뼈막 등과 같은 구조는 혈관 네트워크가 적다. 요가호흡은 그런 휴면 부위의 순환을 향상시킨다. 요가호흡은 그 부위의 조기 퇴화 예방에 매우 유용하다.

만성 스트레스는 코르티솔 수준을 지속시켜서 뼈를 약하게 하고 쉽게 부러지게 한다. 노인에게 뼈엉성증(골다공증)은 주요 합병증 중 하나이다. 요가호흡의 규칙적인 수련은 스트레스를 감소시켜서 이런 합병증을 예방한다.

비뇨생식계 건강을 위한 요가호흡

신장

반복되는 스트레스로 신장은 더 많이 긴장하게 된다. 요가호흡은 스트레스를 감소시켜서 신장을 보호한다.

월경

난소에서 분비되는 호르몬인 에스트로겐과 프로게스테론은 월경 주기를 조절한다. 이 호르몬들은 뇌하수체에서 분비되는 난포자극호르몬, 황체형성호르몬에 의해 조절된다. 감정 변화의 영향을 받는 시상하부는 뇌하수체의 기능을 조절한다. 특히 십 대 소녀들은 스트레스 때문에 월경 주기가 불안정하다. 요가호흡수련은 스트레스를 감소시켜서 월경 주기를 회복하도록 돕는다.

임신

특별히 임신 2기와 3기에는 태아의 성장으로 숨을 들이쉬는 동안 가로막이 내려가는 데 제한을 받는다. 태아도 산소를 쓰기 때문에 산소 필요량도 더 높은 수준에 있다. 많은 경우 임신부들은 적은 활동을 하더라도 호흡곤란 같은 증상으로 고생한다. 그런 상태에서는 기술적으로 호흡하는 법을 배울 필요가 있다. 일반적으로 천천히 깊게 호흡을 하는 게 바람직하다. 그러나 가로막이 제한적일 때, 푸라카와 레차카만 하는 승리호흡 방식으로 호흡해야 한다. 쿰바카 수련은 피해야 한다.

중년기

한두 번 임신한 후에는 배와 골반의 근육긴장도가 느슨해진다. 자궁을 지지하는 인대는 약해지고 느슨해진다. 후에 이것은 자궁탈출증이나 방광하수증 등으로 이어진다. 물라반다, 웃디야나반다와 함께 규칙적인 요가호흡수련은 이런 합병증을 예방하는 데 유용하다.

갱년기

월경 주기의 중단은 생리적 현상이다. 그러나 몸이 좋지 않거나 스트레스를 받는 여성들은 호르몬의 혼란으로 인해 그 현상이 병리적으로 변한다. 요가호흡수련은 완경(menopause)을 좀 더 생리적인 현상으로 만든다.

남성 생식계

요가호흡수련은 엉치 부교감신경절의 긴장도를 유지하는 데 도움이 된다. 이것은 일반적인 성적 활동을 증진시킨다. 물라반다와 함께 하는 요가호흡수련은 조루증, 발기부전 등을 조절하는 데 도움이 된다.

내분비계 건강을 위한 요가호흡

스트레스는 내분비계를 통해 몸에 영향을 미친다. 급성·만성 스트레스로 인해 많은 호르몬이 과도하게 생성된다(아드레날린, 코르티솔, 티록신, 인슐린 등). 이런 호르몬 문제는 다른 시스템에 부담을 준다. 내분비샘 자체가 부담을 받아서 호르몬을 과도하게 생산한다. 내분비샘의 과도한 작용은 피로로 이어지고, 내적인 생리적 이완 메커니즘(수면)이 부족해서 내분비샘도 오랜 시간 동안 지친 상태로 있게 된다. 이것은 내분비계의 효율성 감소로 이어지고, 신진대사 장애와 조기 노화 과정으로 이어진다. 규칙적인 요가호흡수련은 오랜 시간 동안 내분비샘의 이완과 재충전, 내분비샘 기능의 효율성 유지에 도움이 된다. 그러므로 내분비샘의 노화뿐 아니라 전반적인 조기 노화를 예방한다.

신경계 건강을 위한 요가호흡

자율신경계 균형

요가호흡은 교감신경과 부교감신경의 긴장도를 회복한다. 급성·만성 스트레스에서 교감신경절은 과도하게 작용하고 소진된다. 요가호흡은 부교감신경 중추의 작용을 지속시키는데, 이로 인해 교감신경절이 이완된다. 규칙적인 요가호흡수련은 부교감신경이 우세해지고 교감신경의 이완 상태를 유지시켜서, 필요에 따라 신경계가 효율적으로 작용하도록 한다.

자율신경 긴장도의 회복은 시상하부의 자연스러운 리듬도 회복시킨다. 시상하부는 대사 과정의 감독자이자 자율신경계의 조정자이다. 둘레계의 영향으로 시상하부의 리듬은 불안정해진다. 요가호흡은 둘레계를 조절하여 스트레스를 감소시키는데, 이로 인해 시상하부가 회복된다. 오랜 기간 수련을 통해 숙련된 하타요가 수행자에게서 볼 수 있듯이, 신진대사를 변화시킬 정도로 시상하부의 리듬이 변화한다(생리학적 저대사 상태).

신경전달물질 메커니즘

요가호흡은 스트레스 상태에서 과도하게 발견되는 신경 회로들을 조절하는 신경전달물질(엔도르핀, 가바 등)의 작용을 높인다. 이는 대뇌겉질둘레계 세포를 이완시키고 진정 효과를 구축한다. 신경세포의 과도하고 지속적인 흥분 상태는 조기 퇴화를 가져온다. 요가호흡은 신경세포의 효율성과 수명을 회복시킨다.

대뇌겉질에 혈액 공급 향상

대뇌겉질은 마치 나무껍질처럼 대뇌반구의 바깥면을 감싸고 있는 부분이다. 해부학적으로 머리뼈 내부에 있는 겉질은 많은 주름 형태로 되어 있어서, 작은 영역 안에 넓은 표면이 들어 있다. 일부 겉질 표면은 혈관 네트워크가 제한되어 있어 혈액순환이 적게 이루어진다. 특히 스트레스 상황에서는 혈관수축으로 인해 겉질로 혈액이 제한적으로 공급되어서 과민반응이 증가한다. 요가호흡은 혈관을 확장시키고 그 결과로 뇌의 이 부분들로 혈액순환이 개선된다. 이것은 조기 퇴화를 예방하는 데 매우 도움이 된다. 치매, 파킨슨병 같은 많은 퇴행성 질환은 규칙적인 요가호흡수련으로 예방할 수 있다.

피부 건강을 위한 요가호흡

요가호흡은 다양한 피부 질환을 위한 치료제인데, 소화와 신진대사 기능을 회복시키기 때문이다. 여드름, 건선, 습진, 알레르기성 발진 등에 요가호흡을 규칙적으로 수련할 수 있다.

3

《하타프라디피카》에 제시된
치료적 내용(호흡수련)

《하타프라디피카》 2장

《하타프라디피카》는 각각의 호흡법을 언급하면서 치료적 중요성도 설명하고 있다. 아래 표에 요약하였다.

호흡수련	경전	의미
뇌정화호흡	카파 도샤 비쇼시니 (Kapha Dosha Vishoshini)	호흡계의 가래 감소 신체가 날씬해짐
콧구멍교대호흡	나디슛디 (Nadishuddihi)	날씬함, 피부 윤기 배고픔 개선 숨 참는 능력 향상 내면의 소리 들음
승리호흡	나디 도샤 나샤남(Nadi Dosha Nasanam) 잘로다라(Jalodara) 다투갓 도샤 비나샤(Dhatugat Dosha Vinasha)	피로 감소 복수 조절 신체 내 독소 파괴
태양관통호흡	카팔쇼다남(Kapalshodhanam) 바트도샤그남(Vatdoshaghnam) 크루미그나(Krumighna)	코곁굴 정화 과잉행동이나 통증 등 감소 기생충 제거

냉각호흡	굴마나사(Gulmanasa) 플리하그니(Pleehaghni) 즈와라그나(Jwaraghna) 핏타그나(Pittaghna) 나 크슈다(Na Kshudha) 나 트루슈나(Na Trushna)	복부 내 장기의 비대증 조절 비장 질환 조절 만성적 열 조절 위산과다 감소 배고픔 조절 갈증 조절
싯소리호흡	나 크슈다 나 트루슈나 니드라하라(Nidrahara) 알라야시야 나사(Aalayasya Nasa)	배고픔 조절 갈증 조절 졸음 감소 피로감 감소
벌소리호흡	아난다릴라(Anandalila)	즐거움, 고요함을 가져옴
풀무호흡	바트핏타슈레슈마하람(Vatpittashleshmaharam) 아그니바르다남(Agnivardhanam)	3가지 도샤 조절 배고픔과 소화 향상

《하타프라디피카》 5장

《하타프라디피카》 5장은 치료를 위한 접근법으로 구성되어 있다. 심상화와 함께 하는 몇 가지 호흡법은 치료법으로 언급되어 있다. 그 방법은 특정 부위에 프라나를 다시 채우고, 해당 부분이나 그 부위에 활력을 불어넣는 것이다. 프라나를 다시 채우는 방법은 두 가지 방식으로 생각해볼 수 있다.

호흡 기술을 사용하는 방법

이 방법은 다양한 호흡법과 그 호흡법이 신체에 미치는 특정 효과에 기반을 두고 있다. 위에 있는 표에 그 내용이 기술되어 있다.

호흡하면서 심상화 기술을 사용하는 방법

통증이나 질환을 경험한다는 것은 그 신체 부위에 생명에너지가 부족하다는 것을 의미한다. 그러므로 그 부위에 프라나를 다시 채워야 한다. 그 신체 부분을 알아차릴 때, 프라나는 자동적으로 그곳으로 흐른다.

치료 기법을 아래 방법으로 설명할 수 있다.

1. 가능한 만큼 천천히 숨을 들이쉰다. 숨을 들이쉬면서, 가슴과 배 안으로 에너지를 빨아들인다고 상상한다.
2. 가능한 만큼 숨을 참는다. 숨을 유지하고 있는 동안 모여진 에너지는 환부로 이동하고, 그 신체 부위는 프라나로 다시 채워진다고 상상한다.
3. 천천히 안정감 있게 숨을 내쉰다. 숨을 내쉬는 동안 그 신체 부위의 불순물이 가슴을 지나 신체 밖으로 빠져나간다고 상상한다.
4. 가능한 만큼 호흡 주기를 반복한다.

위 과정에서 일어나는 치료 작용을 은유적으로 표현하면 다음과 같다.

귓속 공간에 물이 모여서 제거하기 어렵다고 가정해보자. 그런 상태에서 우리는 그 공간에 물이 가득 찰 때까지 더 많은 물을 채울 것이다. 그리고 갇혀 있던 물은 신선한 물과 함께 밖으로 나올 것이다. 이 과정은 위에 제시된 치료적 요가호흡수련과 동일하다. 이런 기법을 통해 교란된 에너지가 안정화된다.

"물을 사용해서 귓속에 있는 물을 밖으로 빼내듯이, 반복적으로 숨을 내쉬고 들이쉬어서 쌓여 있는 바유(vayu)를 밖으로 빼내야 한다."

《하타프라디피카》 5장 11절

"Bahudha recakam krutva purayitva punah punah
Karshayeta prakstitam vayum karnatoyamivambuna."

HP-5/11

4

간단한 치료 계획

질환 상태에 적용할 수 있는 간단한 계획을 아래에 제시하였다. 그러나 환자의 요구에 따라 호흡법을 다양하게 조합하는 것은 치료자의 기술과 경험에 달려 있다.

계획 1

방법

뇌정화호흡 5분

콧구멍교대호흡 15분(쿰바카 없음)

적용

20분 동안 실시하는 이 호흡법은 불안과 우울에 매우 유용하다. 특히 공황이나 불안 상태에 있을 때, 두통, 두근거림, 떨림, 신체통증 등과 같은 증상의 감소에 유용하다. 사무직과 학생에게는 심신을 상쾌하게 하는 가장 좋은 수련법 중 하나이다. 하루에도 몇 번씩 빈속에 할 수 있다.

계획 2

방법

뇌정화호흡 100회

천천히 깊게 숨을 들이쉼 - 가능한 만큼 숨을 참음 - 천천히 숨을 내쉼

3~5번 반복(나중에 가능한 만큼 횟수를 늘릴 수 있음)

적용

만성 스트레스뿐 아니라 급성 스트레스에도 유용하다. 특히 생각과 감정 분출의 강도를 최소화하는 특별한 역할을 한다. 급성 상황에서 이 수련법으로 부정적이고 두려운 생각의 분출이나 강박사고는 조절될 수 있다. 규칙적인 수련이 강박장애를 주요하게 다루는 데 도움이 된다. 하루에 2~3번 할 수 있다.

계획 3

방법

천천히 깊게 숨을 들이쉼 - 가능한 만큼 숨을 참음 - 숨을 내쉼

20~40번 반복

적용

급성 스트레스에도 유용하지만, 위장장애(위산과다, 소화불량, 과민대장증후군, 변비), 월경장애, 근육통, 편두통 등과 같은 만성 스트레스 증상에 더 유익하다.

계획 4

방법

콧구멍교대호흡(쿰바카 없음) - 천천히 깊게 들이쉬고 깊게 내쉼
30~40번

적용

계획 3과 동일하게 적용되지만, 계획 3보다 더 수월하게 할 수 있다. 위에 제시된 질환과 함께 허약하거나 빈혈이 있다면, 이 방법을 택해야 한다.

계획 5

방법

벌소리호흡(쿰바카 없음) 20분
하루에 2~3번

적용

만성 스트레스뿐 아니라 급성 스트레스에도 매우 유용하다. 불면과 기타 수면장애, 만성 코곁굴염. 만성 근육통과 신체통증, 고혈압에 적용할 수 있다. 허혈심장질환에는 부드럽게 10~15분 실시한다.

계획 6

방법

뇌정화호흡 100번씩 3회

승리호흡 20~40번

적용

만성 천식, 빈혈(경도, 중등도), 만성적 허약함에 실시한다.

계획 7

방법

풀무호흡 10~20번

(뇌정화호흡 40~100번과 태양관통호흡)

적용

운동선수의 허파 기능 향상을 위해서, 또는 허파 기능 향상이 필요한 사람에게 실시한다.

계획 8

방법

냉각호흡(쿰바카 없음) 40~60번

적용

만성 스트레스, 위산과다, 만성적 소화불량, 코 용종에 실시한다.

VII

무드라 : 개념과 실제

1. 요가호흡은 신체 내부의 생명에너지인 프라나를 확장시킨다. 프라나를 보존하고, 중심으로 모으고, 전달하는 것. 이 세 가지가 핵심이다.

2. 마음을 가라앉히고 신진대사를 안정시켜 에너지의 과잉 유출을 막아 생명에너지를 절약할 수 있다. 그런 다음 척추 쪽으로 에너지를 모으고 뇌의 상위 기능을 위해 중심 통로인 수슘나를 통해 뇌 쪽으로 에너지를 전달한다.

3. 하타요가 무드라는 오래된 탄트라 무드라와 다르다. 무드라의 기본 의미는 '상징'이다. 탄트라 무드라는 특정 신체 자세와 손가락 배열을 함으로써 특정 정신 상태를 닮아가게 한다.

4. 인도 전통무용 예술에서는 무드라를 특정한 감정을 표현하는 몸짓언어로 설명한다.

5. 하타요가 무드라는 수슘나를 통해 물라다라에서 사하스라라 (sahasrara)로 생명에너지인 프라나를 전달하는 데 도움을 준다. 《하타 프라디피카》는 '요가호흡' 장 이후에 무드라를 설명한다. 《게란다상히

타》는 '감각제어(프라티야하라)'와 '요가호흡' 장 이전에 설명한다. 그러나 반다와 함께 하는 요가호흡도 무드라의 일부이다. 무드라는 하타요가의 고급 수련이며 대부분 다른 수행법과 함께 하는 요가호흡으로 구성된다.

6. 먼저 '나디(nadi)'와 '슛디(shuddhi)'의 개념을 명확히 할 필요가 있다. '나디'는 해부학적 수준에서 정의하거나 설명할 수 없다. 하타요가 경전에 설명된 특정한 문구의 도움을 받아 생리학 및 심리학 수준에서 '슛디' 상태를 설명할 수 있다.

7. 기본적으로 '나디'는 길을 의미한다. 생명에너지인 프라나가 이 경로를 통해 흐른다. 모든 생명 활동을 위해 우리는 에너지가 필요하다. 모든 생명 활동 중에 일부 에너지는 몸에서 빠져나간다. 이를 '생명 유지 비용'이라고 부를 수 있다. 이런 활동은 외부 움직임이나 자세, 내부 움직임이나 변화, 또는 생각하는 동안의 미세한 진동일 수 있다. 에너지는 기계적, 화학적, 전기적, 자기적 등 다양한 형태로 작용한다. 그러나 우리가 생명에너지인 프라나를 고려할 때, 그것은 더 높은 형태의 에너지이다. 하타요가 수행자는 개인적인 경험을 통해 마음을 초월한 상태에 도달했을 때 생명에너지의 다양한 경로를 발견하고 설명했다. 경험이 없는 사람은 그것을 상상만 할 수 있다.

8. 숙련된 수행자들에 따르면, 배꼽 바로 아래에 에너지 덩어리인 칸다(kanda)가 있다. 이 칸다에서 프라나가 신체의 표면으로, 중심 영역에서 신체의 다양한 구멍으로 흐른다.

9. 신체의 큰 구멍(코, 입, 귀, 항문, 음경 등)으로 이어지는 10개의 큰 나디가 있다. 수많은 피부 구멍으로 향하는 다른 많은 경로가 있다. 그래서 우리 몸 안에는 7만 2천 개 나디 또는 720만 개 나디가 있다고 한다. 이것은 마치 태양에서 시작하여 사방으로 퍼지는 태양광선과 같다.

10. 이 중에서 '수슘나'라고 불리는 단 하나의 나디만이 알아차림의 발달과 마음 너머의 상태를 성취하는 능력을 담당한다. 이 나디는 칸다에서 시작하여 몸의 중심을 통해 사하스라라를 향해 위로 올라간다.

11. 우리의 일상생활에서는 생명에너지가 수슘나를 통해 전달되지 않기 때문에 완전한 알아차림을 성취할 수 없다. 대신 다른 나디를 통해 흘러들어간다. 생명에너지는 주로 '물라다라 차크라'로 알려진 하부 영역에서 활용된다. 따라서 에너지 덩어리(칸다)가 골반 부위로 이동한 것처럼 보인다.

12. 어떤 방법으로든 이 아래 영역에서 위쪽으로 에너지를 전달하는 데 성공하면 뇌의 기능이 향상된다. 그러므로 이 '에너지 상승'은 하타요가 수행자에게 일어나는 가장 중요한 현상이다. 이 에너지 상승 메커니즘을 활성화하기 위해 다양한 무드라를 활용할 수 있다.

13. 해부학과 생리학은 거친 몸을 다루는 학문이며 그 요인 내에서 정묘한 현상을 설명하기 어렵다. 따라서 수슘나, 이다, 핑갈라 또는 6개 차크라에 대한 정확한 설명은 어렵고 불필요하다.

14. 목표는 더 많은 에너지로 신경계를 상승시키는 것이다. 척수,

뇌 조직 및 신경절은 이러한 상승된 에너지를 받는다. 그리고 수행자는 몸-마음 기법을 통해 이 에너지를 골반 부위에 모을 수 있다. 각 용어를 현대 해부학과 연관시키기보다는 발생하는 현상을 이해하는 것이 더 낫다.

15. 골반과 하복부가 적절히 따뜻해지면 뇌를 향해 위쪽으로 이동할 수 있는 생명에너지가 모아진다. 중심 통로에 대한 단순한 알아차림도 중심 통로를 향해 에너지를 전달하는 데 역할을 한다. 몸통 부위에 가해지는 숙련된 압력과 진동은 중심 통로 부위에 열을 발생시켜 생명에너지 상승을 활성화하는 데 도움을 준다.

16. 무드라 수련을 신체적 수준에서 설명할 수 있다. 이것은 정적 및 동적 수련의 조합이다. 요가자세와 요가호흡은 무드라의 정적인 부분이다. 이러한 수련 중에는 심박수가 증가하지 않는다. 그러나 일부 무드라 수련에서는 움직임을 추가해서 심박수가 어느 정도 증가한다.

17. 이것은 고급 요가자세와 요가호흡으로 간주될 수 있다. 무드라에는 노력과 체력이 필요하다. 규칙적인 수련을 통해 진보를 이룰 수 있다. 특히 무드라를 수련하려면 골반과 복부근육의 긴장도와 근력을 향상시켜야 한다.

18. 무드라는 의도적인 행위이다. 그러나 깨달음의 과정에서 수행자에게 무드라가 저절로 나타날 수 있다. 에너지를 각성한 후 많은 수행자들은 그들 안에서 저절로 일어나는 다양한 무드라를 경험한다.

2

무드라의 메커니즘

1. 하부 다이아몬드 모양 부위에 다양한 방법으로 압력 가하기

이 메커니즘을 이해하기 위해 점적기(dropper)의 예를 살펴보자. 이것은 끝이 좁아지는 파이프와 같은 용기와 이와 연결된 위쪽에 주머니와 같은 큰 공을 가지고 있다. 사용할 때에는 파이프의 좁은 끝부분을 잉크 또는 액체 안에 담그고 점적기 주머니를 누른다. 그런 다음 주머니에 가해지는 압력을 완화한다. 그러면 액체가 위로 올라온다. 이제 거꾸로 된 점적기 안에 액체가 채워져 있다고 생각해보자. 주머니를 누르면 액체가 분수처럼 끝을 통해 올라온다. 이와 마찬가지로 물라칸다(mulakanda)[62]가 거꾸로 된 점적기의 주머니이고, 파이프가 수슘나 나디이다. 따라서 우리는 에너지가 위쪽으로 향하도록 무드라를 통해 하부 영역에 압력을 가한다.

---

62 물라칸다는 물라다라 차크라 부위로 이동되어 주로 활용되는 에너지 덩어리(칸다)를 의미한다.

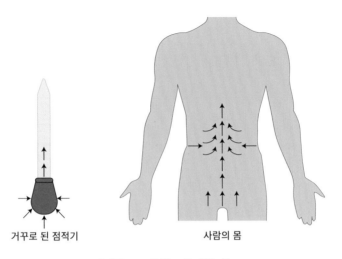

거꾸로 된 점적기   사람의 몸

[위쪽으로 향하는 힘 만들기]

먼저 회음부를 살펴보자. 이곳은 두덩뼈, 엉덩뼈 및 꼬리뼈로 구성
된 다이아몬드 모양의 영역이다. 산스크리트어로 다이아몬드는 '바즈
라(vajra)'라고 한다. 따라서 이곳을 '바즈라'라고 한다. 이곳은 회음근육
으로 덮여 있다. 여기에는 항문, 요도(그리고 여성의 경우는 질)와 같은 구멍
이 있다. 무드라로 숙련되게 압력을 가하면 관련된 신경 말단이 자극
되고 해당 영역에 열이 생성된다.

이 근육은 구멍의 폐쇄를 유지하기 위해 어느 정도 지속적으로 수
축 상태에 있다. 배변이나 배뇨 중에만 근육이 이완되고 항문이나 요
도가 열린다.

이것들은 압력 조절 근육이다. 기침, 재채기, 딸꾹질, 앞으로 숙이
기, 뇌정화호흡, 아그니사라 등 복부가 수축될 때마다 압력은 골반 장

기에 영향을 미친다. 회음근육을 수축함으로써 우리는 내부 장기를 지지하는 반대 힘을 생성한다. 무드라에서 이러한 근육의 수축이 강화된다.

회음근육과 함께 다른 골반근육과 하복부근육도 수축한다. 이를 몇 초간 유지하면 이 수축 상태를 '물라반다'라고 한다. 물라반다는 개별적으로 또는 뇌정화호흡 등 요가호흡의 일부로 수행할 수 있다. 위쪽으로 향하는 힘을 강화함으로써 에너지가 중심 통로를 통해 이동할 수 있는 긍정적인 조건이 생성된다. 이렇게 수축을 통해 압력을 가하는 활동을 '요니 아쿤차남'이라고 한다.

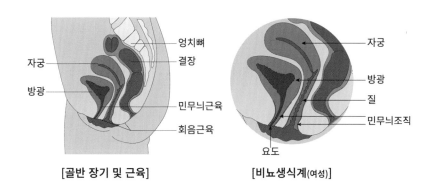

[골반 장기 및 근육]   [비뇨생식계(여성)]

때로는 요가자세를 할 때 발뒤꿈치로 이 부위를 압박한다. 이런 상태로 오랫동안 앉아 있으면 압력으로 인해 열이 발생한다. 성취자세가 대표적인 예이다. 오랫동안 성취자세를 수행하는 것 자체가 무드라로 이어진다. 이렇게 열이 발생하는 것을 '요니 피다남'이라고 한다.

요니 아쿤차남(Yoni aakuncanam)의 예

등펴기자세, 코브라자세, 공작자세에서 근육 수축이 크게 일어나며 자동으로 물라반다가 형성된다. 또는 일련의 근육수축-이완을 일정 시간 동안 지속적으로 수행할 수 있다. 이것을 '아쉬위니 무드라(ashwini mudra)'라고 한다.

요니 피다남(Yoni pidanam)의 예

이 부위를 따뜻하게 하는 또 다른 방법은 '마하베다(Mahavedha) 무드라'로 설명하고 있다. 연꽃자세로 앉는다. 가능한 만큼 숨을 들이쉰다. 숨을 참는다. 잘란다라와 물라반다를 한다. 양손을 바닥에 대고 몸을 들어 엉덩이를 바닥에 부딪치기를 반복한다. 그런 다음 레차카를 한다. 따라서 우리는 요가호흡수련에서 쿰바카에 이러한 일련의 움직임을 하면서 해당 부위를 따뜻하게 할 수 있다.

또한 외부 물체의 도움을 받을 수 있다. 연꽃자세로 앉는다. 천으로 만든 둥근 공을 회음부 아래에 놓는다. 이렇게 물라반다를 오랫동안 할 수 있다.

발뒤꿈치로 회음부와 두덩뼈 부위를 부드럽게 두드리는 '타다나(tadana)'는 요니 피다남의 또 다른 예이다.

금강자세와 성취자세의 일부 변형 자세에서 발뒤꿈치에 의해 회음부는 자동으로 눌려지며 요니 피다남의 효과를 낸다.

2. 복부 압력 가하기

복부근육은 내부 구조 형성을 위한 둥근 벽 형태로 되어 있다. 배곧은근은 앞쪽을 막는 보호벽이다. 배빗근과 배가로근은 몸의 앞면에서 뒷면으로 이어진다. 따라서 이러한 근육은 둥근 벽 형태를 만든다. 이 근육의 수축은 사방에서 복부에 압력을 가한다. 이것은 내부 구조에 부드러운 압력을 생성하고 그 결과 마찰로 인한 열이 발생한다. 혈액순환도 좋아진다. 이것은 나디칸다를 자극하는 또 다른 요가 방식이다.

레차카 후에 웃디야나반다를 적용할 때 이상적인 압력이 생성된다. 웃디야나 상태를 10~20초 정도 유지하는 것은 외부 쿰바카 상태를 유지하는 것이다. 이때 물라반다도 형성된다. 웃디야나를 할 때마다 물라반다가 일어나는 생리학적 반사가 있다. 이것은 장기 탈출을 막기 위해 하부 배안 장기를 지지하는 간단한 보호 생리 현상이다. 웃거나 기침을 할 때도 나타난다.

에너지 전달을 목적으로 복부를 반복적으로 수축하기 위해 뇌정화호흡을 수련할 수 있다. 아그니사라와 나울리의 과정은 동일한 효과를 낸다.

또는 부드러운 로프를 카티수트람(katisutram)[63]처럼 묶어서 배꼽 부분 주위를 누를 수도 있다.

---

63 허리 주변에 묶는 끈 또는 장식물을 의미한다.

수피즘(Sufism)[64]에 설명된 또 다른 방법은 무드라와 연관이 있을 수 있다. 명상 자세로 앉는다. 이제 뇌정화호흡과 유사한 방식으로 복부 수축을 반복하여 입으로 숨을 내쉬며 후 - 후 - 후 소리를 낸다.

요가무드라, 등펴기자세, 쟁기자세(할라사나)와 같이 앞으로 숙이는 요가자세에서는 자동으로 압력이 가해진다. 그러나 모든 압력이 가해지는 수련에서 가슴은 안정적이어야 한다. 위의 수련에서 복부는 압박되고 가로막은 위로 움직인다.

또 다른 방법에서는 가로막이 아래로 이동하여 복부 내부 장기를 아래로 누르는 동안 복부 수축을 시도한다. 이것은 숨을 마신 후 내부 쿰바카에서 복부 수축을 시도한다는 것을 의미한다. 방법은 다음과 같다.

천천히 숨을 들이쉰다. 숨을 참는다. 반복적으로 앞으로 숙인다. 10~20회 정도 반복한 후에 천천히 숨을 내쉰다.

이러한 행위는 가로막과 복부근육에 부담을 주어 복부와 골반 내부에 상당한 열을 발생시킨다. 이것은 실력 있는 지도자의 안내하에 배워야 한다.

이것을 '바노르 아쿤차남(bhanor akuncanam)' 또는 '나비르 아쿤차남

---

64 이슬람의 신비주의 사상으로, "신에 대한 사랑과 헌신으로 신과 합일한다."라는 사상을 가지고 있다. 초기 수피즘은 불교, 요가의 수행 방법 중 하나로 받아들여졌다. 인도의 시크교는 힌두교와 수피즘이 결합한 종교이다.

(nabhir akuncanam)'이라고도 한다.

3. 척추 정렬 및 위로 끌어당기기

요니 아쿤차남과 나비르 아쿤차남을 제대로 수행하려면 척추 정렬이 정확해야 한다. 그렇지 않으면 수행하는 데 어려움이 있거나 수행 중에 과도하게 다칠 수 있다. 예를 들어 마하베다 무드라에서는 정렬이 적절하지 않으면 아래 척추에 디스크 부상을 입거나 근육경련이 발생할 수 있다.

척추 주변 근육과 척추사이근육의 강화는 적절한 정렬을 유지하는 데 도움을 준다. 앞으로 숙이기, 뒤로 젖히기, 비틀기와 같은 모든 종류의 요가자세가 같은 효과를 낸다.

성취자세로 앉으면 정렬이 회복된다. 앉은 산자세[65] 수련은 척추와 관련 근육을 강화하는 데 도움을 준다.

또 다른 방식은 척추를 위로 충분히 끌어당기는 것이다. 스와미 쿠발라야난다는 이 점을 다음과 같이 설명했다. "요가호흡에서 척추를 끌어당기는 방법에 대해서는 이미 경전에 언급되어 있다. 요가호흡 기법에 도입된 다양한 반다를 통해 척추 끌어당김은 척추의 가

---

65 앉은 산자세는 앉은 자세에서 양팔을 머리 위로 들어 올려 손바닥을 닿게 하는 요가자세를 의미한다.

장 낮은 지점에서 가장 높은 지점까지 상당한 장력을 만들어낸다. 이 장력은 말초신경에 강한 자극을 주어서, 전체 신경계에 영향을 미친다."(1956년, 요가미망사 XXXVIII권 3&4호)

스와미 쿠발라야난다는 쿤달리니 각성을 목적으로 내부 쿰바카를 하는 동안 실행하는 척추 끌어당김을 다음과 같은 방식으로 설명했다. 쿤달리니 각성을 위해 수행하는 요가 과정은 주로 두 가지 특징이 있다. 척추와 그 주변 부위의 스트레칭을 포함하거나, 척추 주위의 모든 영역, 특히 골반 및 허리뼈 영역에 더 풍부한 혈액이 흐르도록 유도한다. 요가호흡에서 척추 스트레칭은 주로 가로막다리를 통해 수축된 가로막의 움직임에 의해 영향을 받는다. 내부 쿰바카에서 웃디야나를 적용한다면 가로막이 가장 격렬하게 수축하고 가장 낮은 위치를 차지할 때, 즉 가장 깊이 숨을 마신 후 수축한 배곧은근에 의해 복부 내장을 세게 누르는 방식으로 가로막을 위로 밀어낸다. 이 위로 밀어내기는 수축된 가로막과 복부 벽의 뒤쪽 부분에 부착된 2개의 가로막다리에 의해 대응되며, 이렇게 함으로써 척추와 그 주변 부위를 지속적으로 잡아당긴다. 기본적으로 스트레칭이라는 단어는 근육이나 다른 민무늬 조직에 사용된다. 척추는 뼈로 이루어진 부분이다. 뼈를 늘릴 수는 없다. 하지만 능숙하게 잡아당기면 일반적인 굴곡이 약간 줄어들어 척추의 길이가 늘어난다. 여기에서는 이 현상을 척추 스트레칭으로 설명한다.

4. 신경 및 신경절의 긴장도 유지하기

신경절은 작은 뇌(작은 제어 중추)이며 자율적으로 작동한다. 이것들은 감정의 영향을 받는다. 과한 성욕은 엉치뼈 신경절을 소진시킨다. 심리적 스트레스 상태에서 일련의 교감신경절은 투쟁 또는 도피 메커니즘으로 인해 소진된다. 적절한 휴식과 운동을 통해 매일 회복하고 재충전해야 한다. 하지만 일상에서 이것이 제대로 이루어지지 않으면 자연스러운 신경절의 긴장도가 흐트러진다. 이는 다양한 소화, 신진대사 및 배설 문제로 이어진다. 만성변비, 소화불량, 짜증 등도 같은 결과로 나타나는 현상이다. 무드라 수련을 하면 이 신경절은 혈액순환 개선으로 영양을 공급받으며 온열 효과로 인해 전기적으로 충전된다.

5. 반다와 함께 하는 고급 쿰바카 수련을 통한 중심 힘 강화하기

요가호흡수련 초기에는 외부 쿰바카를 수행하기가 어렵다. 그러나 규칙적인 수련을 하면 날숨 후에 숨을 보유하려는 경향을 느끼기 시작한다. 이때가 외부 쿰바카 수련을 시작하기에 적절한 시기이다. 또한 세 개의 반다를 이어서 할 적기이다. 이 세 개의 반다를 연습하면 골반 부위의 온열 효과와 복부 압력이 동시에 발생한다. 잘란다라반다로 인해 부교감신경의 긴장도가 활성화되면서 신진대사를 안정화시키는 '압력수용기 효과(baroreceptor effect)'가 활성화된다. 샹카라차리야는 이 상태를 '트리반다 프라나야마(tribandha pranayama)'라고 불렀다. 하타요가는 '마하반다(mahabandha)'라고 했다.

《하타프라디피카》는 에너지를 각성시키는 세 가지 메커니즘을 아래와 같이 설명한다.

"골반근육과 목을 수축하고 중간 복부에 압력을 가하면서 척추를 당기면 에너지가 중심 통로를 통해 흐르기 시작한다(수슘나-브라함나디, sushumna-brahamnadi)."

《하타프라디피카》 2장 46절

"Adhastatakunchanenasu kanthasankochane krute
Madhye pascimtanena syat prano brahamnadigah."

HP-2/46

스와미 쿠발라야난다는 이에 대해 한 가지 가설을 세웠다. "다시 말해 우리는 요가호흡수련이 척수중심관과 뇌실 모두에 높은 압력을 가한다는 점을 가설로 받아들인다. 이러한 중추신경계의 압력은 전체 신경계를 자극한다. 이러한 중추신경과 말초신경의 자극으로 인간 의식이 내면화되기 시작하고 초감각적 지각이 가능해지기 시작한다."(1956년, 요가미망사 XXXVIII권 3&4호) 이것은 여전히 과학적으로 연구해야 할 부분이다.

6. 중심 통로에 대한 시각화 및 상상하기

《비갸나 바이라브 탄트라》에서는 일부 명상법을 요가호흡과 함께 설명한다. 반다와 함께 쿰바카를 하는 동안 빛이나 특정 차크라에 대한 비자 만트라를 시각화하는 것은 이러한 방법 중 하나이다. 하타요가는 이 메커니즘을 '프라나는 마음이 가는 곳으로 움직인다'고 설명했다. 따라서 차크라 또는 중심 통로 영역에 주의를 집중하면 에너지가 그곳으로 이동한다. 이것이 에너지를 중심으로 모으는 방법이다.

또한 푸라카와 레차카를 하는 동안 상상을 사용할 수 있다. 예를 들어, 에너지가 외부에서 온다고 생각하며 깊이 숨을 마시고 가슴을 채운다. 쿰바카에서 에너지가 물라다라로 이동하고 있다고 상상한다. 레차카에서는 에너지가 사하스라라(머리 위쪽 중간 부분)로 향하고 있다고 상상한다.

하타요가는 몸의 특정 부위에 있는 에너지를 상상하는 단어로 '프라나에 대한 집중(프란다라나, prandharana)'이라는 용어를 사용했다. 이것은 중심 통로와 관련된 무드라 수행에도 적용되며, '샥티찰라남(shakticalanam)'[66]이라고도 불린다.

7. 요가자세 고급 수련을 통한 중심 힘 안정시키기

일부 요가자세는 그 자체로 '무드라'라고 불린다. 예를 들면, 비파리타카라니 무드라(viparitakarani mudra)와 요가무드라가 있다. 또한 등펴기 자세, 코브라자세 등에서는 그 효과를 생명에너지(쿤달리니)의 각성으로 설명한다. 일부 요가자세에서는 세 개의 반다가 자동으로 형성된다.

---

66 샥티찰라남은 '힘의 움직임' 또는 '샥티(에너지)의 움직임'을 의미한다.

무드라의 더 깊은 효과를 내기 위해서는 이러한 요가자세의 유지 및 빈도를 늘려야 한다.

파쉬니 무드라(pashini mudra)의 예를 살펴보자.

막대자세(단다사나, Dandasana)로 앉는다. 이제 한쪽 다리를 구부려 손으로 잡은 후 들어 올려 목 뒤에 놓는다. 다른 쪽 다리도 똑같이 한다. 따라서 두 다리는 목 뒤쪽에서 올가미처럼 교차하게 된다. 손으로 나마스카 무드라(Namaskar mudra)를 할 수 있다.

어떤 사람들은 이것을 '드위파다 스칸다사나(dvipada Skandhasana)'라고 부른다.

8. 불확실한 메커니즘

일부 무드라에 대한 설명은 여전히 모호하고 어렵다.

케차리(Khechari)

케차리는 두 가지와 관련이 있다.

첫째, 혀의 위치이다. 혀끝은 입안 위쪽과 뒤쪽에 위치해야 한다. 단단입천장에서 시작하여 물렁입천장을 향해 진행한다. 물렁입천장을 위쪽으로 눌러 코인두 통로를 막는다. 또 다른 문헌에서는 혀를 늘리는 여러 수련을 통해 혀를 밖으로 길게 잡아당기고 위로 움직여 두 눈썹 사이의 영역에 닿게 한다고 쓰여 있다.

둘째, 내적 트라타카(internal trataka)처럼 눈을 감고 두 눈썹 사이를 응시해야 한다.

일부 수행자는 혀주름띠(설소대)를 절단하여 혀의 길이를 늘인다. 하지만 이런 사람들이 말하는 동안 혀가 적절하게 움직이지 못한다는 점을 발견했다. 단어를 명확하게 말할 수 없었다.

이 수련에서는 이 무드라를 통해 넥타(nectar)[67]가 아래로 흘러 삼킬 수 있게 한다고 설명한다. 여기서 생기는 질문은 넥타가 에너지인지 실제 몸의 분비물인지이다.

그러나 세 개의 반다와 함께 하는 요가호흡수련에서 케차리를 네 번째 반다로 채택할 수 있다. 이렇게 함으로써 쿰바카 수련을 더욱 효과적으로 할 수 있다.

샴바비 무드라(Shambhavi mudra)

두 눈썹 사이를 내적으로 응시하는 것은 집중(다라나, dharana) 행위 중 하나이며 샴바비 무드라로 알려져 있다. 많은 수행자는 이 무드라에

---

67 넥타는 현대 영어에서는 감미로운 과즙, 과일음료를 뜻하지만, 원래 뜻은 그리스 신화에 나오는 신들이 마시는 불로불사의 음료이다. 요가에서는 빈두(bindu)로부터 흘러나오는 액체, 아므리타(amrita)를 의미한다.

서 빛을 인식한다. 이 수련을 시작할 때 눈알(안구)은 불안정한 상태이기 때문에 두 눈썹의 중간 지점에 고정할 수 없다. 여기에는 두 가지 이유가 있다. 첫 번째는 눈구멍(안와) 주변 근육이 약하기 때문이고, 두 번째는 마음의 상태 때문이다.

이 무드라를 수행하는 동안 눈알 주변의 위빗근(상사근)과 안쪽곧은 근(내측직근)이 수축한다. 트라타카(trataka)를 규칙적으로 수련하면 이러한 눈 주변 근육의 긴장도를 개선하는 데 도움이 된다. 또한 스트레스를 받으면 눈알이 안정적으로 유지될 수 없다. 이 무드라를 수행하기 전에 요가호흡과 호흡 알아차림을 하면 과정이 더 쉬워진다. 점점 고요해지면서 눈알이 안정되고 통증이 사라진다.

바즈롤리/ 사하졸리/ 아마롤리

바즈롤리(Vajroli)

위에서 설명한 대로 파쉬니 무드라를 실행한다. 두 손바닥을 바닥에 대고 두 손을 밀어 몸을 들어 올린다. 이것을 바즈롤리라고 한다. 그러나 설명이 명확하지 않다. 이것은 또한 손서기자세로 간주할 수 있다. 최종 상태에서 다리와 머리는 지면 위에 있다. 거꾸로 하는 자세 중 하나이다.

사하졸리(Sahajoli)

《하타프라디피카》에서는 사하졸리를 요도의 민무늬근 수축 수련으로 설명하고 있다. 골반바닥근육의 수축은 뼈에 붙어 있는 맘대로근(수의근)을 조절하는 것을 의미한다. 요도 민무늬근은 제대로근(불수의근)

274

이며 엉치뼈 신경절에 의해 조절된다. 이제 이 과정에서는 자율적인 민무늬근을 의도적으로 수축해야 한다. 사하졸리라는 단어는 이 행위와 관련이 있다.

어떤 사람들은 소변을 볼 때 연습하라고 조언한다. 즉, 간헐적으로 소변의 흐름을 멈추는 것을 의미한다. 하지만 이것은 신경절의 긴장도를 교란시킬 수 있다. 아유르베다는 이런 식으로 자연스러운 과정을 거스르는 것을 권장하지 않는다. 따라서 방광이 비어 있고 배뇨 욕구가 없을 때 하는 것이 좋다. 이럴 때 소변이 실제로 흐르지 않더라도 마치 소변 흐름을 제한하려는 것처럼 연습할 수 있다.

아마롤리(Amaroli)

아마롤리는 시작과 끝 소변은 피해 소변을 모아서 코 세척액인 나스야(nasya)로 사용하는 것을 의미한다. 아마롤리의 영적 의미는 불분명하다. 코에 소변을 넣는 것은 정화를 하기 위함이다. 아유르베다에서는 소 오줌(고무트라, gomutra)이나 소똥을 심리 질환(운마다, unmada)의 치료에 사용한다. 적은 양의 집중된 소변 냄새는 아마도 대뇌겉질 세포 및 둘레계 중추에 작용할 것이다. 이에 대해서는 더 많은 연구가 필요하다.

3

무드라 수련법

마하무드라(Mahamudra)

(경전 GS, HP)

막대자세로 앉는다. 오른쪽 다리는 편 상태를 유지한다. 왼쪽 다리를 접어 뒤꿈치로 회음부를 누른다. 이제 양손으로 오른쪽 다리의 발가락을 잡는다. 잘란다라반다를 만든다. 눈을 감고 두 눈썹 사이의 영역을 응시한다.

발가락을 잡으려면 앞으로 숙여야 한다. 그러나 마하무드라에서 완전히 숙이는 건지 아닌지 설명이 명확하지 않다. 발가락을 잡고 앞으로 살짝 숙일 수 있다. 또는 앞으로 완전히 숙여 한다리전굴자세(자누시르사사나, Janushirsasana)처럼 이마가 무릎이나 무릎 바로 아래에 닿도록 할 수 있다.

이 방법을 요가호흡과 함께 수행하려면 첫 번째 방법이 더 적합하다. 여기에서 푸라카, 쿰바카, 레차카를 적절하게 수행할 수 있다.

요가호흡을 하지 않는다면 두 번째 방법이 두 눈썹 사이를 계속 응시하는 데 적합하다. 호흡은 정상적으로 유지한다. 지속적인 반다 상태는 수행자에게 유익하다.

마하반다(Mahabhanda)
(경전 HP, SS, GS)

성취자세로 앉는다. 발뒤꿈치로 회음부를 단단히 누른다. 이제 숨을 깊이 마시고 세 개의 반다를 취한다. 가능한 만큼 머무른다. 그런 다음 반다를 풀고 레차카를 한다.

가능한 만큼 이 주기를 반복할 수 있다. 《쉬바상히타(Shiva samhita)》에서는 이런 식으로 2시간 동안 요가호흡을 수행하면 감각제어 단계에 들어간다고 한다. 더 연습하면 생명에너지를 깨울 수 있다.

외부 쿰바카와 함께 마하반다를 수행할 수 있으며 여기에서는 웃디야나가 더욱 중요하다.

마하베다(Mahavedha)
(경전 HP)

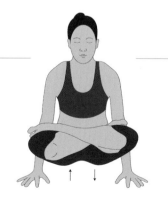

연꽃자세로 앉는다. 반다와 함께 푸라카와 쿰바카를 한다. 이제 손바닥을 바닥에 대고 몸의 균형을 잡고 엉덩이를 들어 바닥에 부딪치는 동작을 10~20회 반복한다. 그런 다음 레차카를 한다. 가능한 만큼 주기를 반복한다.

이것은 골반 부위에 열을 발생시켜 에너지를 활성화시키려는 의도이다. 이 동작에서 꼬리뼈에 가해지는 압력으로 인해 통증이 약간 발생할 수 있다. 따라서 신중하게 수행해야 한다. 추간판 부상이 있는 경우 이 절차를 피해야 한다.

아쉬위니 무드라(Ashvini mudra)
(경전 GS)

연꽃자세로 앉는다. 회음부 근육을 수축-이완하여 항문이 굳게 닫힌 상태에서 위아래로 움직이도록 한다. 가능한 만큼 장시간 반복한다. 호흡은 자연스럽게 한다. 실제로는 20회 정도하고 휴식을 취할 수 있다. 다시 20회 주기를 반복한다. 이런 식으로 전체 횟수를 늘릴 수 있다.

쿰바카와 함께 할 수도 있다. 천천히 깊게 숨을 들이쉰다. 이제 숨을 멈추고 아쉬위니 무드라를 한다. 24까지 센다. 즉 쿰바카를 24초 한다. 그런 다음 레차카를 한다.

동일한 방식으로 외부 쿰바카와 함께 할 수 있다.

샥티찰라남 무드라(Shakticalanam mudra)
(경전 GS)

《하타프라디피카》에서 이 단어를 사용하긴 하지만 10가지 종류의 무드라에서는 언급하지 않았다. 다양한 무드라에 숙달된 후 쿤달리니를 깨우기 위해 샥티찰라남을 수행한다. 능력에 따라 적합한 무드라를 다양하게 조합할 수 있다.

이것은 무드라 분야의 포괄적인 용어이다. 중심 통로에 대한 집중과 시각화를 포함하는 모든 무드라는 에너지를 전달한다. 이 '전달 활동(channeling act)'은 샥티찰라남을 의미한다. 이 수련은 2~3시간 동안 할 수 있다. 먼저 일부 무드라를 개별적으로 수행하여 체력을 길러야 한다. 체력이 향상되면 조합해서 할 수 있다. 이것은 한 번에 많은 무드라를 결합하는 것이다.

《게란다상히타》는 수행 순서를 다음과 같이 설명했다.

1. 파리다나 육티(Paridhana Yukti)

성취자세로 앉는다. 집게손가락이 배꼽을 향하고 엄지손가락이 등을 향하도록 하면서 양손을 허리에 놓는다. 오른쪽 콧구멍으로 숨을 들이마시면서 위에서 설명한 대로 손을 놓는다. 이제 반다와 함께 내부 쿰바카를 유지하면서 10~20회 반복해서 몸을 앞으로 숙인다. 그런 다음 왼쪽 콧구멍으로 숨을 깊이 내쉰다. 잠시 휴식을 취한 후 이 주기를 여러 번 반복한다.

2. 타다나(Tadana)

성취자세로 앉는다. 양손으로 한쪽 발목을 잡고 배꼽 아래 부위 하복부를 빠르게 두드린다. 적어도 100번은 두드려야 한다.

3. 풀무호흡

풀무호흡을 많이 수행한다.

4. 프라나바 자파(Pranava japa)[68]

가능한 만큼 반복하여 수행한다.

《하타탓트와카우무디》에서 '부타슛디[69] 프라나야마(bhutashuddhi pranayama)'라는 제목으로 설명된 수행은 샥티찰라남과 관련이 있다. 연꽃자세로 앉는다. 숨을 깊이 들이쉰다. 숨을 멈추고 모든 차크라로 하나씩 주의를 이동한다. 각 차크라에 있는 생명에너지(프라나)를 상상한다.

요니무드라(Yonimudra)
(경전 GS)

연꽃자세로 앉는다. 숨을 들이쉰다. 세 개의 반다를 실행한다. 이제 손가락을 이용해 눈, 코, 입, 귀를 닫는다. 이 동작을 '샨무키 무드라'라

---

68 프라나바 자파는 '옴' 소리를 반복해서 외우는 것을 의미한다. 소리 '옴'을 '프라나바'라고도 한다. 프라나바는 '생명을 주는 자'라는 의미이다.

69 부타슛디는 '원소의 정화'를 의미하며 인간 시스템 내의 5가지 요소(흙, 물, 불, 공기, 공간)를 정화하는 과정이다. 요가자세, 요가호흡, 만트라, 시각화, 명상 등 다양한 요가 기법을 사용할 수 있다.

고 한다. 물라다라에 집중하면서 위로 올라오는 에너지를 느껴본다. 그런 다음 샨무키 무드라를 풀면서 천천히 숨을 내쉰다. 가능한 만큼 주기를 반복한다. 이를 요니무드라라고 한다.

브라함무드라(Brahammudra)

브라함무드라는 목의 움직임과 관련이 있다. 이 단어는 오래된 전통에서 유래했으며 하타요가 경전에서는 찾을 수 없다. 《하타탓트와카우무디》에서는 특정 목 움직임 연습을 '메루찰라남'이라고 한다.

명상 자세로 앉는다. 목을 오른쪽에서 왼쪽으로, 왼쪽에서 오른쪽으로 돌린다. 속도는 느리거나 중간 정도여야 하고 갑작스럽지 않아야 한다. 이 주기를 최대 50회까지 반복한다.

잘란다라반다를 한다. 이제 목을 시계 방향과 시계 반대 방향으로 각각 50회씩 돌린다.

목은 척추에서 가장 잘 움직일 수 있는 부분이다. 또한 척추에서 가장 섬세한 부분이기도 하다. 급격한 움직임은 디스크 손상을 일으키거나 척추동맥의 흐름을 방해할 수 있다. 목은 또한 압력수용기의 일부이다.

빠른 움직임은 어지러움을 유발할 수 있으며 가끔은 중간 정도 속도의 움직임도 어지러움을 유발할 수 있다. 하지만 조절된 느린 움직임은 사고 과정을 줄이는 데 크게 도움이 된다. 이것은 또한 알아차림을 향상시킨다.

부자기 무드라(Bhujagi mudra)
(경전 GS)

성취자세로 앉는다. 입을 크게 벌리고 입으로 숨을 마셔서 목 부위에 차가운 감각이 느껴지도록 한다. 쿰바카를 하고 코로 숨을 내쉰다. 이것이 부자기 무드라이며, 소화를 개선하는 데 유용하다.

타다기 무드라(Tadagi mudra)
(경전 GS)

등을 대고 반듯이 눕는다. 두 다리를 접어 무릎을 세운다. 이제 숨을 깊이 들이쉬고 최대한 깊이 내쉬어 모든 부위의 복부근육을 수축시켜 빈 연못과 같은 오목한 모양을 형성한다. 누운 자세로 행하는 웃디야나이다. 물라반다는 자동으로 형성된다.

많은 수행자는 누운 자세에서 웃디야나를 하는 것을 더 쉽게 느낀다.

이를 타다기 무드라라고 한다.

웃디야나 무드라(Uddiyana mudra)
(경전 HP, GS)

실제로 웃디야나는 크리야(바스티)[70], 요가호흡(반다 - 외부 - 내부) 및 무드라의 일부이다. 앉거나 서서, 아니면 누워서 할 수 있다.

무드라를 수행하는 동안 하는 웃디야나는 항상 외부 쿰바카 및 물라반다와 연관된다. 앉거나 서서, 또는 누워서 할 수 있다. 앞으로 숙이기와 같은 많은 요가자세에서 부분적으로 형성된다.

서서 하는 것이 가장 좋다. 두 다리 사이에 약간의 거리를 두고 선다. 무릎 바로 위 허벅지에 손을 얹고 허리를 구부린다. 이 자세는 목과 어깨 근육을 안정시킨다. 이 자세에서 모든 복부근육을 사용하여 최대한 깊은 날숨을 달성할 수 있다. 가슴우리도 안정적으로 유지된다. 숨을 깊이 내쉰 후 손으로 무릎이나 허벅지를 단단히 눌러 목과 어깨 근육이 고정된 상태를 유지한다. 그렇게 하면 강한 가상 들숨이 이루어진다. 이것은 가로막과 함께 하부 갈비뼈를 들어 올린다.

스와미 쿠발라야난다는 가로막과 하부 갈비뼈에 대한 특정한 생리적 메커니즘을 언급했다. 웃디야나에서 가로막은 위쪽으로 최대 범위까지 움직인다. 동시에 하부 갈비뼈도 위쪽으로 움직인다.

---

70 바스티(basti)는 하복부, 특히 결장을 청소하기 위한 중요한 요가 정화법이다. 요가적 관장 기법이라고 할 수 있다.

물라반다

(경전 HP, GS)

요가호흡과 함께 하거나 따로 요가호흡 없이 수행할 수 있다. 2장의 설명을 참고하라.

잘란다라

(경전 HP, GS)

이것 역시 요가호흡의 일부로 수행하거나 별도로 수행할 수 있다. 쟁기자세와 같은 요가자세 중에 자동으로 형성될 수도 있다. 성취자 세에서는 의도적으로 더 오랜 시간 동안 잘란다라를 한다. 2장의 설명 을 참고하라.

판차다라나(Panchadharana)

(경전 GS)

《게란다상히타》는 신체 내부의 시각화 주제를 설명했다. 시각화의 상징은 특정 마하부타(기본 5가지 요소: 흙-물-불-공기-공간)의 속성을 가지고 있다. 이러한 특별한 집중(다라나)은 다음과 같이 설명할 수 있다.

	판차다라나	설명
1	아도 다라나(Adho dharana)	노란색 물질을 상상해보라.
2	암바시 다라나(Ambhasi dharana)	하얀색 액체를 상상해보라.
3	바이스와나리 다라나(Vaiswanari dharana)	붉은색 불꽃을 상상해보라.
4	바야비야 다라나(Vayaviya dharana)	흑회색의 연기를 상상해보라.
5	나브호 다라나(Nabho dharana)	맑고 푸른 하늘을 상상해보라.

물라다라에서 사하스라라까지 각각 빨간색, 주황색, 노란색, 녹색, 진한 파란색, 푸른 하늘색 및 보라색과 같은 특정 차크라에 해당하는 특정 색깔을 시각화할 수 있다.

차크라에 해당하는 비자 만트라를 시각화하거나 암송할 수 있다. 물라다라에서 아즈나차크라까지 6개의 차크라에 람, 밤, 람, 얌, 함, 옴[71]이 각각 대응된다.

다시 말하지만, 이 모든 것은 샥티찰라남의 일부이다.

	차크라	색깔	만트라
1	물라다라(Muladhara)	빨간색	람(Lum)
2	스와디스타나(Swadistana)	주황색	밤(Vam)
3	마니푸라(Manipura)	노란색	람(Ram)
4	아나하타(Anahata)	녹색	얌(Yam)
5	비숫다(Visuddha)	진한 파란색	함(Hum)
6	아즈나(Ajna)	푸른 하늘색	옴(Om)

71 비자 만트라의 산스크리트어 영어 표기는 원서의 표기법을 따랐다. 인도에서도 전통과 지역에 따라 발음이 다르므로, 한국어 발음은 영어 표기와는 조금 다르지만 국내에서 일반적으로 알려진 방식으로 표기했다.

싱하 무드라(Simha mudra)

사자자세(싱하사나, Simhasana)로 앉는다. 숨을 마셨다가 혀를 밖으로 내밀면서 입으로 숨을 깊이 내쉰다. 숨을 다 내쉬면 물라반다와 웃디야나를 하고 얼마간 유지한다. 두 눈썹 사이를 응시한다. 이를 싱하 무드라라고 한다.

여기에서는 척추, 골반, 복부를 강화하기 위한 몇 가지 예비 연습을 설명한다.

1. 잠시 동안 앉은 산자세를 한다. 그런 다음 새의 날개처럼 팔을 옆으로 펄럭이며 매번 앉은 산자세의 마지막 단계 모습을 한다. 가능한 만큼 반복한다.

2. 금강자세로 앉는다. 천천히 몸을 앞으로 구부려 이마가 땅에 닿도록 한다. 가능한 만큼 반복한다.

3. 자비로운 자세(바드라사나)로 앉는다. 양손으로 발을 잡고 이마가 발바닥에 닿도록 앞으로 숙인다. 가능한 만큼 반복한다.

4. 등을 대고 바른 자세로 눕는다. 다리를 접어 무릎을 세우고 발바닥은 바닥에 놓는다. 손은 엉덩이 옆에 두고 손바닥은 바닥을 향하게 한다. 이제 엉덩이를 최대한 높이 들어 올린다. 다시 엉덩이를 바닥으로 내려놓는다. 가능한 만큼 반복한다.

5. 등을 대고 바른 자세로 눕는다. 다리를 접어 무릎을 세우고 발바

닥은 바닥에 놓는다. 양쪽 무릎을 오른쪽으로 움직이고 동시에 목을 왼쪽으로 움직인다. 가능한 만큼 반복한다. 다리와 목의 움직임 방향을 바꾸어 가며 계속한다.

6. 등을 대고 바른 자세로 눕는다. 다리를 접어 무릎을 세우고 발바닥은 바닥에 놓는다. 이제 허벅지가 복부에 닿도록 다리를 들어 엉덩관절(고관절)을 접는다. 이제 손으로 무릎을 잡고 지지하면서 가능한 만큼 무릎을 돌린다(시계 방향 - 반시계 방향).

7. 목을 부드럽게 돌린다.

8. 두 다리를 30~60cm 정도 떨어뜨리고 선다. 양손을 어깨높이까지 올린다. 이제 다리와 골반을 안정적으로 유지하면서 몸통을 좌우로 번갈아 가며 가능한 만큼 비튼다.

모든 움직임은 너무 느리지도 빠르지도 않게 적당해야 한다. 어떤 경우에도 갑자기 움직이는 것은 피해야 한다. 이 운동은 무드라를 오래 연습하기 전에 할 수 있다. 이것은 추후 과정을 위해 뼈, 관절 및 근육을 준비시킨다. 말단기관을 향한 순환이 개선되면 특히 인대, 힘줄 및 연골에 에너지가 생긴다.

1. 하타요가는 최신의 요가라고 할 수 있다. 많은 사람이 하타요가를 신체 발달만을 위한 것으로 생각한다. 많은 요가지도자나 전문가는 요가의 신체적 측면만을 강조한다. 그런 사람들은 80~90세의 나이에도 신체적으로 건강하지만 삼매의 정묘한 상태에는 도달하지 못한다. 이들이 일반적인 사람들을 위한 요가 전문가이기 때문에 일반 사람들이 요가를 신체 발달만을 위한 것으로 생각한다는 점이 놀랍지는 않다. 특히 지난 세기에 요가자세는 요가의 가장 잘 알려진 측면이었다. 요가의 다른 측면들은 크게 무시되었다. 따라서 그 효과 또한 제한적이었다.

2. 《하타프라디피카》에서는 하타요가가 과학적인 수련 체계(practical science)이며, 라자요가(Raja yoga)에 기술된 더 높은 정신상태를 성취할 수 있게 설계되었다고 분명히 언급하고 있다.

"Bhrantya bahumatdhvante rajayogam ajanatam
Hathapradipikam dhatte swatmaramah krupakara."

HP-1/3

3. 신체 건강을 무시하거나 희생하면서 더 높은 정신상태를 중요시

하는 다양한 전통의 예도 있다. 그것은 고행(타파, tapa)이다. '데하단다 (dehadanda)' 또는 '카야클레샤(kayaklesha)'라는 제목 아래 그들은 육체의 극심한 고통을 수행(사다나, sadhana)의 일부로 받아들인다. 고행의 몇 가지 예를 살펴보자.

A. 추운 날 이른 아침 강에 가서 몇 시간 동안 물속에 서 있기

B. 뜨거운 햇볕이 내리쬐는 날 바위 위에 오래 서 있기

C. 매일 쓴 잎만 먹기

D. 아주 적게 먹기

E. 음식과 물 없이 여러 날 동안 단식하기

4. 이러한 수행의 논리는 어렵고 고통스러운 상황을 받아들이고 견디도록 마음을 훈련시키는 것이다. 이것은 둔감화 치료(desensitization therapy)[72]의 일부일 수 있다. 그러나 성공하는 사람은 거의 없다. 이 길을 따른 많은 수행자들은 건강에 문제가 있었고, 그로 인해 더 높은 의식 상태를 성취하지 못했다. 고타마 붓다(Gautama Buddha)는 처음에 그러한 방법을 시도했고 많은 어려움을 겪었다. 나중에 그는 이 방식을 거부하고 신체적 건강과 정신적 건강 모두를 제대로 담아내는 길을 따랐다.

5. 하타요가는 신체 건강을 기본으로 생각한다. 다음 경전 문구는 우리에게 그것을 알려준다.

---

72 둔감화 치료는 매우 적은 자극으로 시작하여 서서히 자극의 양을 늘려감으로써, 조금씩 몸과 마음을 적응하도록 하고 반응을 감소시키고자 시행하는 치료 방법이다.

"병든 사람들은 하타요가를 통해 건강을 얻고, 건강한 사람들은 하타요가를 통해 더 높은 의식 상태를 이룰 것이다."

《하타프라디피카》1장 10절

"Asesataptaptanam samasrayamatho hathah
Asesayogayuktanam aadharakamatho hathah."

HP-1/10

6. 《게란다상히타》는 하타요가를 '가타스타 요가(ghatastha yoga)'로 보았다. 가타(ghata)는 흙으로 만든 단지를 의미한다. 흙으로 어떤 특정한 모양을 만들 때 더 단단하고 강하게 만들기 위해서는 구워야 한다. 요컨대 열을 가하면 품질이 향상된다. 이 예는 은유이다. 우리의 몸은 요가를 통해 적절하게 따뜻해지고 변형되어야 하는, 새로 형성된 가타와 같다. 일부 속성은 몸-마음 수준에서 확립되어야 한다. 게란다는 확립되어야 할 7개의 속성을 설명했다. 그는 또한 이러한 속성을 크게 향상시키는 데 도움이 되는 요가의 특정 부분을 설명했다.

"Sodhanam drudhta caiva sthiryam dhiryam ca laghavam
Pratyaksham ca nirliptam ca ghatasya saptasadhanam
Shatakarmana sodhanam ca asanena bhavedrudham
Mudraya sthirata chiva pratyaharen dhirata
Pranayamallaghavam ca dhyanatpratyaksamatmanah
Samadhina nirliptam ca muktireva samsaya."

GS-1/9~11

이를 다음 표와 같이 요약할 수 있다.

속성	의미	해당하는 부분
소다남(Sodanam)	전체 시스템의 정화	크리야
드루다타(Drudhata)	강하고 확고한 신체기관	요가자세
스티라얌(Sthiryam)	에너지 저장을 통한 체력	무드라
다이라얌(Dhairyam)	인내하며 모든 상황을 조절하는 능력	감각제어
라가밤(Laghavam)	밝고 가벼움	요가호흡
프라티약샴(Pratyaksham)	지속적인 알아차림	명상
니르리프탐(Nirliptam)	욕망에 대한 무집착	삼매

따라서 하타요가는 건강뿐 아니라 마음의 더 높은 상태를 성취하기 위해 '몸과 마음의 발달'을 목표로 한다는 것이 분명하다.

7. 실제로 이것은 자신의 생활 방식을 수정하고 위에서 설명한 특정 수련을 숙달함으로써 성취된다. 일상생활에 적절한 변화가 없으면 이러한 특정 수련을 발전시킬 수 없다.

《하타프라디피카》는 동일한 목적을 위해 해야 할 것과 하지 말아야 할 것을 설명했다.

"열정, 용기, 인내, 올바른 이해, 결단력, 대중과의 접촉 중단을 통해 요가에서 성공을 이룰 수 있다."
《하타프라디피카》 1장 16절

"Utsahat sahasat dhairyattavajnanacca niscayata
Janasanghaparityagat sadabhiyogah prasidhyati."

HP-1/16

"요가는 과식, 과로, 수다, 극심한 금욕, 대중에 대한 애착, 욕망으로 인해 효과가 없어진다."

《하타프라디피카》 1장 15절

"Atyaharh prayasasca prajalpo niyamagrah
Janasangasca laulyam ca sadabhiyogo vinasyati."

HP-1/15

8. 과학적인 관점에서 수행자의 발전을 위해 다음과 같은 점을 고려할 수 있다.

생활 방식	수련 방법
식단 및 식사 일정을 관리한다. (미타하라, Mitahara)	점진적인 패턴으로 매일 요가수련을 다듬는다.
수면 패턴을 관리한다.	3~4시간의 일정을 잡는다. 같은 것을 천천히 준비한다. 적당한 시간을 찾는다.
지나친 노력이나 과도한 활동을 피한다. 과도한 소통을 피한다. 말하기를 조절한다. 말을 많이 하지 않는다.	자신에게 적합하고 중요한 최소한의 수련을 활용하고 체력을 높인다.
침묵과 홀로 있음을 능숙하도록 연습한다.	수련의 적절한 조합을 설계한다.
과도한 규율을 피한다.	가능한 한 규칙성을 유지한다.

생활 방식

식단과 식사 일정 관리

소화 기능과 신경 기능은 서로 영향을 미친다. 과식 후 혈액순환은 소화기관으로 향한다. 그 비율에 따라 더 적은 혈액이 신경계로 이동한다. 따라서 일상 활동에 집중하기 어렵고 졸음, 나른함 등을 느끼게 된다. 하타요가 수련을 위해서는 신경조직의 더 큰 효율성이 필요하다. 따라서 수련 중에는 소화 활동을 최소화해야 한다.

건강한 식단은 중요하다. 수행의 발전을 위해 하타요가는 기아 상태에 이를 정도의 단식을 강조하진 않는다. 3장에서 설명한 바와 같이 하타요가는 건강한 식단을 권장한다. 하지만 소화 메커니즘과 그에 소요되는 시간을 이해했다면 식사 횟수를 줄이는 것에 능숙해지는 게 좋다. 다음 표는 이에 대한 아이디어를 제공한다.

식사 일정	소화 시스템의 상태	전반적인 신체 상태	신경계 상태
바후북타(Bahubhukta) (4번 이상의 식사)	24시간 너무 바쁨 소화 불량	무거움, 무기력 과체중 각종 질병	둔함, 짜증남
트리북타(Tribhukta) (3번의 식사)	24시간 바쁨	지나치게 무겁진 않음 활동이 제한됨	집중력이 좋아짐 짜증이 덜남

드비북타(Dvibhukta) (2번의 식사) 8시간 동안 휴식	16시간 동안 바쁨	활기참	매우 좋음 몸은 더 고급 수련에 적합해짐 집중력이 더 향상됨
에크북타(Ekbhukta) (1번의 식사)	10시간 동안 바쁨 충분한 휴식을 취함	활기참	위와 동일함 장시간 수련하기에 더 나은 체력을 갖게 됨

하타요가 수행자가 되려면 바후북타 상태를 피해야 한다. 처음에는 에너지가 필요하므로 트리북타 일정을 따를 수 있다. 수련이 규칙적이 되고 평온함이 유지되면 드비북타 일정을 시작할 수 있다. 그러나 금계(야마)-권계(니야마)와 관련된 다른 것들이 관리되어야 한다. 즉 충동, 말, 소모적 활동 등을 통제하여 신진대사 필요성이 제한적으로 유지되도록 한다. 따라서 신진대사에 필요한 양이 얼마든지 간에, 두 번의 식사로 적절하게 충족될 것이다. 네 번째인 에크북타는 금계와 권계의 다른 원칙과 함께 금욕(브라마차리야)을 엄격히 따르는 수행자만을 위한 것이다.

수면 패턴 관리

수면은 자연스러운 휴식 방법이다. 스트레스를 받을 때 우리는 시간뿐만 아니라 깊이 측면에서 질 좋은 수면이 더 필요하다. 그러나 요가수련을 통해 깊이 이완되면 수면의 필요성이 줄어든다. 수면 시간은 짧아질 수 있지만 수면의 질은 더 좋아진다.

하타요가 수련을 진행함에 있어서 수련을 위해 오전 4시 정도 이른 아침을 선택하는 것은 항상 유익하다. 적절한 효과를 얻기 위해서는 소화와 배변을 완료하여 몸을 준비해야 한다. 수면도 완료해야 한다. 완전한 수면을 위해서는 가능한 한 일찍 잠자리에 드는 것이 좋다.

일상 활동 조절

지나친 노력은 엄격히 피해야 한다. 에너지를 회복하려면 더 많은 음식과 수면이 필요하기 때문이다. 그러면 소화와 신진대사를 위한 시간을 남겨야 한다. 따라서 신경계의 더 높은 기능을 수행할 시간이 적어진다.

말을 많이 하고 다른 사람들과 과도하게 소통하는 것은 불필요한 갈등과 불필요한 생각(브릿티)[73]으로 이어져 에너지를 낭비하고 번뇌(클레샤)[74]를 강화한다. 침묵 연습은 그러한 문제들을 자동으로 피하는 데 도움이 된다. 홀로 있는 상태를 유지하는 것은 최고의 연습 중 하나이며, 침묵을 지지할 뿐만 아니라 요가수련의 더 깊은 효과를 유지시켜준다.

수련 방법

크리야, 요가자세, 요가호흡, 무드라, 내면의 소리에 대한 수행(나다누산다나)은 하타요가 수련이다. 이러한 수련에 관해서는 다음의 것들

---

73 브릿티(vritti)는 '의식의 흐름' 또는 '마음의 변화와 흔들림'을 의미한다. 《요가수트라》의 요가의 정의에 따르면, 브릿티는 깨달음의 장애물로 간주된다.
74 클레샤(klesha)는 보통 '고통'이나 '괴로움', '번뇌'로 번역하며, 사전적 의미는 '불순물', '독'이다.

을 마음에 새겨두어야 한다.

1. 수련을 다듬어라

특정 수련의 진행 상황을 알고 있어야 한다.

요가자세에 관해서는 매일 그 유지 시간과 횟수가 발전하고 있음을 알아야 한다. 예를 들면 코브라자세를 수행하는 동안 처음에는 10초 동안 유지할 수 있지만, 나중에는 동일하게 2분 동안 유지할 수 있으며 3회 반복할 수도 있다.

요가호흡에 관해서는 3장에서 설명한 것처럼 호흡의 횟수, 쿰바카 길이 등이 증가한다.

2. 장기적인 계획을 대비하라

현재 많은 요가 스튜디오에서 실습수업은 1시간으로 계획되어 있으며, 그중 50분 이상은 요가자세를 위한 것이다. 요가호흡과 명상을 위한 시간은 거의 없다. 요가자세는 신체적 성장을 가져온다. 하지만 정신적·영적 성장을 위해서는 무드라와 함께 하는 요가호흡에 더 많은 중요성을 부여해야 한다. 크리야와 요가자세는 이를 위한 준비이다. 또한 앉는 힘도 키워야 한다. 한 번에 최대 3~4시간 동안 연습한다는 목표를 가져야 한다. 요가호흡수련은 3~4시간 연습할 수 있을 때 더 깊어진다. 케발 쿰바카의 가능성은 이런 식으로 시간을 늘릴 때 더 커진다.

3. 최소한의 수련을 활용하며 더 많은 시간을 할애하라

많은 경우 초보자는 여러 가지 수련을 하는 데 매력을 느낀다. 하지만 그것들 중 어느 것도 상세히 따르지 않는다. 예를 들어, 어떤 사람은 1시간 동안 40개의 요가자세를 한다. 그러나 특정 요가자세를 유지하기 위한 적절한 시간을 주지 않는다. 이 방법은 더 많은 신체적 변화를 가져올 것이다. 정신적·영적 효과를 위해서는 제한된 수련을 선택하여 세부적으로 수행하는 것이 좋다.

4. 장기 계획을 위해 수련을 능숙하게 조합하라

다양한 일정을 설계할 수 있다. 예를 들면 샥티찰라남 무드라, 부타 슛디크리야가 있다. 기본적으로 수련 초기에는 역동적이고 노력이 필요한 연습을 따를 수 있다. 그런 다음 천천히 움직이는 연습을 따르고, 마지막으로 더 정적인 연습을 따른다. 다음 표를 살펴보자.

첫 번째 단계	일반적인 요가자세(cultural asana), 메루찰라남 등
두 번째 단계	만트라 찬팅, 푸라카-레차카 연습
세 번째 단계	반다, 무드라, 디야나(아누산다나)[75]와 함께 하는 쿰바카

따라서 실습이 1시간에서 3시간 이상인 경우 위의 방법으로 설계할 수 있다.

---

75 요가 경전에서는 아누산다나(anusandhana)를 '감각 대상을 마음에 융합하는 것', '내적인 공명'으로 설명한다. 사전적 의미는 '조사하다', '적절한 연결'이다.

5. 수련을 규칙적으로 하라

일정한 순서대로 잘 구성한 수련을 실행하면 신체에 구조적·생리적 변화가 생긴다. 가끔씩 수련하면, 나타나는 변화는 일시적인 현상이 된다. 하지만 규칙적으로 수련하는 경우, 몇 달 후에는 변화가 장기적인 현상이 된다. 영구적인 변화도 일부 나타나게 되는데, 이는 더 발전된 수련을 쉽게 성취하게 한다.

VIII

삼매를 향하여 :
예상되는 신체 변화

뇌 활동

1. 감각-운동 활동

뇌는 경험하는 조직이자 통제 기관이기도 하다. 뇌는 외부 세계와 우리의 몸을 경험하도록 도와준다. 감각기관과 내장수용기는 감각신경을 통해 뇌로 신호를 보낸다. 대뇌의 엽 중 윗부분인 이마엽에서 이러한 신호가 감지되고 처리된다. 그러면 특정 자극에 대한 반응이 이마엽에서 생성되며, 이는 운동 시스템을 통해 다양한 외부 및 내부 활동이라는 형태로 신체에 나타난다. 이것이 감각-운동 기능이다.

2. 둘레계

이 감각-운동 기능은 둘레계로 알려진 뇌의 또 다른 기능에 의해 영향을 받는다. 외부 입력은 대뇌 엽에서 인지된 후 이마엽으로 전달되어 처리되지만 동시에 둘레계의 일부인 해마로 전달된다. 해마는 우리의 장기기억장치이다. 입력에 따라 특정 과거 기억이 활성화되어 둘레계의 쾌락 중추 또는 통증 중추를 자극한다. 이렇게 활성화된 감정 중추는 이마엽의 처리 메커니즘에 영향을 미친다.

3. 대뇌겉질과 둘레계의 관계

따라서 명확한 내적 성찰을 하지 않으면 이마엽은 인지왜곡으로 인한 결정을 한다(비베카-아비베카[76]). 예를 들어, 어떤 사람 앞에 매운 음식이 있다고 해보자. 신호는 감각 시스템을 통해 이마엽으로 이동한다. 동시에 이미 쾌락 중추가 특정 음식에 대해 프로그램되어 있기 때문에 둘레계에서도 신호가 나온다. 따라서 쾌락 중추의 영향을 받아 작용하는 이마엽은 위장과 식도에 문제가 발생하더라도 먹기로 결정한다. 따라서 강하게 조건화된 둘레계는 신체 기능 이상을 초래하는 인지왜곡(프라즈나파라다-아비베카)을 일으킬 수 있다.

4. 자율신경계

이것은 뇌의 하부와 척수의 양쪽에 위치한 신경절로 구성된다. 이 시스템은 자율적으로 작동한다. 그러나 인지 시스템과 감정 시스템(이마엽 겉질과 둘레계)이라 불리는 두 개의 통제 기관에 의해 영향을 받는다.

5. 신경세포의 자동화

뇌 기능의 또 다른 측면, 즉 자동화를 고려해야 한다. 몇 번 반복하여 일어난 모든 활동은 뇌 중추에서 자동으로 조건화된다. 쾌락을 일으킨 활동은 쾌락 중추를 동일하게 조건화한다. 만약 통증을 일으킨

---

76 비베카(viveka)는 '판단', '분별'이라는 뜻을 가지고 있으며, 여기에서는 '진정한 지식', '올바른 분별'을 의미한다. 반대로 아비베카(aviveka)는 '경솔함', '판단의 결여'라는 뜻으로, 여기에서는 '인지적 왜곡으로 인한 판단'을 의미한다.

다면 통증 중추가 조건화된다. 그리하여 특정한 것에 대한 욕망과 증오가 형성된다. 살아가는 동안 사람은 실제로 자신의 사고 과정과 신체 기능을 방해하는 욕망과 증오에 갇히게 되는데, 우리는 이것을 '습관'이라고 한다.

심지어 이마엽의 겉질 세포도 자동화 현상을 보인다. 둘레계 중추의 반복적인 영향으로 인해 겉질 세포는 반복적인 긍정적 또는 부정적 사고와 오해의 현상을 보여준다. 따라서 이러한 감정과 인지왜곡의 습관들은 장기와 시스템의 기능 이상으로 이어진다. 인지 시스템과 감정 시스템의 부정적인 자동화 때문에 사람은 다양한 질환에 얽히게 된다.

6. 스트레스 반응

흥분된 둘레계 중추는 시상하부-뇌하수체 메커니즘에 의해 자극된 호르몬을 통해 신체기관이 과도하게 활성화되는 스트레스반응을 일으킨다. 이 과부하는 장기의 피로를 초래한다. 반복되는 스트레스는 장기의 만성피로와 일상적인 작업의 방해로 이어진다. 이로 인해 다양한 심신질환이 발생한다. 따라서 질환의 근본 원인은 대뇌겉질둘레계 불균형으로 인해 교란된 뇌 메커니즘이며, 이는 처음에는 내분비 불균형으로 그다음에는 신진대사 불균형으로 이어진다. 우리가 이 질환의 원인을 잘 이해한다면 건강에 이르는 길, 따라서 삼매로 이르는 길을 이해하기 쉬울 것이다.

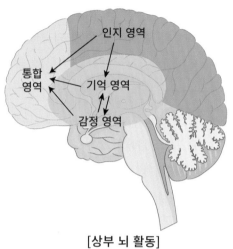

[상부 뇌 활동]

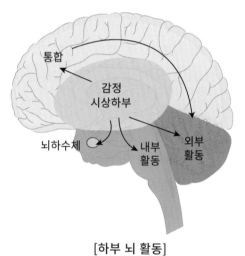

[하부 뇌 활동]

건강으로서의 삼매

1. 의학은 건강 상태를 삼매 또는 평정심(사마트바, samatva)이라는 단어와 전반적으로 연관된 몸과 마음의 균형으로 간주한다. 아유르베다는 건강을 사마도샤(samadosha), 사마다투(samadhatu), 사마아그니(sama-agni) 등으로 설명한다.

2. 이것은 신체의 구성 요소가 지나치게 증가하거나 감소하지 않고 균형을 이루고 있음을 의미한다. 현대 과학 또한 단백질, 설탕, 지방, 물, 미네랄, 비타민 등 우리 몸의 어떤 구성 요소도 필요 이상으로 많거나 부족해서는 안 된다는 것을 인식하고 있다. 현대 과학은 비타민 결핍과 함께 과잉된 상태인 비타민과다증에 대해서도 설명한다. 따라서 혈액 안에 칼륨이 적은 것도 병리적 징후이고, 혈중 칼륨 과잉도 병리적 징후이다. 마찬가지로 혈액에 수분이 과도하거나 적은 것 역시 병리적 징후이다.

3. 기본 성분의 과잉 또는 불충분은 몸과 마음의 균형에 영향을 미치며 그 반대의 경우도 마찬가지이다. 전해질이나 당이 고갈되면 마음이 예민해진다. 호르몬의 과잉은 마음의 교란을 초래한다. 예를 들면, 갑상샘항진증과 정서불안이 있다.

4. 또한 불안정한 마음은 호르몬의 교란과 신진대사 및 기본 구성 요소의 교란으로 이어진다. 급성 스트레스 반응으로 아드레날린과 코르티솔 수치가 높아지는 것이 그 예이다.

5. 따라서 우리가 건강 상태를 고려할 때 그것은 모든 구성 요소의 균형, 그리고 몸과 마음의 균형이다. 대체로 균형이라는 용어는 삼매와 관련이 있다.

6. 그러나 요가의 관점에서 볼 때 삼매라는 용어는 다양한 수준에서 고려된다. 일반적인 신체 건강과 관련된 것만은 아니다. 삼매는 정신 건강 및 더 높은 의식 변용과도 관련이 있다. 의식의 변용 상태인 니르비칼파 사마디(nirvikalpa samadhi)[77]에 대한 열망을 가진 요가수행자는 더 많은 변용 능력을 갖기 위해 먼저 균형 상태를 달성해야 한다. 불균형 상태로 볼 수 있는 질환에 걸린 사람은 변용 상태에 도달하는 데 다양한 어려움을 겪을 것이다. 최종 상태를 향해 움직일 수 없다. 파탄잘리는 이것을 장애물(안타라야, antaraya)이라고 하였다. 따라서 추가적인 수련의 진보를 위해서는 균형 상태가 확립되어야 한다.

7. 균형 상태의 관련 요인은 여기에 설명하였다. 요가의 원리와 수련을 택함으로써 사람은 단계적으로 균형 상태를 확립할 수 있다. 균형 상태에서 우리는 다음과 같은 생리적 변화를 볼 수 있다.

---

77 니르비칼파 사마디는 생각 없는 삼매로 '마음이 없는' 삼매이다. 9장에서 자세히 설명한다.

1. 자율신경 리듬의 재조건화

　신체는 매우 복잡한 단위이기 때문에 의도적인 메커니즘인 의지에 따라 모든 활동을 수행하는 것은 정말 어렵다. 그래서 지속적이고 필수적인 내부 활동은 자율적으로 일어난다. 소화, 호흡, 순환, 비뇨생식 활동 과정은 본질적으로 자율적이다. 심장, 허파, 간, 비장, 췌장, 난소, 고환 등과 같은 내부의 중요한 기관들은 자율적으로 작동한다. 그렇기 때문에 잠을 자거나 혼수상태에 빠져 있을 때에도 내부 과정은 진행된다.

　생리적으로 우리는 두 가지 주요 유형의 신경계를 정의할 수 있다. 하나는 의도적으로 조절할 수 있는 수의신경계이고, 다른 하나는 자율적으로 작동하는 불수의신경계이다. 상부 뇌의 겉질 부분은 의도적 활동의 중추이다. 척추 주위 신경절과 함께 뇌의 하부는 자율신경계의 중추이다.

　자율신경계는 교감신경계와 부교감신경계라는 두 가지 하위 시스템으로 나뉜다. 등뼈 및 허리뼈와 관련된 신경절은 교감신경계의 중추이다. 하부 뇌와 엉치뼈 부위의 신경절은 부교감신경계의 중추이다. 큰 미주신경은 숨뇌에서 시작하여 가슴-배 부위까지 아래로 이어져 골반부에서 끝난다. 이 신경은 본질적으로 부교감신경이다.

　내부 장기는 이 두 하위 시스템 중 어느 쪽이 우세한지에 따라 작동한다. 이 두 시스템의 본질은 모순되는 것처럼 보인다. 교감신경은 '투쟁과 도피'를 위한 것이고 부교감신경은 '휴식과 소화'를 위한 것이다.

그러나 이 둘은 함께 작동할 수 있다.

[두 하위 시스템이 신체 자율신경계에 미치는 영향]

교감신경	부교감신경
신진대사 증가	신진대사 감소 및 안정화
더 많은 에너지 손실과 장기의 피로	에너지 손실 감소 휴식 리듬에 따라 작동하는 장기
소화 활동 감소	소화 활동 증가
심박수 증가	심박수 감소
호흡수 증가	호흡수 감소
혈관 수축	혈관 확장
기관지 확장	기관지 수축 기관지 민무늬근의 긴장도 증가
간–글리코겐 분해	간–글리코겐 합성
샘 분비물 감소	샘 분비물 증가

자율신경계가 작동하는 방식에는 다섯 가지가 있다.

A. 교감신경이 우세한 경우

이것은 급성 및 만성 스트레스 상황에서 발생한다. 스트레스가 일시적인 경우에는 불균형이 나타났다 상쇄되면서 장기가 손상되지 않는다. 그러나 만성화되면 지속적인 과로와 피로로 장기가 자연스러운 리듬을 잃고 손상되어 피부 알레르기에서 관절염에 이르기까지 다양한 질환이 발생한다.

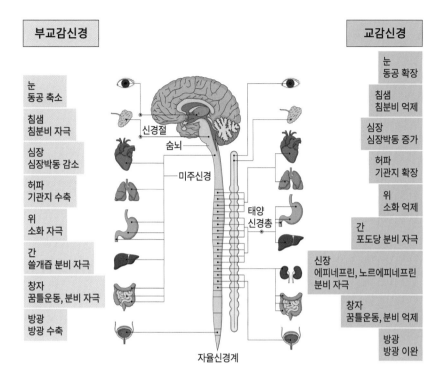

부교감신경

눈
동공 축소

침샘
침분비 자극

심장
심장박동 감소

허파
기관지 수축

위
소화 자극

간
쓸개즙 분비 자극

창자
꿈틀운동, 분비 자극

방광
방광 수축

신경절

숨뇌

미주신경

태양
신경총

자율신경계

교감신경

눈
동공 확장

침샘
침분비 억제

심장
심장박동 증가

허파
기관지 확장

위
소화 억제

간
포도당 분비 자극

신장
에피네프린, 노르에피네프린
분비 자극

창자
꿈틀운동, 분비 억제

방광
방광 이완

B. 부교감신경이 우세한 경우

이런 경우 이완된 상태가 된다. 심리적으로 이것은 평화로운 마음을 나타낸다. 요가 생활 방식을 통해 부교감 리듬을 유지한다.

C. 둘 모두가 우세한 경우

이것은 규칙적인 신체운동을 하는 사람들에게 나타난다. 운동 중에는 교감신경이 활성화된다. 그리고 운동을 중단한 직후에는 부교감신경이 우세하여 공복감이 나타나고 더 나아가 소화 기능이 향상되고 손실된 칼로리를 보충하게 된다. 따라서 두 시스템 모두 생리적 메커니즘 관리를 위해 작동하고 적절하게 프로그램된다. 이 상태도 건강한 상태로 여겨진다.

D. 둘 모두의 리듬이 교란된 경우

가끔 급격하게 일어나는 정서적 위기 상황에서 두 가지 모두 신체 메커니즘을 제어하지 못하고 시스템 작동을 방해한다. 예를 들면 급성 심리적 쇼크, 과민대장증후군, 천식 등이 있다.

E. 하나 또는 둘 모두가 약화된 경우

이 상태는 장기간의 스트레스로 인해 신경절의 긴장도가 감소한 결과로 발생한다. 만성피로증후군, 변비, 소화불량이 그 예이다.

자연은 두 가지 하위 시스템을 모두 제공했다. 그것들을 적절히 활용하는 것이 우리의 의무이다. 세 번째 방식을 통해 활용하는 것이 건강에 좋다. 하지만 요가를 하면 할수록 몸은 두 번째 방식으로 더 안정된다. 자율신경계가 제대로 작동하려면 뇌의 감정 부분을 능숙하게 조절해야 한다. 왜냐하면 일상생활에서 감정은 자율신경계에 상당한 영향을 미치기 때문이다. 따라서 요가를 통해 감정적 영향을 줄여 자율신경계를 자유롭게 해야 한다.

2. 시상하부 기능의 안정화 및 변화

시상하부는 자율신경계와 내분비계의 조절자이기도 하다. 교감신경과 부교감신경 중추와 직접적으로 연결되어 있다.

시상하부는 내부 기관으로부터 감각 신호를 받거나 물, 포도당, 호르몬 수치 등 혈액의 다양한 내용물을 모니터링한다. 이러한 감각 입력에 따라 하위 시스템과 그것들의 하위 기관 모두를 자극한다.

배고픔과 갈증의 생성, 혈압과 체온 조절, 뇌하수체 자극은 시상하부의 기능이다. 적절한 수면-각성 주기를 통해 유지되는 하루 주기 리듬도 시상하부에 의해 조절된다. 소화, 호흡, 순환 등에 관한 리듬도 시상하부에 의해 유지된다.

감정적 어려움이 없으면 시상하부는 자연스러운 리듬과 운영 방식에 따라 작동한다. 그러나 감정적 흥분이 일어나면 시상하부는 신진대사가 빠르게 일어나도록 촉진한다. 만성적인 감정적 우세는 시상하부 리듬을 방해하여 자율 리듬을 교란시킨다.

요가 생활 방식과 수련을 따르면 시상하부에 대한 감정의 불필요한 영향이 줄어든다. 요가의 진보된 상태에서는 신진대사의 필요성이 적어지고, 이것은 결국 시상하부의 리듬을 바꾼다. 예를 들면, 배고픔과 갈증이 감소하는 것이다. 따라서 생리적 요인이 성공적으로 변화된다.

동물의 동면에 대해서는 잘 알려져 있다. 아주 적은 양의 음식을 먹고 사는 하타요가 수행자의 삶은 동면과 같은 조건으로 나타난다. 신체는 자율 리듬의 변화를 통해 그러한 생활 방식에 맞게 프로그램된다. 시상하부는 그러한 상태에서 큰 역할을 한다.

3. 둘레계의 재조건화

우리는 감정 메커니즘과 관련된 두 개의 강력한 중추를 가지고 있다. 하나는 쾌감 중추인 사이막핵(중격핵)이고 다른 하나는 통증-공포 중추인 편도체이다. 이 두 중추는 생존을 목적으로 만들어졌다. 사람은 위협을 인식하고 위협으로부터 자신을 보호한다. 이것이 통증-공포 중추의 주요 목적이다.

만약 누군가 가까이에 있는 뱀을 발견한다면, 통증 중추가 활성화되고 시상하부가 활성화되면서 신체 수준에서 추가적인 행동을 취하게 된다. 위협에 대한 두려움은 자신의 생명을 구하기 위해 필요하다.

그러나 이 중추가 과도하게 민감해지면, 시상하부를 통해 신체 메커니즘을 방해하는 비합리적인 두려움을 경험하게 된다.

마찬가지로 쾌락 중추는 생존을 위해 무엇이 필수적인지를 이해한다. 갓 태어난 아이가 젖을 먹기 시작한다고 하자. 아이의 쾌락 중추는 젖꼭지의 감촉과 우유 맛으로 프로그램된다. 프로그램된 중추는 나중에 시상하부를 자극하여 배고픔 충동을 만든다.

아이가 성장함에 따라 쾌락 중추는 많은 일에 대해 프로그램되고 나중에는 비합리적이 된다. 쾌락 중추의 불필요한 조건화는 많은 비합리적인 욕망을 만들어낸다. 이것들이 충족되지 않으면 통증-공포 중추 과민성의 원인이 된다. 만성적인 불안, 우울증 및 추가적인 합병증은 이러한 중추의 자동화 때문이다.

금계와 권계의 규율을 따르고 여러 다른 수련을 함으로써 우리는 이마엽 겉질을 통해 둘레계 중추를 제어한다. 요가는 쾌락 중추가 조건화 없이 활성화되도록 훈련한다. 알코올이나 마리화나 같은 일부 화학물질은 한동안 쾌락 중추를 활성화시킬 수 있다. 하지만 그 후에는 상당히 우울하게 만든다. 그것 때문에 기분이 우울해지고 무기력해진다. 그리고 그 상태를 극복하기 위해 화학물질을 다시 섭취한다. 따라서 쾌락 중추는 특정 화학물질에 조건화된다.

약물과 마찬가지로 쾌락 중추는 음식, 섹스 등 많은 것들에 의해 조건화될 수 있다. 요가를 통해 그런 것들에 대한 쾌락 중추의 의존성을 조절할 수 있다. 요가수련이 더욱 발전함에 따라 쾌락 중추는 외부 물질의 도움 없이도 활성화된다. 지속적인 기쁨이 확립될 수 있다. 이것은 유상삼매(사비칼파 사마디)에 설명되어 있다.

4. 신진대사의 변화

세포 내부의 모든 화학 반응을 신진대사라고 한다. 신진대사는 살아 있는 세포의 활동을 의미한다. 모든 세포는 에너지가 필요한 특정 작업을 위해 프로그램되어 있다. 이 에너지는 산화 작용을 통해 세포 내부에서 생성된다.

당 + 산소 = 에너지(ATP) + 이산화탄소 + 열

이것은 기본적인 신진대사 과정이다. 세포는 매 순간 당과 산소를 필요로 한다. 뇌세포는 우리가 식생활에서 얻는 당의 50% 이상을 사용한다.

신체 내부, 간 및 근육에 당이 저장되어 있다. 그러나 산소를 저장할 수는 없다. 그러므로 호흡은 우리에게 쉴 새 없이 일어나는 과정이다. 당연히 달리기, 점프, 스포츠, 운동, 스트레스 상황 등과 같이 빠르게 움직이면 더 많은 산소가 필요하고 호흡률이 빨라진다. 휴식을 취하고 있을 때는 산소의 필요성이 줄어들기 때문에 호흡이 느려진다. 따라서 호흡과 대사율은 서로 정비례한다.

요가호흡수련을 통해 의도적으로 호흡 속도를 늦출 때, 신진대사 속도도 느려진다. 그러면 세포는 휴식 상태가 된다. 24시간의 일상 속에서 세포를 재충전하기 위해 간헐적으로 휴식을 취해야 한다. 호흡수련은 이러한 과정을 돕는다.

스트레스로 인해 세포 내부에 과도한 산화가 일어나면 세포의 효율과 수명이 감소한다. 만성 스트레스는 세포의 퇴화를 초래하고 돌이킬 수 없는 각종 질환을 일으킨다. 이로 인해 조기 노화 과정도 발생한다.

요가호흡의 규칙적인 수련은 세포 내 노화 과정을 방지한다. 새로운 연구에 따르면 4개월의 규칙적인 요가호흡수련 이후 세포 내부의 항산화제인 슈퍼옥시드 디스무타아제(superoxide dismutase), 갈락타아제(galactase), 글루타티온(glutathione)이 증가한다는 것이 입증되었다. 이것들은 세포를 젊게 유지시켜준다.

세포는 새로운 세포를 생성할 수 있는 능력을 가지고 있다. 이것을 합성대사(anabolism)라고 한다. 또한 오래된 세포를 분해하는 힘도 있는데, 이를 분해대사(catabolism)라고 한다. 어린아이일 때에는 합성대사의 비율이 분해대사보다 높다. 젊은 나이에는 두 비율이 동일하다. 하지만 만성 스트레스의 경우에는 젊은 나이에도 분해대사 비율이 증가할 수 있다. 그리고 노년기에는 분해대사 비율이 높아진다. 즉, 우리가 젊음을 유지하고 싶다면 분해대사의 속도를 조절해야 한다. 요가수련은 이것에 도움이 된다. 특히 요가호흡수련이 더 큰 역할을 한다.

침묵과 비반응(non-reactiveness)을 유지하는 태도 또한 스트레스 메커니즘을 무너뜨리는 데 도움이 되어 퇴화를 피하게 한다. 내분비계는 합성대사와 분해대사를 조절한다. 시상하부는 내분비계를 조절한다. 따라서 요가를 통해 감정과 욕구를 조절하면 신진대사 조절에 도움이 된다.

많은 경우 감정의 영향으로 시상하부의 리듬이 흐트러지게 되고, 이로 인해 신진대사도 교란된다. 만성적인 정서불안으로 인해 시상하부 리듬이 교란되어 거식증이나 섭식장애가 일어나는 것이 그 예이다. 이 현상은 각각 극심한 영양실조나 비만을 초래한다.

지속적인 평온함 속에서 산다면 어떤 일이 일어날까? 삼매 상태에 도달하면 신진대사 과정은 어떤 상태에 있게 될까? 삼매를 성취한 후 신체의 생리적인 리듬은 새롭게 변할까?

과학적으로 이 질문들은 다음과 같이 해석될 수 있다. 뇌 수준에서 대뇌겉질둘레계 균형이 확립되면 그것은 자동적인 현상이 되는가? 신체 활동에는 어떤 일이 일어나는가?

과로와 부적절한 휴식으로 인한 스트레스 상태는 신진대사 요구를 증가시킨다. 만성적으로 스트레스를 받는 사람은 소화 및 신진대사 기능이 교란되는 악순환에 갇히게 된다. 스트레스로 인해 신진대사 요구량이 높아지지만 동시에 소화가 잘되지 않는다. 따라서 신진대사 요구를 제대로 충족할 수 없어 조기 퇴화(노화)를 초래한다.

반복되는 피로와 에너지 손실로 인해 사람들은 종종 과도하거나 규율에 맞지 않는 식사 습관에 빠지게 된다. 이로 인해 변비, 위산과다, 과민대장증후군, 헛배부름 또는 비만과 같은 만성 소화기 질환 및 관련 합병증이 발생한다. 이것은 합성대사와 분해대사의 불균형이다.

'요가 계율'과 수련을 택함으로써 평온한 상태가 유지되면 신진대사의 필요성이 줄어든다. 그러한 사람은 아주 적은 양의 음식과 적은 수면으로도 생존할 수 있다. 보통 사람은 하루에 1,500칼로리가 필요하다. 스트레스를 받는 경우에는 2,000칼로리 이상으로 필요량이 증가한다. 요가 수행자의 몸에 평온함이 지속되면 하루에 필요한 칼로리도 1,000칼로리 미만이 된다.

많은 하타요가 수행자들은 하루에 한 번만 먹는 것을 의미하는 '에크북타'에 머무른다. 이것은 생리적으로 안정된 대사 상태이다. 영양 장애가 없기 때문에 굶주린 상태가 아니다. 이 상태는 소화 및 신진대사 부하를 줄여준다. 따라서 신경계는 오랫동안 깨어 있을 수 있다.

이것은 더 깊은 명상에 적합하다.

우리는 몇몇 동물의 동면 과정을 보아왔다. 이러한 동물의 신진대사는 안정되어 있다. 이것은 더 높은 삼매 상태를 완전히 확립했을 때의 신체 활동 상태와 관련이 있다.

3

경전과 해석

《슈웨타슈와타라 우파니샤드(Shwetaswatara upanisad)》에서는 '프라타마 요가프라브릿티(prathama yogapravritti)'라는 제목 아래 요가 발전에 따라 나타나는 징후를 언급한다. 요가 원리와 수련을 택한 후에는 평온한 상태인 대뇌겉질둘레계 세포의 휴식 상태가 안정화되고 신진대사 필요성도 매우 낮아진다. 따라서 배고픔도 감소한다. 이것은 진보된 요가수행자들의 생리적 변화이다.

몸과 마음 차원 모두에서 나타나는 징후에 따라 건강과 앞으로의 발전을 위해 예상되는 변화를 판단할 수 있다. 이러한 징후들은 다음과 같다.

"Laghutvamarogyaamlolupatvam
varnaprasadam swarasoustavam ca
Gandhah shubho mutrapurishamalpam
yogapravruttim prathama vadanti."

SWSU-2/13

1. 라구트밤(Laghutvam) : 가벼움
2. 아로기얌(Arogyam) : 질환으로부터의 자유

3. 알로룹트밤(Aloluptvam) : 욕망의 감소

4. 바르나프라사다(Varnaprasada) : 윤기 있는 피부

5. 스와라소우슈타바(Swarasousthava) : 좋은 목소리

6. 슈바 간다(Shubha gandha) : 몸에서 나는 좋은 냄새

7. 알파 무트라푸리샤(Alpa Mutrapurisha) : 노폐물의 적절한 배출

이 모든 것이 건강의 징후이다.

첫 번째로 그들은 라구트밤, 즉 가벼움을 언급하고 있다. 이것은 장기의 휴식과 마음의 이완이다. 가벼움은 몸과 마음 모든 차원을 의미한다. 우리는 그것을 두 가지 수준에서 모두 경험해야 한다. 가벼움은 무거움의 반대말이다. 그래서 우리는 먼저 무거움을 이해해야 할 것이다.

예를 들어, 과식을 한 후에 우리는 배뿐만 아니라 전신의 무거움을 경험한다. 우리가 소화불량에 시달릴 때도 같은 증상을 경험한다.

때때로 우리는 스트레스로 머리가 무겁거나 몸 전체가 무거워지는 것을 경험한다. 이것은 마음의 무기력이 신체 증상으로 나타난 것이다. 이러한 상태가 오래 지속되면 두통, 피로, 위산과다, 식욕부진, 요통, 몸살, 불면, 두근거림 등의 다양한 증상이 나타난다.

이러한 증상은 점점 복잡해져 치질, 소화성궤양질환, 피부 질환, 척추질환 등 다양한 만성질환으로 발전할 수 있다. 많은 사람이 이러한 만성질환에 수년 동안 갇혀 있다. 그들은 질문한다. "왜 나는 반복해

서 이 병에 걸리는 걸까요?" 그들은 자신들이 오랫동안 가벼움 없이 살아왔다는 것을 이해하지 못한다.

능숙하게 요가수련을 하게 되면, 아마도 몇 주 또는 몇 달 이내에 이러한 증상이 사라지면서 가벼움이 단계적으로 나타나기 시작할 것이다. 따라서 가벼움은 질환으로부터의 자유를 나타낸다. 그것은 또한 올바른 방향으로 가고 있다는 확신이기도 하다. 요가의 가치를 신뢰할 때 우리는 더 규칙적이고 열정적으로 수련하기 시작하고, 따라서 그 안에서 더 성장하고 진정한 가벼움의 깊이를 알게 된다.

무거움과 강렬한 욕망 사이에는 밀접한 관계가 있다. 그것들은 둘 다 서로에게 연료를 공급한다. 이 때문에 만성질환은 항상 치료가 어렵다. 욕망은 다양한 측면을 가지고 있다. 그것은 음식, 섹스, 일 또는 성취를 향한 것일 수 있다. 이러한 욕망이 충족되어도 욕망은 다시 증가하고 욕망이 충족되지 않으면 짜증이 증가한다. 따라서 욕망을 충족시키거나 충족시키지 못한 채 방치하는 것 둘 다로 인해 부정적인 영향이 발생한다.

끈질긴 욕망으로 인해 질환은 시간이 지남에 따라 만성화되고 돌이킬 수 없게 된다. 요가수련을 통해 가벼움이 확립되면 우리는 단계적으로 욕망에서 자유로워진다. 그리하여 악순환이 끊어지고 만성질환의 병리적 측면이 반전되기 시작한다.

또 다른 징후는 윤기 있는 피부이다. 피부는 소화와 신진대사와 같은 내부 화학반응을 반영하는 거울이다. 윤기 있는 피부는 적절한 신진대사, 모든 시스템과 장기의 조화, 노폐물의 적절한 배출을 나타낸다. 따라서 윤기 있는 피부는 우리의 내부 과정이 최적으로 기능하고 신장, 간, 허파, 비장, 근육 및 뼈와 같은 내부 필수 기관들이 건강한 상태임을 나타낸다.

목소리는 신체적·정신적 상태를 나타낸다. 만성 스트레스에 시달리는 사람의 목소리는 건조하고 낮거나 매우 크거나 불안정하다. 요가수련으로 인해 평온함이 확립되며, 이 평온함은 목소리를 통해 반영된다. 평온함을 반영하여 목소리는 듣기에 리듬감 있고 감미로워지기 시작한다. 이는 건강한 마음 상태와 스트레스로부터의 자유를 나타낸다.

피부와 마찬가지로 우리 몸에서 나는 냄새도 신진대사의 상태, 시스템의 조화, 노폐물의 적절한 배출을 나타낸다. 건강하지 못한 몸은 악취를 풍긴다. 요가수련으로 모든 과정이 정상화되고 특히 몸의 노폐물과 독소가 제거되기 때문에 악취는 사라진다.

소화불량과 신진대사 불량으로 인해 노폐물은 과도하게 형성된다. 요가수련을 따른 후에는 소화와 신진대사가 개선된다. 이로 인해 노폐물의 생성이 줄어든다.

배고픔, 갈증, 배변이나 배뇨 욕구와 같은 신체의 자연스러운 욕구의 정상화는 매우 중요하다. 적절한 충동, 즉 적절한 시간에 적절한 강도로 욕구가 나타나는 것은 건강한 상태를 나타낸다. 요가수련으로 인해 모든 자연스러운 충동을 적절한 방식으로 경험하게 된다.

그런 다음 이러한 정상적인 충동은 생리적 요인 내에서 추가로 변화된다. '요가 계율'과 수련을 택한 후에 평온함은 안정화되고 신진대사의 필요성은 매우 낮아진다. 배고픔도 감소한다. 이것이 시상하부의 재조건화이다. 진보된 요가수행자에게서 볼 수 있는 생리적 변화이다.

《하타프라디피카》에서는 배고픔(크슈다, kshudha)과 갈증(트루슈나, trushna)이 냉각호흡을 통해 변화될 수 있다고 언급했다. 수행자는 합병증 없이 적은 양의 음식으로 생존할 수 있는 삶의 방식을 채택한다.

여기에서 우리는 프라타마 요가프라브릿티의 징후와 시상하부 기능의 변화를 연관시켜보고자 한다.

징후	의미	해석
라구트밤 – 가벼움	주요 장기의 이완	시상하부가 부교감 시스템을 활성화한다.
아로기얌 – 건강	질환의 반전 – 기쁨의 확립	시상하부가 자연스러운 리듬으로 작동한다.
알로룹트밤 – 조절된 욕망	평온함과 고요함이 나타남	시상하부가 다른 둘레계에 영향을 미친다.
바르나프라사다 – 윤기 있는 피부 슈바 간다 – 몸에서 나는 좋은 냄새	독소의 제거	시상하부가 신진대사를 안정시킨다.
스와라소우슈타바 – 좋은 목소리	전반적인 건강 긍정성	시상하부가 둘레계에 영향을 미친다.

알파 말라(Alpa mala) – 대변의 감소	소화력 향상	시상하부가 자율신경계를 조절한다.
알파 무트라(Alpa mutra) – 소변의 감소	신진대사의 안정	위와 동일하다.
알파 크슈다(Alpa kshudha) – 배고픔의 감소	위와 동일하다.	시상하부는 새로운 리듬으로 확립된다. 따라서 신진대사 방식이 변화한다.
알파 트루슈나(Alpa trushna) – 갈증의 감소	위와 동일하다.	위와 동일하다.

따라서 요가가 신체의 모든 세포기관 또는 시스템에 변화를 가져온다는 것은 분명하다. 많은 사람이 40세 이후나 은퇴 이후에 요가를 하게 된다. 그때까지 신체기관은 되돌릴 수 있는 수준으로 혹은 돌이킬 수 없는 수준으로 퇴화한다. 요즘 주된 문제는 조기 노화로 수명이 단축되고 통증 기간이 늘어나는 것이다. 요가는 둘 다에 중요한 예방 의학이다. 몸에 나타나는 노화의 많은 징후는 무시된다. 요가는 이에 대한 알아차림을 가져오고 이러한 상태를 역전시키는 데 도움이 될 수 있다.

요약

간단하게 말해서, 우리는 네 가지 수준에서 균형을 고려할 수 있다.

1. 대뇌겉질둘레계 균형
2. 둘레계-내분비 균형

3. 내분비계 균형

4. 신진대사 균형

이 네 가지 중 첫 번째는 나머지 세 가지의 기본이다. 첫 번째가 확립되지 않으면 나머지 세 개는 달성될 수 없다. 뇌와 내분비, 다른 시스템의 관계는 다음 그림에 나와 있다.

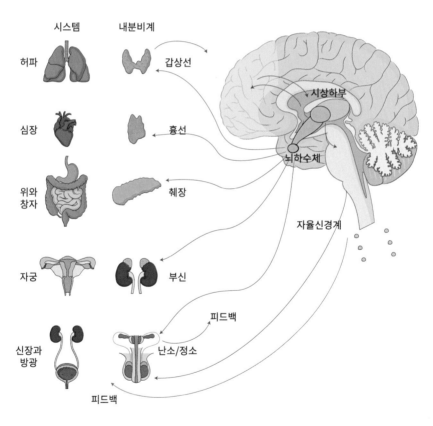

[신경-내분비-신진대사 상호작용]

4

감각제어 –
대뇌겉질둘레계의 균형 확립

요가프라브릿티는 감각제어(프라티아하라) 수련의 진행 상황에 따라 달라진다. 많은 수행자들이 감각제어를 무시한다. 그렇기 때문에 그들은 요가의 길을 걷고 있음에도 크게 진전되지 않는다. 수년간 수련해온 요가자세와 요가호흡의 전문가들은 많이 있다. 그러나 감각제어 수련에 대한 적절한 이해가 부족하기 때문에 그들은 신체 수준에서만 건강을 유지한다. 마음 수준에서 적절한 변화가 일어나지 않아 수련의 진전이 힘들다. 그들은 금계와 권계의 원리를 신중하게 실천하지 않으며 그로 인해 감각제어 수련의 깊이를 이해할 수 없다.

감각제어 수련은 욕망을 조절하고 감각기관에 의해 생성된 감각 지각을 철수하는 것이다. 의도적인 행위로 시작한 감각제어는 진보된 수련 상태에선 자동으로 일어난다.

욕망	의도적 행위 – 니그라하(Nigraha) (기본 감각제어)	자동화 현상 (진보된 감각제어)
보고 싶다	보지 않는다	볼 필요 없다
만지고 싶다	만지지 않는다	만질 필요 없다
듣고 싶다	듣지 않는다	들을 필요 없다
맛보고 싶다	맛보지 않는다	맛볼 필요 없다
냄새 맡고 싶다	냄새 맡지 않는다	냄새 맡을 필요 없다

이것은 생명에너지가 외부로 유출되는 것을 능숙하게 방지하여 내부로 전달하는 것이다. 기본 용어는 '안으로 끌어당긴다'는 의미를 가진 '프라티야카아하라나(pratyakaaharana)'이다.

"Pratyaharam eti chaitanyataranganam pratyaharanam."

SSP-2/36

욕망의 충족은 에너지가 외부로 새어 나가게 하기 때문에 에너지가 많이 사용된다. 욕망을 피하는 것은 에너지를 내면으로 이동시켜 마음을 안정시키는 데 도움이 되기 때문에 이롭다.

아유르베다의 접근법

아유르베다에서는 '베가(vega)'라는 단어를 사용한다. 베가는 경험하거나 하고 싶은 충동을 뜻한다. 베가에는 신체적·정신적 두 가지 유형이 있다. 신체적 충동은 배고픔, 갈증, 수면, 기침, 재채기, 하품, 배뇨, 배변, 트림, 구토 등이다. 이것들은 적절하게 반응해야 하는 생리적 충동들이다. 정신적 베가는 감각에 대한 욕망, 분노, 과도한 자존심, 탐욕, 도취, 질투이다. 아유르베다는 신체적 충동을 억제해서는 안된다고 말한다. 그렇지 않으면 다양한 질환에 시달릴 수 있다.

"Veganna dharayedvatvinmutrakhsavatrutkhudham

Nidrakaassramswasajrumbhasrucchardiretasam."

Asthtang Hrudayam[78]-Sutrastana-4/1

그리고 정신적 충동을 능숙하게 억제하거나 조절해야 한다. 그렇지 않으면 다양한 질환에 걸릴 수 있다.

"Dharayettu sada vegan hitaishi pretya cheh ca

Lobhershyadweshamatsaryaragadinam jitendriya."

Asthtang Hrudayam-Sutrastana-4/24

파탄잘리의 접근법

"Swavisayasamprayoge chitta swarupanukar evendriyanam pratyaharah."

PYS-2/54

감각기관(인드리야, indriya)이 감각 대상에서 물러나면 마음(칫타, chitta)과 합쳐진다.

우리의 생명에너지는 다섯 가지 감각기관에 분산되어 있다. 감각기관이 감각 대상에서 물러나면서 이 절약된 에너지는 마음에서 안정화된다.

---

78 《아쉬탕가 흐르다얌》은 아유르베다의 주요 경전 중 하나이다. 건강에 대한 지침과 치료 원리를 설명하고 있다. 8개의 섹션으로 나뉘어져 있으며, '수트라스타나(Strastana)'는 그중 첫 번째 섹션으로 아유르베다의 기본 원리를 다루고 있다.

《바시스타상히타》의 접근법

《바시스타상히타(Vasista samhita)》[79]는 감각제어의 네 가지 유형을 정의했다. 실질적인 관점에서 이러한 내용을 이해하는 것은 유용하다.

1. 대상으로부터 분리된 상태의 확립

"Indriyanam vicarata visayesu swabhavtah

Baladaharanam tesha pratyaharah sochyate."

VS-3/58

대상과 분리된 상태를 능숙하게 유지하기 위해 감각 대상(비사야, visaya)에서 철수한다.

가끔은 대상이 실제로 존재하지 않는 경우도 있다. 사람들은 상상을 하고 이를 통해 즐거움을 얻는다. 따라서 그러한 생각을 피하거나 특정한 생각을 즉시 바꾸는 것도 감각을 철수하는 데 도움이 된다. 이와 관련하여 다음과 같이 《바가바드기타》에도 동일한 내용이 있다.

"Yato yato niscarati manascancalamastiram

Tatastato niyamyetadatmanyev vasam nayeta."

BG-6/26

---

79 13세기경 바시스타(Vasista)라는 현자에 의해 쓰여진 것으로 알려진 하타요가 경전 중 하나이다. 45개의 장으로 이루어져 있다.

마음이 가는 곳 또는 마음이 붙어 있는 곳이 어디든, 마음을 그 대상이나 생각으로부터 반복적으로 되돌려놓으라. 이렇게 하면 불안정한 마음이 안정되고 길들여진다.

다음은 애착 및 분리에 대한 예이다.

	애착(attachment)	분리(detachment)
1	한 십 대 소년이 어떤 소녀를 보기 위해 매일 버스 정류장에서 많은 시간을 보낸다.	이제 소녀를 만나러 버스 정류장에 가지 않기로 결정한다.
2	심지어 집에서, 대학에서, 공부하는 시간 등에도 항상 소녀에 대해 생각한다.	이제 소녀를 생각하지 않기로 결정한다. 소녀의 기억이 떠오르는 순간 자각하고 그 생각을 떨쳐버린다.
3	단것을 좋아한다. 하루에 많은 양의 초콜릿을 먹는다.	이제 초콜릿이 앞에 있더라도 먹지 않는다. 일주일에 한 번 단식을 한다.
4	영화를 보는 데 너무 많은 시간을 보낸다.	이제 영화 보는 것을 피한다.
5	음악을 많이 듣는다.	이제 음악 듣는 것을 피한다.
	결과	**결과**
1	시간과 에너지를 낭비한다.	시간과 에너지를 절약한다.
2	일상생활에서 체력이 떨어진다. 다양한 심신질환을 가지고 있다.	일상생활에서 체력이 좋아진다. 질환으로부터 자유롭다.
3	요가 수행 능력은 보통이다.	요가 수행 능력이 크게 향상된다.

따라서 분리는 감각제어이다.

2. 일체감의 확립

> "Yaddat pashyati tatsarvam pasyedatmavadatmani
> Pratyaharah sa ca prokto yogaviddhirmahatmabhihi."

VS-3/59

우리가 무엇을 보든지 그것을 단지 진리인 참나(아트만)[80]의 일부로 알아라. 자신이 참나의 일부가 된 것처럼 느껴보라. 이것은 모든 것과 일체감을 느끼도록 노력하라는 의미이다. 당신이 일체감 안에 자리 잡을 때 어떤 것에 대한 욕망도 없을 것이다. 이원성은 욕망(충동)을 만든다. 일체감은 모든 욕망을 희석시킨다.

동일한 내용을 《바가바드기타》에서 볼 수 있다.

> "Sarvabhutasthatmanam sarvabhutanicaatmani
> Ekshate yogayuktatma sarvatra samdarshana."

BG-6/29

3. 헌신하는 태도의 확립

> "Karmani Yani nityani vihitani sgaririnam
> Teshamatmanyanustanam manasa yadvahirbvina

---

80 아트만(atman)은 보통 '참나', '참자아' 또는 '진아'로 번역하며, 개별적 자아를 벗어난 '순수 의식', '깊은 본질', '궁극의 실체, 진리'를 의미한다.

행동의 결과가 어떠하든 신(또는 참나)에게 바쳐야 한다. 이것은 결과에 대한 기대 없이 행동하는 것을 의미한다. 단지 신을 경배하는 마음으로 행동하라. 《바가바드기타》에서는 '니스캄 카르마요가(niskam karmayoga)'[81]라고 한다. 이것 또한 감각제어이다.

현대 심리학은 '욕구와 충족 이론'을 설명한다. 게슈탈트심리학에서는 사람은 자신에게 필요한 것을 충족시킬 수 있는 타고난 능력을 가지고 태어나 자신의 욕구를 충족시키기 위해 세상과 효과적으로 상호작용하는 방법을 빠르게 배운다고 가정한다. 그러나 삶이 진행됨에 따라 자신의 욕구를 충족시키고자 하는 끝나지 않는 일에 갇히게 된다. 이렇게 끝나지 않는 일을 하다 보면 시간과 에너지를 잃어버리고 각종 질환에 시달리게 된다.

인도 철학은 모든 것이 욕구(need)가 아니라 욕망(desire)이라는 것을 받아들이도록 마음을 프로그램하는 것에 대해 이야기한다. 욕망은 약화되어지고 능숙하게 철수되어야 한다. 우리는 이러한 욕구를 헌신으로 바꾸어야 한다. 니스캄 카르마요가는 이것에 목적을 둔다.

---

81 니스캄 카르마요가는 《바가바드기타》의 중심 주제이며, 이기심 없이 행동하거나 개인적 이익을 염두에 두지 않고 행동하는 것을 의미한다. 행동할 때 선이 자신에게 돌아올 것이라는 기대 없이 행동하는 것이다. 산스크리트어로 니스캄은 '동기가 없는 행동', '욕망 없는 일' 또는 '욕망 없음'을 의미한다.

인간의 동기에 대한 에이브러햄 매슬로(Abraham Maslow)의 이론은 욕구의 변화를 설명한다. 그는 욕구의 단계를 설명했다. 첫 번째 수준에서 인간은 배고픔, 갈증, 수면, 섹스 등과 같은 욕구를 충족시켜야 한다. 두 번째 수준에서 살기 위한 안전이 필요하다. 그런 다음 세 번째 수준에서 사회적 소속이 필요하며, 이는 관계의 필요성을 의미한다. 네 번째 수준에서 자존감이 필요하다. 그리고 다섯 번째 수준에서 자아실현이 필요하다. 하위 욕구가 조절되지 않으면 상위 욕구를 충족시킬 수 없다. 따라서 욕구의 변화는 감각제어 수련의 길과 다르지 않다. 다음 예를 참조해보라.

○○○ 씨는 삼매 상태에 머무르기를 원하지만 할 수 없다. 현재 상태는 다음과 같다.

1	텔레비전 보기, 음식 먹기, 술 마시기 등과 같은 많은 취미에 애착을 갖고 있다. 여전히 첫 번째 욕구에 갇혀 있다. (생리적 욕구)	이 모든 것을 자제해야 한다.
2	자신의 직업에 대한 불안을 가지고 있다. 회사에서 자신을 계속 필요로 할지 확신할 수 없다. 항상 두렵고 초조하다. 자신이 하는 일의 가치를 아무도 인정하지 않는다고 느낀다. (안전 욕구)	자연(신)에 대한 믿음을 가지고 정직하게 일해야 한다. 사람들의 인정을 기대해서는 안 되고 자연의 섭리에 대해 확신해야 한다.
3	불안한 인간관계를 갖고 있다. 그리고 항상 사람들과 갈등을 겪는다. (소속 욕구)	관계에 대한 기대를 자제하고 모든 것이 아트만이라는 느낌으로 모든 사람들과 소통해야 한다.

4	직장에서 무언가를 성취하기를 원한다. 사회에 무언가를 보여주고 싶다. 그러나 할 수 없다. 그래서 항상 짜증이 나고 우울하며 다른 사람들을 질투한다. (자기존중 욕구)	이러한 욕망을 자제하고 신에게 경배하는 마음으로 일해야 한다.
5	자아실현을 이루기를 원한다. (자아실현 욕구)	위에서 설명한 대로 이전의 네 가지 욕구를 조절할 필요가 있다.

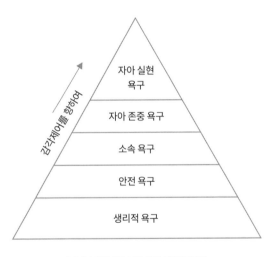

[매슬로의 욕구 단계와 감각제어]

4. 프라나에 대한 집중(프란다라나)의 능력 확립

프란다라나(prandharana)는 위의 세 가지 원칙을 잘 따르고 욕망을 조절하는 데 성공했을 때 나타나는 결과이다. 감각 철수는 의지에 따라 프라나 에너지를 이동하고 특정 영역에 유지하는 능력으로 이어진다.

"Astadasasu yadvayormarmastanesu dharanam
Stanat stanat samakrusya pratyaharha sa cottamam."

VS-3/61

특정 영역에 프라나를 유지하는 것이 감각제어이다. 《바시스타상히타》는 발가락, 발목, 종아리, 무릎, 허벅지 중앙, 항문, 음경, 배꼽, 심장, 입천장, 코, 두 눈 사이, 이마 등 프라나를 모아 유지할 수 있는 18개의 특정 부위(마르마스타나, marmastana)를 언급했다. 심상화를 통해 에너지가 그 부위에 모인다.

"Staneshvetesu manasa vayumaropya dharayeta
Stanat stanat samakrusya pratyaharottamo matah."

VS-3/74

경전은 팔다리를 등딱지 안쪽 가운데로 가져오는 방식으로 행동하는 동물인 '거북이의 행동'을 예로 언급한다.

평범한 사람은 욕망에서 비롯된 불필요한 과잉 활동을 통해 습관적으로 에너지를 낭비한다. 프라나는 감각 및 운동기관인 인드리야를 통해 말초기관으로 이동한다. 감각제어 수련을 하면 밖으로 나가는 에너지가 안쪽으로 향한다. 따라서 동일한 에너지가 의지에 따라 내부로 이동할 수 있다.

요가호흡과 감각제어는 서로를 지지한다. 감각제어 없이, 요가호흡의 진보된 상태를 성취할 수 없다. 요가호흡수련은 또한 욕망을 증가시키는 마음의 라자스 및 타마스 속성을 줄이는 데 도움이 된다. 진보된 상태에서, 두 도구는 신체 내부의 생명에너지 흐름을 다룬다.

과학적으로 이마엽 겉질과 둘레계의 상호작용에 대해 논의할 수 있다. 20세기 초에 행해진 뇌엽 절제술은 두 시스템의 소통을 차단하는 수술 방식이었다. 이러한 차단으로 인해 정신착란과 질환을 가지고 있는 사람들은 침착해지고 무반응 상태가 되었다. 그러나 그러한 사람들은 정신적으로 더 성장할 가능성이 매우 적었고, 그들 중 대부분은 발달지체를 겪었다는 사실이 밝혀졌다. 따라서 이마엽 겉질과 둘레계 사이의 소통을 물리적으로 방해하는 대신 비침습적 도구를 사용하여 기술적으로 정상화하는 것이 좋다.

수년간 요가의 원리와 수련을 따른 수행자를 대상으로 한 과학적 실험은 이마엽 겉질과 둘레계의 가교 역할을 하는 영역이 두꺼움을 보여주었다. 이 부위는 대뇌의 다섯 번째 엽으로, '섬엽(insula)'이라고 불린다. 따라서 진보된 상태에서, 신경 회로는 더 정교해지고 둘레계의 쾌락 및 통증 중추를 재조건화할 뿐 아니라 대뇌겉질을 성장하게 한다.

쾌락 중추는 태어날 때부터 음식, 촉각 등 많은 감각 자극에 의해 조건화된다. 나이가 들수록 즐거운 감각 자극의 수 또한 증가한다. 그러나 이러한 조건화는 영구적인 만족을 가져올 수 없다. 이는 몇 초 또는 몇 분 동안 지속되는 일시적 현상이다. 동일한 자극에 대해 새로운 갈망이 나타난다. 따라서 그것은 평생 동안 걸리는 '덫'이 된다. 감각 제어는 이 메커니즘을 재조건화하는 가장 중요한 방법이다. 파탄잘리는 그 효과를 다음과 같이 언급했다.

"Tatah parama vasyatendriyanam."

PYS-2/55

감각제어를 통해 마음은 상당히 길들여진다.

IX

삼매 : 거친 측면

삼매(사마디, samadhi)는 요가에서 사용되는 광범위한 용어이다. 요가는 또한 삼매로 정의할 수 있다.

> "Yoga evam Samadhi."
>
> Vyasabhasya

> "Samatvam yogam uchyate."
>
> Bhagvedgeeta

기본적으로 삼매는 더 높은 의식 상태를 나타내지만 파탄잘리는 '거친 차원에서 정묘한 차원까지' 다른 수준에서 그것을 정의하려고 했다. 거친 측면에서 그것은 우리가 세상에 반응하는 방식인 태도 및 건강 상태와 관련이 있을 수 있다. 하지만 정묘한 차원에서 삼매는 더 높은 의식 상태 또는 일반적인 마음을 넘어선 상태이다. 이것을 4개의 수준으로 요약할 수 있으며, 우리는 정신신체적 메커니즘의 요인 내에서 처음 3가지 수준을 설명할 수 있다.

	삼매의 수준	간략한 의미
1	삼매-방편(우파야, Upaya)	반응을 조절하는 수련
2	유상삼매(사비칼파 사마디, Savikalpa samadhi)	생각이 있는 상태에서도 평정심을 유지하는 것 생각이 있는 삼매
3	무상삼매(니르비칼파 사마디, Nirvikalpa samadhi)	생각이 없는 삼매, 마음의 한계를 넘어선 의식 상태 그러나 잠재인상(삼스카라, samskara)은 여전히 존재함
4	무종자삼매(니르비자 사마디, Nirbeeja samadhi)	잠재의식의 인상이 없는 무상삼매 모든 번뇌(클레샤)가 완전히 약해진 상태

이 중 처음 두 개는 거친 수준에서, 이후 두 개는 정묘한 수준에서 이해할 수 있다. 이 장에서는 거친 측면에 대해 논의할 것이다.

삼매 - 방편

1. 판초파야(panchopaya), 즉 '다섯 가지 정신력'이라는 제목 아래 이를 설명한다. 여기에는 슈랏다(shraddha, 믿음/긍정성), 비랴(virya, 열정/지구력), 스므리티(smriti, 알아차림), 삼매(반응에 대한 조절) 및 프라드냐(pradnya, 분별할 수 있는 능력)가 있다. 이것들은 더 높은 의식을 향한 성숙과 발전으로 이 끄는 개인적인 특성이다.

2. 여기서 삼매란 어떠한 상황에서도 자신의 반응을 조절하는 것을 의미한다. 경전에서는 항상 더움 - 추움, 승리 - 패배, 기쁨 - 슬픔, 얻음 - 잃음과 같은 반대 상황의 예를 제시한다. 사람은 이 모든 상반된 상황에서 안정을 유지해야 한다.

3. 반응 조절의 중요성을 이해하려면 신체 수준에서 반응의 메커니즘을 알아야 한다. 감각 입력은 뇌에서 처리되고 그에 따라 다양한 외부 및 내부 신체 활동으로 나타나는 특정 반응이 생성된다. 이것을 운동 현상이라고 한다.

4. 모든 입력이 처리되는 것은 아니며, 일부 입력이 처리되더라도 모두 반응으로 이어지지는 않는다. 우리에게 더 흥미롭고 주의를 끄는 입력을 처리한다. 그리고 그것들은 주로 우리의 욕망과 그것의 성

취와 관련 있다.

5. 신체는 모든 반응을 보여준다. 아름다운 꽃을 볼 때 우리의 반응은 "우와!"이고, 갑작스러운 사고를 목격할 때 우리의 반응은 "어!"이다. 두 반응 모두 말하기를 담당하는 후두근육과 얼굴 표정을 담당하는 얼굴근육을 통해 나타난다. 때로는 특정 신체언어 또는 움직임으로 나타날 수 있다. 그리고 심장박동의 변화, 땀, 떨림 등과 같은 내부 활동을 동반한다. 이것이 뇌에서 생성된 반응이 신체 수준에서 나타나는 방식이다.

6. 둘레계는 반응의 중추이다. 그러나 감각 입력을 통합하고 반응하는 주요 권한은 이마엽에 있다. 적절한 통합을 통해 위와 같은 일이 발생하면 반응은 더 잘 조절된다. 하지만 둘레계의 직접적인 영향 아래에서 이런 일이 발생하면, 반응은 더 과장되고 조절되지 않는다.

7. 이 감정 시스템은 '투쟁-도피 반응 시스템'으로, 자신의 보호를 목적으로 진화했다. 또한 우리의 심리적 욕구를 충족시킨다. 따라서 심리적·신체적 현상이다. 이것은 위협으로부터 자신을 보호하는 빠른 반응에 도움이 된다. 또는 욕구를 충족하기 위한 빠른 반응을 생성한다.

8. 하지만 이 시스템의 과도한 사용은 신체 수준의 교란을 일으키고 이것은 나중에 질병의 형태를 띠게 된다.

9. 둘레계를 '오래된 뇌'라고 한다. 진화 과정에서 이것이 가장 먼저 발달했다. 둘레계는 동물들에게서 매우 강하다. 그래서 동물들은 강

한 감정을 가지고 있고 자기중심적이다. 대뇌의 백색질과 회색질은 나중에 진화했다. 특히 인간의 경우 대뇌겉질이 크게 진화했다. 이것은 '새로운 뇌'로 알려져 있다.

10. 요가수행자들은 더욱 진화된 수준의 대뇌겉질을 보여준다. 하지만 대다수의 사람을 살펴보면, 그들의 새로운 뇌는 아직 고도로 발달된 수준으로 진화하지 않았으며 더 높은 수준의 작업(higher work)을 수행할 준비가 완전히 되어 있지 않다는 것을 알 수 있다. 따라서 생각과 그로 인해 일어나는 대뇌겉질 활동은 우리의 욕망에 의해 둘레계의 작용으로 영향받고 조건화된다. 이 때문에 대뇌겉질은 갖고 있는 최고의 잠재력을 달성할 수 없다. 대뇌겉질 조건화 특성에 따라 공포증, 공황, 의존성, 공격성 등 다양한 유형의 행동과 성격이 나타난다.

11. 투쟁-도피 반응에서 공포 또는 분노 중추는 흥분하면, 운동 영역과 시상하부에 동시에 신호를 보낸다. 시상하부는 반응을 위해 교감신경계를 활성화시키고 동시에 주요 내분비샘인 뇌하수체에 신호를 보낸다. 뇌하수체는 신장의 맨 위에 위치한 부신을 자극한다. 이 분비샘은 신진대사를 촉진하는 아드레날린을 분비한다. 동시에 혈액 속으로 코르티코스테로이드(corticosteroid)와 인슐린도 들어온다. 이 호르몬은 추가 작업을 위해 포도당을 준비하고 활용한다. 티록신(thyroxine)은 또한 세포 과정을 가속화하기 위해 분비된다. 따라서 이 '호르몬 위기'는 과다 대사를 초래하고, 이는 차례로 에너지 손실과 장기의 피로로 이어진다. 이 전체 메커니즘은 둘레계 세포가 흥분 상태로 남아 있는 동안 유지된다. 이것은 일상생활에서 여러 번 발생할 수

있다. 하지만 곧바로 질병으로 이어지지는 않는다. 적절한 수면의 도움으로 이러한 불균형이 보상된다.

12. 둘레계 중추가 오랫동안 활성화되어 있고 이러한 과잉 반응 메커니즘이 산발적으로 반복되면 문제가 발생한다. 그러면 둘레계 중추는 흥분의 자동화 상태가 된다. 이로 인해 장기는 지속적으로 과로에 시달리고 적절한 휴식을 취하지 못한다. 서서히 효율성이 떨어지고 다른 기관 및 시스템과의 상호작용에 혼란이 온다. 이러한 불균형이나 불안정으로 인해 사람들은 다양한 질병에 걸린다. 따라서 둘레계의 불균형(과도한 활성화)은 모든 시스템과 기관의 불균형을 초래한다.

13. 불균형을 피하기 위해, 신체는 비반응 또는 조절된 반응 상태를 필요로 한다. 이것은 우리의 의지를 통해 둘레계 흥분을 조절하고 이마엽 세포를 우세하게 사용하려고 할 때 발생한다. 이것은 대뇌겉질을 사용하는 연습이며 의지를 강화시킨다. 둘레계 세포가 이미 강하게 자동화되어 있기 때문에 처음에는 이렇게 하는 것이 어렵다.

14. 파탄잘리는 다양한 상황에서 하는 반응 조절을 설명했다. 그 말은 어떠한 상황에서도 흥분하지 말라는 뜻이다. 지나친 기쁨이나 슬픔은 둘 다 교감신경계를 활성화시키는 흥분 효과가 있어 호르몬 위기를 유발한다. 신체 보호 메커니즘의 일부이기 때문에 '비반응 상태'를 완전히 유지하는 것은 현실적으로 어렵다. 둘레계 세포를 최대한 빨리 진정시키는 것이 목표이다. 사람들은 비교적 일반적인 상황임에도 불구하고 그것을 위협으로 인식하는 경우가 많다. 결과적으로 둘레계는 필요 이상으로 오랫동안 흥분 상태를 유지하게 된다. 또는 외

부 상황은 문제 되지 않지만 신체 시스템이 흥분하는 습관에 빠진 경우도 많다. 이러한 현상은 비반응성이나 반응 조절 습관을 통해 성공적으로 제어할 수 있다.

15. 일단 비반응성 상태가 확립되면 모든 상황과 신체 반응에 대해 계속 알아차리게 된다. 이 습관을 들이는 것이 삼매에 이르는 길의 첫 번째 성취이다. 이 습관으로 우리는 세포를 교란하고 파괴하는 신체 수준에서 발생하는 많은 불균형을 피할 수 있다.

16. 삼매의 첫 번째 수준에서는 둘레계가 조용해지고 오랜 시간 동안 조용한 상태를 유지한다. 장기간의 수련을 통해 둘레계는 고요해지는 습관을 갖게 된다. 이 단계에서는 부교감신경의 적절한 긴장도가 확립되고 유지되어 주요 장기가 자연스러운 리듬을 유지하도록 돕는다. 이러한 변화로 인해 많은 심신질환이 회복된다. 따라서 첫 번째 수준의 삼매는 모든 장기의 건강을 회복시킨다.

17. 8지요가(아쉬탕가요가, Astanga yoga)[82]에서 8개의 단계 모두는 평정심을 달성하고 유지하는 데 관여한다. 이 단계 중에서 금계와 권계는 우리가 매일 24시간 내내 지켜야 하는 원칙이다. 많은 사람이 요가를 단지 요가자세 등을 하는 한두 시간의 활동으로 간주한다. 나머지 22시간은 무시한다. 따라서 그 두 시간 동안 느끼는 이완은 일시적인 현상으로 남고 평온하고 행복한 성격으로 이어지지 않는다.

---

82 8지요가는《파탄잘리 요가수트라》에서 언급하고 있는 8개의 단계를 갖는 요가를 의미한다.

18. 금계는 사람 및 기타 외부 사건과의 의사소통에 관한 원리이다. 침실을 깨끗하게 유지하는 것도 금계의 일부이다. 옷과 책을 단정하고 깔끔하게 유지하는 것도 금계의 일부이다. 의사소통을 할 때마다 불필요한 반응을 조절하여 평정심을 유지해야 한다. 간단히 말해 모든 의사소통을 긍정적이고 건설적이며 즐겁게 만들어야 한다. 금계를 통해 우리는 이러한 원리를 배운다. 이를 통해 첫 번째 수준의 삼매가 생겨나고 유지된다.

19. 권계는 개인적인 규율과 관계와 있다. 이것은 자신의 일상(식생활, 수면, 운동 등)과 기도, 철학 경전 공부, 만트라 찬팅 등과 같은 긍정적이고 지적인 정신적 습관을 만드는 것과 관련된다. 이것은 삼매의 첫 번째 수준을 유지하는 데 도움이 된다. 사실 더 높은 수준에 도달하는 것은 금계와 권계에서 얼마나 성공하느냐에 달려 있다.

20. 현대 심리학은 적응 현상을 상부 대뇌겉질과 둘레계 사이의 균형을 이루려는 시도라고 설명한다. 금계와 권계를 통한 삼매의 태도는 적응을 강화하는 데 도움이 된다. 적응에는 환경과의 조화로운 관계, 그리고 필수적인 욕구 충족 및 불필요한 욕구의 조절이라는 두 가지가 포함된다.

21. 요가를 통해 우리는 서서히 삶에 꼭 필요한 욕구와 필요하지 않은 욕구를 알게 된다. 삼매의 태도를 통해 삶에 필요하지 않은 욕구를 철회하는 데 성공한다.

유상삼매

1. 더 나아가 둘레계는 요가자세, 요가호흡과 같은 다른 요가 수련의 도움을 받아 이마엽의 통제하에 완전히 들어간다. 그 때문에 '뇌의 반응 시스템'은 이마엽 통합 영역을 완전히 따른다.

2. 따라서 감각 운동 영역에 대한 둘레계 세포의 영향이 감소한다. 이마엽 세포에 대한 둘레계 세포의 영향도 조절된다. 따라서 사고 과정은 감정과 분리된 상태로 유지된다.

3. 이런 상태에서 요가호흡이나 명상을 계속하면 완전한 대뇌겉질 둘레계 상호작용 상태에 도달한다. 순차적으로 둘레계-내분비(신경내분비) 상호작용 상태가 확립되고 결론적으로 내분비-신진대사 상호작용에 도움이 된다.

4. 이것은 신체에 다양한 긍정적인 변화를 가져온다. 신체 수준에서 이전에는 인식할 수 없었던 가벼움을 느낀다. 전통적인 문헌에서는 이 가벼움을 마치 솜이 된 것 같은 느낌 또는 마치 공중을 나는 것 같은 느낌(무게가 없는 솜처럼)으로 묘사한다. 이런 상태에서는 부정적인 기억이 떠오른다 해도 동요하지 않는다. 울고 싶거나 웃고 싶다고 해도 그렇게 되지 않는다.

5. 이제 이 단계부터 요가호흡 또는 명상수련을 하는 동안 말이 사라지고 고요함을 경험하는 상태에 들어간다. 여기서 호흡 패턴이 자동적으로 변화된다.

여전히 이 상태에서는 과거의 기억이나 연속되는 생각의 짧은 흐름을 가지고 있을 수 있다. 그러나 이러한 생각들은 그것이 좋든 나쁘든 둘레계 세포를 전혀 방해하지 않는다. 따라서 사고 과정이 진행되는 동안에도 평정심 상태가 유지된다. 이 상태를 '생각이 있는 삼매(유상삼매)' 또는 '유사등지(사비차라 사마디, Savicara samadhi)'라고 한다. 집중력은 많이 향상되지만 여전히 100퍼센트는 아니다. 어떤 생각이 간헐적으로 나타나기 때문이다. 가벼움과 고요함 때문에 명상을 즐기게 된다. 침묵(마우나, mauna)과 함께 요가수련을 하는 일부 수행자는 며칠 안에 쉽게 유상삼매 상태에 도달할 수 있다.

6. 유상삼매는 몇 분 또는 몇 시간의 현상일 수 있다. 일상생활에서는 생각이 마음에 떠오르는 순간 둘레계 중추가 반응하고 신체 수준의 변화가 나타난다. 이것은 순식간에 일어난다. 이런 점을 감안하면 몇 초 동안이라도 생각이 떠오를 때 둘레계가 조용하게 유지된다면 좋은 성과이다. 추후에 둘레계가 조용해지는 습관은 그 사람을 오랫동안 유상삼매 상태에 있게 하고 이는 상위 작업을 위한 뇌에 더 많은 변화를 가져온다.

7. 일상생활에서 유상삼매 상태를 유지한다는 것은 '요가적인 삶'을 확립한다는 것을 의미한다. 이것은 건강과 장수로 이어진다. 지속적인 삼매 상태로 인해 많은 하타요가 수행자는 100세 넘게 산다.

8. 파탄잘리는 무상삼매의 전문가(니르비차르비샤라다, nirvicarvisharada)가 되면 다양한 힘(성취 또는 초능력)을 얻게 될 것이라고 말한다. 그 전에 누군가 유상삼매를 확립하고 유지할 수 있다면 그는 건강과 장수를 얻을 것이라고 말할 수 있다.

9. 아유르베다에는 모든 장기의 젊음을 오랫동안 유지한다는 의미의 '라사야나(rasayana)'라는 개념이 있다. 아유르베다는 회춘을 위한 몇 가지 치료약을 가지고 있다. 그러나 동시에 뇌-마음 수준에서 적절한 변화 없이는 회춘 상태에 도달할 수 없다고 말한다. 아유르베다는 또한 먼저 규율을 만듦으로써 태도를 변화시키는 데 도움이 되는 활동이라는 뜻을 가진 '아차르 라사야나(Aachar rasayana)'라는 제목 아래 금계와 권계에 대해 이야기한다.

10. 이 현상은 오랜 시간 동안 내분비계의 효율성을 회복시킨다. 신경내분비계의 확립은 모든 시스템에 좋을 뿐만 아니라 뇌의 추가 발달에도 좋다. 균형 잡힌 내분비샘은 두뇌 성장을 담당한다.

11. 최근 의학계에서는 젊음의 원인을 설명하기 위해 DNA 연구를 진행하고 있다. 그들은 텔로미어(telomere)로 알려진 DNA 끝부분이 세포의 수명을 결정한다는 것을 발견했다. 텔로미어의 성장이 젊음의 원인이다. 텔로미어의 길이를 유지하는 것이 젊음의 열쇠이다. 스트레스가 많은 생활에서는 세포분열을 거듭하는 동안 텔로미어의 길이가 점점 줄어든다. 만성적인 심리적 스트레스, 부적절한 식습관, 수면장애, 반복적인 감염 등으로 인해 길이가 줄어들게 된다. 딘 오니쉬

(Dean Ornish)[83] 박사는 3개월 동안 나이가 50~80세인 24명의 환자에게 요가 프로그램을 제공했고, 요가 생활 방식이 텔로미어의 길이를 늘리는 효소인 텔로머라아제(telomerase) 수치를 높이는 데 연관되어 있다는 사실을 발견했다.

12. 이 상태에서 사람은 많은 가벼움, 고요함, 기쁨을 느낀다. 이 기쁨은 '지속적인 즐거움'으로 묘사된다. 어떤 사람은 엄청난 희열로 이러한 유형의 삼매를 경험하는데, 이는 몇 시간 동안 지속되는 자동적인 현상이 될 수 있다. 사람은 성관계에서 오르가슴으로 알려진 쾌감을 경험한다. 하지만 이 감각은 일시적인 현상이다. 지속적인 즐거움의 측면에서, 이것은 '지속적인 오르가슴'이라고 표현할 수 있다.

요약

지속적인 평정심 상태, 즉 유상삼매를 살펴볼 때 우리는 신체 수준에서 일어나는 다음 사항들에 주목해야 한다.

1. 뇌 내부의 화학적 균형의 확립
2. 둘레계의 재조건화
3. 시상하부의 새로운 생체 리듬 확립
4. 신경내분비 상태(시상하부-뇌하수체 상태)의 재조건화
5. 내분비샘 내부 상태의 확립-내분비샘의 효율성과 수명의 증가
6. 신진대사 안정화

---

83 딘 오니쉬 박사는 미국의 의사이다. 캘리포니아 소살리토에 있는 비영리 예방의학연구소의 회장이자 설립자이며, 샌프란시스코 캘리포니아대학교의 임상교수이다. 요가와 명상을 포함하는 심장병 예방 프로그램을 만들었다.

7. 세포의 회춘 및 재프로그램

삼매–방편	유상삼매
반응 조절 수련.	평온한 마음의 확립.
의도적인 메커니즘. 생각이 떠오르지만 적절한 알아차림으로 의도적으로 반응을 피한다.	저절로 일어나는 단계. 생각이 떠오르지만 반응은 자동으로 회피된다.
둘레계 회로가 조절된다.	불필요한 둘레계 회로를 피하는 습관이 확립된다.
스트레스 반응은 즉시 변경되거나 예방된다.	스트레스 반응을 피하는 습관이 확립된다.
둘레계 중추는 진정되지만 고요한 상태로 완전히 조건화되진 않았다.	둘레계 중추는 고요한 상태로 완전히 조건화된다.

X

삼매 : 정묘한 측면

1 뇌 메커니즘의 재조건화

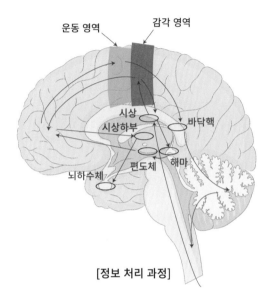

[정보 처리 과정]

1. 생각은 대뇌겉질의 활동이다. 우리는 몸의 어떤 세포 활동도 멈출 수 없다. 세포 활동이 멈춘다는 것은 그 세포가 죽었다는 것을 의미한다. 즉 살아 있는 세포에서 일어나는 작업은 제한되거나 느려질 수 있지만 멈추진 않는다는 의미이다. 여기에서 아주 간단한 질문이 발생한다. 우리가 생각 없는 삼매에 대해 이야기할 때, 이것은 정말로 무엇을 의미할까? 이마엽 겉질 세포의 활동이 멈추는 것일까? 그리고 그때 뇌의 다른 엽과 하부 영역들은 어떻게 될까? 신체에서는 어떤 일이 벌어질까? 죽는 것인가?

2. 먼저 생각 없는 삼매는 대뇌세포가 작동하는 패턴의 변화일 뿐이라는 점을 분명히 하고자 한다. 일상적인 사고 과정인 정보 처리는 중단되지만, 이마엽 겉질 세포는 깨어 있는 의식 상태를 유지하면서 다른 방식이나 다른 방향으로 작업할 준비가 되어 있는 상태이다.

3. 모든 요가의 원리를 충분히 받아들임으로써 규칙적으로 명상을 하면 뇌에 변화가 생기고 이 변화는 새로운 인식 방식을 가져온다.

4. 뇌의 반응 시스템이 완전히 조절됨에 따라 집중하는 과정이 더욱 진보된다. 명상을 하기 위해 선택한 대상에 대한 집중이 유지됨으로써 사고 과정의 사슬이 약해지고 짧아진다. 이러한 집중의 연속성을 명상(디야나, dhyana)이라고 한다.

5. 집중의 연속성은 물의 흐름으로 설명된다. 몇 초 동안 집중의 흐름이 계속되면 인지 과정이 멈춘다. 감각 신호가 시상 수준에서 정지되고 추가적인 처리와 반응은 자동적으로 회피될 가능성이 있다.

6. 예를 들어 누군가가 신체감각에 집중(신체 알아차림)하고 있다고 하자. 보통은 매초 일부 입력이 마루엽의 감각 영역으로 들어온다. 그런 다음 이 입력은 처리를 위해 이마엽으로 이동한다. 신체 알아차림 명상 중에 끊어지지 않고 집중이 지속적으로 일어난다면 동일한 감각 입력은 이마엽으로 향한다. 그러나 그 이후에 이마엽에서 처리가 일어나지 않기 때문에, 입력 신호는 이마엽을 통과하는 대신 감각 또는 연합 감각 영역에만 남는다. 이것이 이마엽이 다른 엽으로부터 기능적으로 분리되는 방법이다. 더 나아가 신호는 시상에서 멈출 수 있다.

이런 방식으로 대뇌의 다른 엽(뒤통수엽, 마루엽, 관자엽)도 고요해진다.

7. 따라서 학습이나 지식의 일반적인 과정은 중단되지만, 이마엽은 깨어 있는 상태를 유지하고 다른 작업을 할 수 있다. 이때 외부 세계에 대한 감각을 잠시 잃어버릴 수 있다. 이것이 깨어 있는 상태에서 생각 없음이라는 현상이 나타나는 방식이다. 이 현상은 몇 초에서 몇 분 또는 몇 시간 동안 지속될 수 있다.

8. 하부 뇌 중추가 자율적으로 작동하기 때문에 소화, 호흡, 순환 및 신진대사와 같은 생리적 기능은 회복되지만 변화된다. 호흡 속도는 느리거나 간헐적으로 유지되며 몇 초 동안 자동으로 멈출 수 있다. 심박수와 신진대사율도 상당히 느려진다. 이것이 '생리적 저대사성 각성(physiological hypometabolic wakeful)' 상태이다.

9. 깊은 수면 중에도 신진대사는 생리적으로 느려진다. 하지만 대뇌 겉질 세포가 깨어 있지 않다. 이것이 '삼매'와 '깊은 잠'의 차이이다.

10. 생각 없는 삼매의 상태에서 일반적인 정보 수신 시스템은 정지되어 있다. 그러나 이마엽은 깨어 있고 외부 세상을 직접적으로 인식할 준비가 되어 있다. 따라서 일반적인 감각신경 경로 대신에 이마엽 세포가 외부 세상의 신호를 직접 인식한다. 이것은 대부분의 사람에게 매우 놀라운 사실일 것이다. 그러나 요가수행자들에게 이것은 일상적인 현상이다. 파탄잘리는 이것을 직관적 지식이라는 의미의 '루탐바라 프라즈나(Rutambhara prajna)'로 설명한다.

"Nirvicarvaisharadye adhyatmaprasadah."

PYS-1/47

"Rutambhara tatra prajna."

PYS-1/48

11. 이 정보는 일반적인 경로(감각기관 - 감각신경 - 시상 - 특정 대뇌엽)를 통해 오는 것이 아니기 때문에 이마엽은 이를 인지하기 위해 더 높은 수준의 메커니즘을 사용한다.

"Srutanuman prajnabhyamanyavisayat visesarthatvat."

PYS-1/49

무상삼매(니르비칼파 사마디) 상태에서 얻은 지식은 일반적인 정보 처리 경로를 통해서는 얻을 수 없다.

12. 이는 점진적인 과정이며 시간이 걸린다. 규칙적인 수련이 필요하다. 명상[84]의 과정이 집중(다라나), 명상(디야나) 및 삼매(사마디)를 통해 완성될 때, 그것을 총제(상야마, samyama)라고 한다. 수행 초기에 모든 집중이 명상(디야나)과 삼매로 끝나는 것은 아니다.

13. 이 과정이 완성되는 것은 수행자의 인생에서 황금 같은 순간이다.

---

84 이 책에서는 총제(상야마)에 대해 일반적인 '명상(meditation)'이라는 용어를 사용하고 있다. 따라서 일반적인 명상과 명상(디야나)을 구분하여 표기하였다.

14. 지난 100년간 행해진 명상에 대한 과학적 연구는 오랫동안 집중을 수련해온 수행자를 대상으로 한 것이었다. 하지만 무상삼매 상태에 있는 사람에 대한 연구는 없었다.

15. 그러나 몇 가지 특징들로 설명한 바와 같이, 우리는 과학적으로 다음과 같은 가설을 세울 수 있다.

	특징	과학적인 해석
1	이것은 잠이 아니다.	망상 활성 시스템(Reticular Activating System)은 대뇌겉질에 신호를 보내고 있다.
2	이것은 혼수상태가 아니다.	델타파는 존재하지 않지만, 무상삼매 상태로 진행해가는 사람들에게서 동기화된 감마파를 발견할 수 있다.
3	감각기관에서 오는 거친 자극에 대한 인식이 없다. 몸에 대한 감각이 없다.	감각 신호는 시상 수준에서 멈춘다.
4	신체 외부의 움직임이 없다. 몸은 조각상처럼 움직이지 않는다.	운동 시스템으로부터 신호가 없다. 대뇌의 운동 영역은 하부 뇌로 신호를 보내지 않는다.
5	내부 생명 활동이 일어나고 있다. 하지만 속도가 상당히 느려진다.	시상하부가 내부 활동을 조절하고 있다.
6	'나'에 대한 인식이 없다.	이마엽이 입력을 처리하고 있지 않다. 따라서 이원성이 없어진다. '나' 또는 외부 세상에 대한 인식이 없다.
7	대뇌 신경 회로는 사라지지 않았다.	새로운 경험 메커니즘이 작동한다.

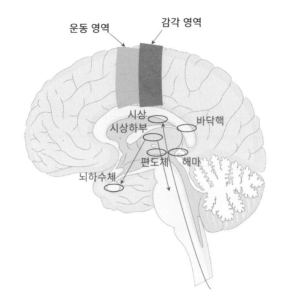

[무상삼매에서 변화된 정보 처리 과정]

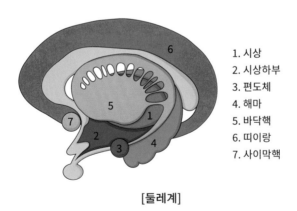

1. 시상
2. 시상하부
3. 편도체
4. 해마
5. 바닥핵
6. 띠이랑
7. 사이막핵

[둘레계]

1. 총제는 집중과 변용의 완전한 과정이다. 이것은 집중의 힘을 보여준다. 총제 과정은 집중(다라나), 명상(디아나) 및 삼매(사마디)의 세 단계로 완성된다.

2. 총제의 힘은 일반적인 한계를 넘어서는 인식으로 이끈다. 또한 일반적인 한계를 넘어서는 신체·정신 능력으로 이어진다. 이러한 힘은 '성취(비부티, vibhuti)'라고 알려져 있다. 파탄잘리의 세 번째 장은 총제의 개념과 다양한 성취를 얻기 위한 그 적용에 완전히 기반을 두고 있다.

3. 집중과 명상(디아나)의 단계는 이것들이 삼매의 상태로 변할 때 총제의 핵심적인 부분이 된다. 그렇지 않으면 사실상 그것들은 요가의 가지(요가앙가, yogangas) 중 하나로 남게 된다.

4. 기본적으로 이 세 가지는 다르다. 이 모든 단계를 성공적으로 거쳐야만 비로소 총제가 성립된다. 이것은 집중의 대상 또는 주제에 따라 결과가 나타난다.

5. 처음에는 실제로 집중으로 시작하여 집중으로 끝난다. 이것은 뇌 메커니즘을 단계적으로 재조건화하는 데 도움이 된다. 마지막으로 이

수행은 더 깊은 상태인 명상(디야나)과 삼매로 이어진다. 이 전체 과정을 총제라 한다. 우리는 총제에 대해 '명상(meditation)'이라는 용어를 사용할 것이다.

6. 개미의 예를 들어보자. 개미는 나무줄기를 타고 올라가기 시작한다. 그리고 계속해서 떨어진다. 여정은 매번 불완전한 상태로 남아 있게 된다. 하지만 이런 메커니즘을 통해 정상에 도달하는 방법을 배운다. 마침내 개미는 위쪽으로 오르기 시작하고 정상에 도달한다. 이것이 바로 집중에서 시작하여 마침내 명상(디야나)과 삼매에 도달하는 방법이다.

우리는 다음과 같이 세 가지를 개별적으로 정의할 수 있다.

1. 집중(다라나, Dharana)

"Deshabandhachittasya dharana."

PYS-3/1

최대한 특정 대상에 마음을 고정하라

1. 이것은 내부나 외부에 있는 특정 대상에 주의를 고정시키려고 하는 의도적인 행위이다.

2. 실질적으로 이 단계에서는 생각이 간헐적으로 일어나기 때문에

연속성이 없다. 사람은 마음속 대상에 집중하려고 노력한다. 하지만 시간이 지나면 마음은 생각의 흐름에 빠지게 된다. 이 단계에 있는 사람은 자신이 명상하고 있다는 것을 깨닫고 다시 관심 대상으로 돌아온다. 하지만 시간이 지난 후에 또 생각의 흐름 속으로 들어간다. 이런 일들이 시도하는 과정 내내 발생한다. 이것이 집중의 단계이다.

3. 이것을 받아들여야 한다. 많은 사람이 이 시점에서 열등감을 갖게 된다. 생각이 멈추지 않고 계속해서 떠오르기 때문에 마음이 산란해진다. 그러나 생각으로 인해 집중이 방해받는 것이 아니라, 지금 지속적인 생각의 과정이 집중에 의해 방해받고 있다는 점을 이해해야 한다.

4. 따라서 3~5초라도 대상에 마음을 집중할 수 있다면 그것은 성취이다. 신경내분비 및 신진대사 메커니즘이 안정된 상태를 유지하도록 반응을 줄이는 것이 이 시도에서 중요하다.

2. 명상(디야나, Dhyana)

"Tatra pratyayaikatanata dhyanam."

PYS-3/2

1. 그 후에는 명상(디야나) 단계가 발생한다. 여기에서 대상에 대한 주의 집중은 계속된다. 물의 연속적인 흐름처럼.

2. 하나의 대상에 주의를 기울이는 것은 여전히 의도적이다. 의도적

이기 때문에 여전히 '나'와 함께 작동하고 있다. 따라서 대상, 아는 자 및 지식(즈네야, 즈나타, 즈나나)은 분리된 상태로 유지된다.

3. 이 상태에서 진전을 이루면 어느 순간 이러한 현상은 저절로 확립되며 유기적으로 삼매 상태로 들어간다.

3. 삼매(사마디, Samadhi)

"Tadevarthamatranirbhasam svarupasunyamiva Samadhi."

PYS-3/3

[그림으로 표현한 총제]

일반적인 사고 과정	
집중(다라나) 초기	
집중(다라나) 심화	
명상(디야나)	
삼매(사마디)	

1. 집중의 연속성으로 인해 정보 처리 과정은 멈추고 '나'는 해체된다. 세 가지(대상, 아는 자 및 지식)가 하나가 되고 그들의 개별 정체성이 병

합된다. 이것이 삼매의 단계이다.

2. 총제로 알려진 이 상태에 도달할 때, 거친 세계에 대한 지식을 일시적으로 벗어나게 된다. 하지만 경험 체계를 벗어나는 것은 아니다.

3. 체험하는 과정은 남아 있다. 그러나 그것은 에고와 외부 세상의 한계를 넘어선다.

3   과학적 해석

1. 해부-생리 기반으로 보면 이는 3개의 진행 단계를 거쳐 일어나는 새로운 대뇌겉질의 현상으로 해석된다.

2. 일반적인 기능을 할 때 우리의 대뇌겉질은 경험 기관으로서, 감각 입력이 들어오는 하부 뇌 중추와 함께 작동한다. 대뇌겉질의 모든 작동은 아래로부터 들어오는 입력(감각기관 - 감각신경 - 뇌의 하부 중추)을 기반으로 한다.

3. 인식뿐만 아니라 생각, 상상도 아래로부터 들어오는 입력과 그것에 관한 장기 기억의 형태로 해마에 있는 잠재인상(삼스카라)으로 인해 제약된다.

4. 입력이 지속적으로 들어오고 대뇌겉질은 바쁜 상태이기 때문에 하위 시스템의 도움 없이 뇌가 독립적으로 인식하는 것은 불가능하다.

5. 만약 우리가 깨어 있고 각성된 상태에서 감각 입력을 차단한다면 이마엽 겉질은 독립적으로 작동하는 자유를 갖게 되는데, 이것을 새로운 겉질 현상이라고 한다.

6. 이 과정은 일반적인 겉질 현상을 통해 시작된다. 집중하는 동안 사람은 대상을 선택하고 그것에 집중한다. 대상이 외부에 있다면 감각신경을 통해 정보가 입력된다. 집중하고 있는 대상이 기억 속 이미지라면 해마 또는 기타 관련 영역인 장기 기억을 통해 겉질로 정보가 입력된다. 또는 그것이 상상의 대상이라면 겉질 자체가 입력을 생성한다.

7. 장기간의 수련 후에는 하위 감정 중추를 침묵시키고 다른 감각 입력을 차단하는 데 성공한다. 신체 활동은 자율신경계를 통해 지속된다. 이때 겉질은 선택한 대상에 대한 지속적인 집중을 유지하는 데 성공한다. 이것은 명상(디야나)의 단계이다. 대뇌겉질이 이전 프로그램에 따라 인식하기 때문에 이것은 여전히 일반적인 겉질 활동이다. 이 이전 프로그램은 '나'이다. 모든 겉질 활동은 이 첫 번째 기본 인식을 기반으로 한다. 따라서 명상(디야나) 상태에서 겉질은 이에 따라 작동하며, 이것이 명상(디야나) 상태가 의도적인 메커니즘으로 남아 있는 이유이다.

8. 뇌에서 일어나는 자동 현상을 이해해야 한다. 동일한 활동의 반복은 뇌세포에서 자동적인 현상이 된다. 그리고 동일한 대상에 대한 인식이 자동으로 이루어지면 이마엽 겉질은 관련된 다른 겉질 중추에서 기능적으로 분리된다. 명상 대상에 대한 특정 감각 입력 또한 다른 겉질 중추에 국한된 상태로 유지된다. 나중에는 이러한 감각 신호도 중단되며, 아마도 시상 수준에서 중단될 수 있다.

9. 따라서 이마엽과 다른 엽 사이의 신경 회로가 끊어지고 외부 세상이나 심지어 자신의 몸에 대한 감각이 차단된다. 이원성을 기반으

로 하는 뇌 기능은 자동으로 억제되고 새로운 상태가 발생한다.

10. 이 시점에서 이마엽 겉질은 하부 중추와 그 입력으로부터 완전히 자유로워진다. 여기서는 새로운 방식으로 작동할 수 있다. 즉, 일반적인 입력 시스템을 사용하지 않고 외부 세상에서 신호를 직접 인식할 수 있다. 이것은 성취(비부티)-초월적 인식 능력으로 간주될 수 있다.

11. 집중을 오랫동안 수련한 후에 이 상태에 도달할 수 있다. 하지만 나중에는 최소한의 노력으로 이 상태로 돌아갈 수 있다. 이것은 습관이 된다. 파탄잘리는 그것을 생각 없는 상태의 전문가라고 설명한다.

따라서 이마엽 겉질은 양방향으로 작동하도록 조건화된다. 한 방향은 일반적인 감각 경로이고, 또 다른 방향은 일반적인 감각 경로와 떨어져 있는 별개의 경로이다.

4

무종자삼매

1. 삼매의 네 번째 단계를 이해하려면 철학의 기본 원리를 알아야 한다. 우리는 과학적 요인 내에서 삼매의 처음 세 단계를 연관시킬 수 있다. 그러나 해부학과 생리학의 요인 내에서 삼매의 네 번째 단계인 무종자삼매(니르비자 사마디)를 설명하는 데에는 한계가 있다.

2. 이는 현대 심리학의 관점에서 어느 정도 설명이 가능하다. 지그문트 프로이트(Sigmund Freud)는 많은 감정이 억눌려 밖으로 나올 방법을 찾지 못하는 무의식에 대해 말했다. 나중에 이러한 감정과 생각은 심신질환의 형태로 나타날 수 있다. 프로이트는 마음의 10퍼센트만이 사고 과정이 일어나는 의식적인 마음이라고 설명한다. 마음의 나머지 90퍼센트는 무의식이며 사고 과정에 영향을 미친다.

3. 파탄잘리는 몸을 세 가지 수준으로 설명했다.

	수준	파탄잘리의 단어	설명
1	거친 수준	카야(kaya)	우리가 볼 수 있는 거친 수준의 몸, 이 몸을 통해 세상에 반응함.

2	정묘한 수준	칫타 브릿티 (chitta-vritti)	정신 기능—신체를 통한 인식, 처리 및 투영.
3	원인 수준	카르마사야 (karmasaya)	잠재인상(삼스카라)이 모여 있는 곳. 이것들은 번뇌(클레샤)의 형태 또는 삼매의 형태로 있다.

4. 프로이트의 무의식 개념은 원인의 몸인 카르마사야 개념과 관련이 있다. 카르마사야에서는 번뇌가 우세하거나 삼매가 우세하게 된다.

번뇌에는 5가지 유형이 있다.

	번뇌	의미
1	무지(아비디야, avidya)	참나(진리)에 대한 경험이 부족하다. 무상삼매의 경험이 없다.
2	자아의식(아스미타, asmita)	"나는 ○○이다."라는 느낌이다. 이로 인해 이원성, 즉 나와 외부 세계의 구분을 야기한다. 모든 정신 기능은 이 이원성을 기반으로 한다.
3	탐욕(라가, raga)	욕망, 무언가를 원하는 느낌이다.
4	혐오(드웨사, dwesa)	증오, 무언가를 원하지 않는 느낌이다.
5	삶에 대한 애착 (아비니베샤, abhinivesa)	육체와 함께 살고자 하는 욕망이다.

5. 파탄잘리에 따르면 번뇌는 사고 과정(브릿티)을 활성화하고 신체에 더 많은 교란을 일으키는 씨앗이다. 씨앗의 의미는 자라는 능력이 있다는 뜻이다.

6. 따라서 파탄잘리의 접근 방식은 번뇌가 더 이상 자라지 않도록 완전히 희석하는 것이다. 이것은 불에 탄 씨앗이 자랄 수 없는 것과 같다(바르지트 비자, bharjit beeja).

7. 그러나 수행의 초기 단계에 번뇌는 강하고 활동적이다. 번뇌의 강도를 고려하여 그는 번뇌의 네 가지 수준을 설명했다.

	번뇌 수준	특성
1	활성화됨 (우디리타, udirita)	강력하고 반복적으로 활성화된다. 몸과 마음의 활동을 방해한다.
2	저지됨 (빗친나, vicchinna)	강력하지만 의도적으로 억제된다. 몸과 마음의 활동을 방해한다.
3	쇠약함 (타누, tanu)	약하고 자동으로 억제된다. 드물게 활성화되지만 몸과 마음의 수준에서 큰 문제를 일으키지 않는다.
4	잠들어 있음 (프라숩타, prasupta)	매우 약하다. 억누를 필요가 없다. 매우 드물게 활성화되지만 큰 문제를 일으키지 않는다.

8. 프로이트는 강하고 억압된 번뇌에 대해 이야기했고 환자가 그러한 충동(번뇌)을 끌어내는 방법을 찾을 수 있도록 자유연상 기법을 사용했다. 이것이 바로 카타르시스(기술적인 마음 정화)이다. 이 방법은 다양한 심신질환으로 고통받는 많은 환자에게 도움이 된다.

9. 파탄잘리는 번뇌의 단계적 약화에 대해 이야기한다. 거친 삼매 상태가 확립되면 번뇌는 자동적으로 약해진다. 그래서 그의 의도는 가능한 한 오랫동안 삼매 상태를 유지하는 것이다.

"Samadhibhavnartha kleshatanukarnarthascha."

PYS-2/2

10. 8지요가 수련은 거친 삼매 상태를 유지하는 데 도움이 된다. 이 것은 카르마사야를 정화하는 데 도움이 된다. 번뇌를 제거함에 따라 더 정묘한 무상삼매가 자동으로 나타난다. 그러나 아직 이것은 정점 이 아니다. 생각 없는 상태인 무상삼매에 도달하더라도 번뇌는 여전 히 약한 형태로 존재하기 때문이다. 그러나 이제 카르마사야에 새로 운 잠재인상(삼스카라), 즉 삼매 상태에서 '하나 됨의 잠재인상'을 추가할 수 있다. 이제 이것은 번뇌를 비활성화하고 해체하기 시작한다. 무상 삼매를 반복해서 달성함으로써 번뇌는 완전히 희석될 수 있다.

"Tajjah samskaro anya samskarpratibandhihi."

PYS-1/50

11. 마침내 모든 잠재인상이 희석되고 독존(카이발리야, kaivalya) 상태에 도달한다. 이것이 무종자삼매이다.

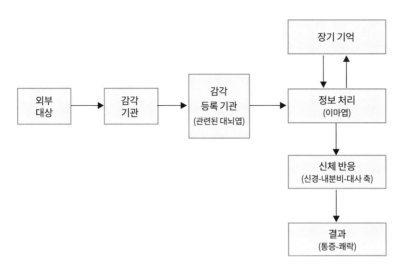

[일반적인 정보 처리 모델]

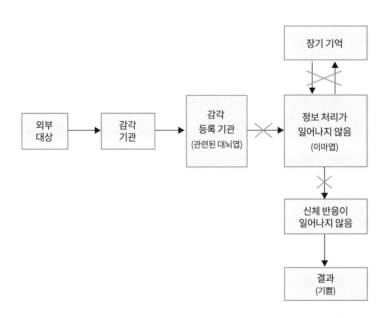

[삼매 상태에서 변화된 정보 처리 모델]

XI

명상 체험의 길 :
전통적 견해

소개

명상은 점진적인 메커니즘이다. 이런 이유로 파탄잘리는 전체 과정을 안타랑가 사다나(내면 수행, Antaranga sadhana)라고 묘사했다. 그는 이를 집중(다라나), 명상(디아나), 삼매(사마디)의 세 단계로 설명했다. 진행 과정은 느리고 오래 걸린다. 오직 열심히 노력하는 사람만이 성공할 수 있다. 긍정적이고 헌신적인 마음으로 지속적이고 규칙적으로 수련하는 것이 성공의 확실한 요인이다. 붓다는 명상하는 사람은 세 가지 속성을 가져야 한다고 말씀하셨다. 첫째, 열심히 수련하는 사람(아타피, Aatapi)이 되어야 한다. 규칙적으로 연습하고 시간을 능숙하게 활용해야 한다는 뜻이다. 둘째, 가능한 만큼 알아차림 하고 있는 상태(사티만, Satiman)에 머물러 있어야 한다. 셋째, 있는 그대로 분명하게 볼 수 있는 능력(삼파자나, Sampajjana)이 있어야 한다.

명상은 긴 여정이기 때문에 자신의 발전에 대한 지침을 받아야 한다. 자신이 올바른 방향으로 가고 있는지 아닌지를 알아야 한다. 명상의 길에서 일어나는 몇 가지 작은 경험은 긍정성을 높이고 발전하고 있음을 확신시켜준다. 이것이 명상의 길에 있는 이정표이다.

경전에서는 '나디정화(나디슛디)'와 '프라타마 요가프라브릿티'라는 제목으로 거친 수준에서 일어나는 이러한 발전을 설명했다. 《파탄잘리 요가수트라》에서도 질병, 무기력 등과 같은 장애물이 파괴되고 내면에 집중할 수 있게 되는 것으로 이것을 정의했다(프라티야크 체타나, pratyak chetana).

> "Tatah Pratyak chetana adhigamoaapyantarayabhavascha."
>
> PYS-1/29

이 모든 경험은 이제 몸과 마음이 더 깊은 명상에 적합해졌음을 수행자에게 확신시켜준다.

그 후 명상을 하게 되면 정묘한 경험이 나타나기 시작한다. 여기에서는 몇 개의 경전을 참고했다.

내면의 발전은 '브라하마-아비비약티카라니 요가니(Brahama-abhivyaktikarani Yogani)'로 묘사된다. 이것은 가장 높은 상태가 곧 펼쳐질 것임을 알려주는 신호나 경험을 의미한다. 첫째, 감각기관에 대한 인식이 향상된다. 감각 시스템은 전에는 감지하지 못했던 자극을 감지한다. 귀는 매우 낮은 주파수의 소리를 들을 수 있다. 피부 또는 내부 감각 수용기는 아주 작은 진동도 감지할 수 있다. 코는 새로운 냄새를 맡을 수 있으며, 혀는 새로운 맛을 맛볼 수 있다.

나중에는 명상을 하거나 꿈을 꿀 때, 내리는 눈(니하르, nihar), 연기(둠, dhum), 태양(아르카, arka), 바람(아닐, anil), 불(아날, anal), 반딧불이(카됴타, khadyota), 다양한 빛(비듀타, vidyuta), 수정(스파티카, sphatika) 및 달(샤쉬, shashi)을 경험하게 된다.

> "Neehardhumarkanilanalanamca
> khadyotaviddutspatikasasinam
> Etani rupani purassarani
> brahmanyabhivyaktakarani yogani."
>
> SWSU-2/11

3 하타요가 전통

> "Anahatasya shabdasya dhwanirya upalabhyate
> Dhwanerantargat jyoti jyotirantargat manah
> Manastatra layam yati tadvishnoho paramam padam."
>
> HP-4/100

《하타프라디피카》는 명상의 주요 방법으로 '나다누산다나'를 설명했다. 호흡을 수련함에 따라 내면의 소리가 들리기 시작한다. 심지어 고라크샤나타(Gorakshanatha)[85]는 다른 명상을 할 수 없는 사람도 이 쉬운 명상은 할 수 있다고 말했다. 호흡수련에서 고요함이 확립되면 내면의 소리(나다)가 나타난다. 손가락으로 귀를 막음으로써 내면의 소리를 쉽게 들을 수 있다.

처음에는 거친 소리를 경험한다. 그러나 수련이 진행됨에 따라 점점 더 작고 희미한 소리를 들을 수 있다. 인지하는 소리의 종류에 따라 집중의 깊이를 알 수 있다. 더 작은 소리나 가장 작은 소리에 완전히 집중하면 이전의 거친 소리가 사라질 수 있다. 마지막으로 '소리가

---

85 고라크샤나타는 9~12세기에 살았던 것으로 추정되는 요가수행자로, 하타요가에 많은 영향을 끼친 전설적인 인물로 알려져 있다.

없는' 상태로 들어간다.

그런 다음 수행자는 다양한 형태의 빛(칼라, kala)을 인지하고 소리와 빛이 완전히 없는 무상삼매에 들어간다. 따라서 내면의 소리와 다양한 빛은 하타요가 명상의 길에 있는 이정표이다.

많은 하타요가 무드라에서 다양한 형태의 빛을 집중 대상으로 선택한다. 빛을 두 눈썹 사이나 차크라에서 심상화할 수 있다.

《하타프라디피카》는 특정 유형의 소리가 나타나는 네 가지 발전 상태를 설명했다.

1. 아람바바스타(Arambhavastha) 심장 부위에서 딸랑거리는 방울 소리가 난다.
2. 가타바스타(Ghatavastha) 목 부위에서 케틀드럼[86] 소리가 난다
3. 파리차야바스타(Parichayavastha)

   양 눈썹 가운데(브루마디야, bhrumadhya)에서 케틀드럼 소리가 난다.
4. 니스판티야바스타(Nispanttyavastha) 잘 조율된 비나(vina)[87] 소리가 난다.

《하타프라디피카》는 이 네 가지 소리뿐만 아니라 많은 소리를 감지할 수 있다고 언급했다. 정의할 수 있는 것도 있고 정의할 수 없는 것도 있다. 다른 문헌에는 파도가 휘몰아치는 바다, 천둥, 다양한 종류의 북, 소라, 종, 뿔 나팔, 딸랑거리는 종, 피리, 현악기, 구름 등과 같은

---

86 케틀드럼은 티파니와 비슷한 작은 북이다.
87 비나는 인도의 현악기이다.

다른 소리도 설명되어 있다. 이런 소리들은 주파수에 따라 거친 소리, 정묘한 소리, 더 정묘한 소리 등으로 나눌 수 있다.

쿤달리니(kundalini)는 프라나 에너지를 의미하는 단어이다. 나타 (Natha) 철학은 쿤달리니의 각성을 체계적으로 설명했다. 나타는 쿤달 리니를 모든 외부 및 내부 활동을 담당하는 신체(핀다, pinda)에 있는 에 너지(샥티, shakti)의 한 형태로 간주했다.

작동하는 방식에 따라 쿤달리니는 아프라붓다와 프라붓다 두 가지 로 나뉜다.

아프라붓다 쿤달리니(Aprabuddha kundalini)

이것은 외부 세계, 다른 정신 및 신체 과정에 대한 지식을 담당한다. 에고 안에서 제한된 우리의 일상적인 몸-마음 작업은 아프라붓다 쿤 달리니의 작동이다.

프라붓다 쿤달리니(Prabuddha kundalini)

이것은 영적 경험을 담당하는 '깨어난 쿤달리니'이다. 게다가 프라 붓다 쿤달리니는 보여주는 속성에 따라 세 부분으로 알려져 있다. 그

---

88 나타 전통은 인도의 아주 오래된 영적 수련 전통으로, 주로 하타요가와 탄트라 수련을 하는 것으로 알려져 있지만 현대에는 다양한 다른 행법들을 활용하기도 한다.

것들은 아다(Adha), 마디야(Madhya), 우르드바(Urdhva)이다. 각성 과정에서 아다는 중심에서 압축되고 집중되며, 마디야는 위로 향하며 전달되고, 마지막으로 우르드바는 영혼 속으로 녹아든다.

성자 즈나네슈와라(Jnaneshwara, 11세기)[89]는 나타 전통에 따라 쿤달리니의 각성 과정을 설명했다. 《즈나네슈와리(Jnaneshwari)》6장에서 두 개의 제목 아래에 이를 언급하고 있다.

> 1. 다섯 가지 기본 요소의 변화 – 핀데 핀다차 그라수(Pinde Pindacha Grasu)
> 2. 쿤달리니 각성 – 쿤달리니 자그루티(Kundalini Jagruti)

두 가지 일은 동시에 발생한다. 첫 번째는 몸-마음 수준에서 나타나는 변화를 설명한다. 두 번째는 중심 통로, 즉 수슘나에서 일어나는 더 정묘한 변화를 설명한다.

1. 다섯 가지 기본 요소의 변화 –
거친 요소들이 정묘한 요소로 녹아듦

신체의 다섯 가지 요소는 사람별로 다른 조합으로 발견된다. 일반적으로 다른 요소에 비해 흙(프루트비, pruthvi)과 물(아파, apa) 요소가 과도

---

89 즈나네슈와라는 나타 전통 출신의 수행자로, 대중들이 이해할 수 있는 마라티어로 《바가바드기타》의 주석서인 《즈나네슈와리》를 썼다. 그 이전에 영적 문헌들은 산스크리트어로 쓰여 있어 브라만 계급들만 읽을 수 있었다. 그는 이 주석서를 통해 일반인들에게 영적 문헌의 내용을 전파하였다.

하게 존재한다. 이 두 가지 요소의 속성은 몸과 마음에 영향을 준다. 무거움은 흙과 물의 주요 속성이다. 과도한 속성은 게으름이나 무기력을 유발한다. 근육(만사, mansa), 지방(메다, meda)과 같은 조직(다투, dhatu)이 과다하게 발견된다. 체내에 불순물이 과도하기 때문에 소화와 신진대사가 느려지고, 이로 인해 사람은 여러 종류의 질환을 앓게 된다. 이것이 수련 이전의 신체 상태(밧다바스타, baddhavastha)이다.

따라서 요가수련(파리차리야, paricharya)을 해오던 사람이 금강자세로 앉아 세 가지 반다를 하고 요가호흡수련을 시작하면 이 두 구성요소에서 첫 번째 변화가 일어난다.

물라반다와 요가자세의 안정감으로 인해 호흡은 더 느려지고 깊어진다. 항상 아래 방향으로 작용하던 아파나 바유(apana vayu)가 이제 위로 움직이기 시작한다. 이것은 쿤달리니 각성의 시작이다. 물라반다에 의해 생성된 열 때문에 배 안쪽 영역(코슈타, koshta)의 신체 활동이 어느 정도 변화한다. 소화 시스템의 정화(코슈타숫디, koshtasuddhi) 과정이 시작된다. 그 때문에 수행자는 설사, 통증, 소화불량과 같은 증상을 겪을 수 있다. 이로 인해 수행자는 두려워할 수 있다. 하지만 걱정할 필요는 없다. 수련을 계속해야 한다. 몸 전체의 불순물이 배안으로 이동하기 시작하고 외부로 씻겨 나가게 된다.

이러한 정화 현상은 아유르베다의 정화 방식인 판차카르마 치료에서도 볼 수 있다. 약과 판차카르마를 통해 독소가 소화 경로로 이동한 다음 씻겨 나간다. 전체 메커니즘은 다음과 같이 설명된다.

> "Dosha yanti tatha tebhya strotomukhavishodhanat
> Vrudhyabhishyandat pakat koshtam vayoscha nigrahat."
>
> Asthtang Hrudayam

독소 배출 개선 – 스트로토무크비소다나(strotomukhvisodhana)

소화 시스템 활동 증가 – 브릿디(vriddhi) 및 아비산다(abhisyanda)

독소의 소화 및 분해 – 파카(paka)

프라나 억제 – 바유 니그라하(vayu nigraha)

하지만 수련이 진전되면서 수행자에게는 이런 일이 자연스럽게 일어난다. 이러한 정화를 통해 과도한 흙과 물 요소가 몸에서 씻겨 나가고 결과적으로 수행자는 가벼움을 경험한다.

호흡수련을 통해 프라나 바유(prana vayu)는 아래로 향하고, 아파나 바유는 위로 향한다. 두 에너지가 충돌하여 물라다라에서 쿤달리니가 깨어난다. 쿤달리니는 위쪽으로 이동하여 마니푸라(manipura)로 향한다. 이제 그것의 성질은 타오르는 불길처럼 매우 뜨거워진다. 이 단계에서는 몸의 열이 크게 증가한다. 이것은 불 요소(테자 마하부타, teja mahabhuta)의 작용이다. 그 영향으로 인해 몸의 정화가 가속화된다. 모든 근육, 지방, 뼈, 관절, 손톱, 피부, 주요 장기가 모두 정화되고 작은 불순물이 모두 제거된다. 흙과 물 요소는 몸에서 매우 적어진다. 수행자는 매우 날씬해진다. 몸 전체와 몸 안에서 엄청난 열기를 경험하게 된다. 마치 몸이 여름을 맞이하는 것과 같다. 불 요소의 영향은 몸을 깨끗하게 하고 원기를 완전히 회복시킨다. 나이 든 수행자는 원기를 회복하여 더 젊어 보이기 시작한다. 몸은 날씬해지지만 활력은 늘어난다. 새로운 치아와 손톱이 생기고 피부에도 윤기가 난다. 이러한 모든 경험은 신체의 활력 회복(카야칼파, kayakalpa) 또는 회춘(라사야나) 카르마를 나타낸다. 아유르베다에서 라사야나는 약의 도움으로 젊어지는 과정이다. 그러나 요가수행자들은 약 없이도 원기를 회복한다.

이 기간이 지나면 쿤달리니 샥티는 중심 통로에 자리 잡는다. 뜨거운 성질은 사라진다. 이제 공기 요소(바유 마하부타, vayu mahabhuta)가 과도해지는 시기가 온다. 뜨거운 쿤달리니는 이제 시원한 '마루타(maruta)'로 변한다. 몸이 너무 가볍고 시원해진다. 마음도 고요해지고 조용해진다. 방해받지 않고 지속적으로 집중할 수 있다. 이제 집중할 대상을 선택할 필요가 없다. 욕망으로부터 마음을 통제할 필요가 없다. 마음은 자동으로 욕망으로부터 분리된 상태를 유지한다. 그리고 많은 영적인 힘(싯디, siddhi)을 얻게 된다.

더 나아간 단계에서 공기 요소는 공간(아카샤, aakasha) 요소로 완전히 녹아든다. 여기서 마음은 영혼으로 녹아든다. 이 단계는 운마니 투리야(Unmani-turiya), 즉 마음 너머의 상태로 알려져 있다.

2. 쿤달리니 각성

"Te kundalinijagadamba / Je chaitanyachakravartichi shobha

Jaya vishvabeejachiya kombha / sauli keli."

Jnaneshwari-6/272

즈나네슈와라는 나타 전통에 따라 쿤달리니를 설명했다. 첫째, 쿤달리니는 아프라붓다이다. 즉, 수슘나를 통해 흐르지 않기 때문에 더 높은 영적 행위로 이어지지 않는다. 쿤달리니는 배꼽 아래에서 잠자고 있는 뱀과 같다.

각성의 첫 번째 단계에서는 잠자고 있던 뱀이 자극을 받은 것처럼 깨어나 상체를 들어 올린다. 이것은 우리의 배꼽 부위로 올라온다. 뱀이라는 단어는 쿤달리니를 설명하는 데 사용하는 은유이다.

이 깨어난 에너지의 첫 번째 행동은 흥분한 뱀과 같아서 장의 과잉 활동을 초래하여 불순물을 밖으로 내보낸다. 그 이후의 행동은 배고프고 화난 뱀과 같다. 즈나네슈와라는 불길이 몸 전체로 퍼졌다고 설명한다. 이 뜨거운 불꽃은 몸의 모든 불순물을 삼키고 나서야 비로소 완전히 만족하는 뱀의 혀이다.

그런 다음 쿤달리니는 수슘나에 안정적으로 유지되며 부드럽고 길들인 뱀과 같이 행동한다. 이것은 몸에 활력을 주고 마음을 진정시키는 데 도움이 된다. 그리고 아나하타(anahata) 방향으로 이동한다. 여기에서는 뱀의 형태가 완전히 녹아버린다. 그 에너지는 공기(바유)처럼 가벼워져 '마루타'라고 불린다. 부드럽게 흐르는 시원한 공기가 된다. 쿤달리니는 더 위쪽으로 이동하여 잘란다라를 건너 사하스라라에 이르는데, 여기에서 완전히 용해되어 공간(아카샤)처럼 성질이 변한다.

이것이 쿤달리니가 상승하는 발전 경로에서 구성요소들(흙, 물 등)의 성질에 따라 행동하는 방식이다. 우리는 상관관계를 다음과 같이 요약할 수 있다.

	과도한 요소	쿤달리니의 행동	결과
1	흙(프루트비)	잠자고 있음	영적인 성장이 없음
2	물(아파)	흥분함	배 안쪽 영역이 정화됨
3	불(테자)	배가 고프고 화가 남	조직이 정화되고 원기가 회복됨
4	공기(바유)	부드럽고 가벼움	고요함과 집중력이 향상됨
5	공간(아카샤)	녹아듦	마음 상태를 넘어섬

《싯다싯단타팟다티(Siddhasiddhantapaddhati)》[90]의 관점에서는 다음과 같이 상관관계를 파악할 수 있다.

쿤달리니	행동	결과
아프라붓다	데하비야파르(dehavyapar) 및 마노비야파르(manovyapar)	일반적인 몸-마음 활동이 일어남
프라붓다		
1. 아다	니쿤차나트(nikunchanat)	정화되고 원기가 회복됨

90 나타 전통의 유명한 수행자 중 한 명인 고라크나타(Gorakhnath)가 저술한 책으로 6개의 장으로 나뉘어져 있다. 인간의 몸과 차크라 시스템에 관한 내용을 담고 있다. 고라크나타는 9~10세기 정도에 살았던 인물로 추정된다.

2. 마디야	프라보다나트(prabodhanat)	더 높은 수준으로 감각 기능이 향상됨
3. 우르드바	니파테나(nipatena)	마음이 용해됨

따라서 각성된 쿤달리니의 역할은 몸을 해독하고, 모든 생각을 제거하고, 마음을 완전히 용해하는 것이다. 즈나네슈와라는 12장에서 이를 욕망을 죽이고 마음을 녹이는 '차문다 데비(Camunda devi, 샥티의 형태)'라고 설명한다.

많은 경전에서는 '샥티파타(Shaktipata)'라는 제목으로 쿤달리니의 각성을 묘사한다. 에너지 각성은 스승에 의해 자극을 받는다. 스승이 제자를 만지거나 바라보거나 생각하는 순간부터 깨달음의 과정이 시작된다. 그러면 제자는 많은 것을 경험하게 된다. 요가자세, 요가호흡, 무드라, 반다가 자동으로 일어날 수 있다. 심지어 빠르고 반복적인 움직임이 몸통, 목, 눈 등에서 시작될 수 있다. 때때로 제자는 복부 통증, 설사 등을 경험할 수 있다. 나중에는 특히 척추 부위에서 다양한 진동을 경험한다. 개미 떼가 머리 쪽으로 움직이는 듯한 느낌도 든다. 때로는 몸이나 척추에 열이 느껴지기도 한다. 어떤 경우에는 몸이나 척추가 차가워지는 것을 경험하기도 한다. 엄청난 희열을 경험하거나 울 수도 있다. 수면과 같은 상태도 경험할 수 있다.

많은 제자가 일상적인 정신 활동이 향상되는 것을 경험한다. 일부 특별한 인식 능력도 자동으로 이루어질 수 있다. 가끔씩 일부 사람은 간헐적으로 울고 웃는 것과 같은 광적인 상태를 경험할 수 있다. 그러한 과정은 미성숙한 사람을 두렵게 한다.

스와미 비베카난다(Swami Vivekananda)의 스승인 스와미 라마크리슈나 파라마한사(Swami Ramakrishna Paramahansa)는 여러 경로의 다양한 명상 경험을 가지고 있었다. 쿤달리니 각성 경험에 대해 그는 개미, 뱀, 개구리 점프, 비행 감각 등과 같은 척추 내의 다양한 움직임을 묘사했다. 그는 하루에 여러 번 이러한 각성을 경험할 수 있는 능력이 있었다. 그의 제자들 역시 각성을 경험했다.

5 박티요가 전통

마하바바(Mahabhava)는 박티요가(Bhaktiyoga)에서 도달하는 특정한 상태이다. 이것은 신을 향한 헌신의 가장 높은 상태를 묘사하며, 이 강렬한 열망은 수행자에게 약간의 변화를 가져오고 삼매로 이어지게 한다. 《상키야수트라(Samkhyasutra)》에서는 '바바노파차야트 사마디(Bhavanopacayat samadhi)'라고 언급한다. 이것은 특정한 감정을 수련하는 것이며, 이는 일련의 다른 감정과 생각을 파괴하고 수행자를 삼매 상태에 머무르게 한다. 그러나 그 감정은 신이나 위대한 인류애와 관련된 것이어야 한다.

파탄잘리는 '칫타프라사다나(Chittaprasadana)'라는 이름 아래 '바바남(감정, bhavanam)' 수련을 설명했다. 붓다는 이와 동일한 수행을 '브라함비하라(Brahamvihara)'라는 제목으로 설명했다. 이를 다음 표에 언급하였다.

	감정	의미
1	마이트리(maitri)	모든 존재에 대한 친절한 마음
2	카루나(karuna)	모든 존재에 대한 연민의 마음
3	무디타(mudita)	모든 좋은 일에 대해 기뻐하는 마음
4	우펙샤(upeksha)	모든 나쁜 일에 대한 관용의 마음

이러한 수련을 하는 동안 우리는 몇 가지 기본적인 경험을 한 다음 자동으로 나타나는 진보된 경험을 한다.

기본적인 경험(아스타 사트빅 바바, Asta satvic Bhava)

처음에는 수행자에게 8개의 경험이 나타난다. 이는 눈물, 떨림, 목소리 변화 등이다. 이것은 신을 찬양하거나 만트라를 찬팅하거나 신에 대한 거친 상징에 대해 명상하는 동안 발생할 수 있다. 박티요가 수행자가 신에 대해 생각하거나 신에 대해 묵상하기 시작할 때 언제든지 일어날 수 있다.

	기본적인 경험	의미
1	스탐바(stambha)	기둥처럼 가만히 있으며, 움직임이 없음
2	스웨다(sweda)	땀이 남
3	로만차(romanca)	소름이 돋으며 흥분함
4	스와라방가(swarabhanga)	말할 수 없음
5	캄파(kampa), 베파투(vepathu)	흔들리고 진동이 일어남
6	비바르냐(vivarnya)	색깔이 변함
7	아스루(asru)	눈물이 남
8	프라라야(pralaya)	완전히 열중함

진보된 경험(마하바바)

프라라야 경험이 나타나면 우리는 희열을 경험하는 마하바바에 완전히 자리 잡게 된다. 과학적으로 이것은 둘레계의 쾌락 중추가 활동을 유지하는 데 익숙해지는 지점이다. 연구는 둘레계 기능의 재조건화에 중점을 둬야 한다. 마하바바에서 확립되는 것은 대뇌겉질둘레계 협응과 재조건화이다.

스와미 라마크리슈나 파라마한사의 예가 있는데, 그는 다양한 마하바바 상태에 머물 수 있었다. 예를 들면 자신을 라다(Radha)[91]로 알고 크리슈나(Krishna)[92]에 대한 사랑을 느끼고 그 사랑에 확고히 자리하는 것이다(마두르바바-라다바바, madhurbhava-radhabhava). 이 방법에서는 일단 의도적인 감정으로 시작할 수 있지만 그 뒤에는 자동으로 그 감정 자체에 머물게 된다. 마침내 감정도 사라지고 무상삼매 상태가 확립된다.

차이탄야프라부(Chaitanyaprabhu)[93]의 박티 전통(삼프라다야, sampradaya)에서는 마하바바를 확립한 상태를 '바바베사(Bhavavesa)'를 얻는 것으로도 설명하고 있다.

이 강렬한 사랑은 삼매 상태로 이어진다. 이는 과학적으로 다음과 같이 설명할 수 있다.

---

91 인도 신화에 나오는 인물로, 크리슈나가 사랑한 여자이다.
92 인도 신화에 나오는 인물로, 유지의 신 비슈누(Vishnu)의 8번째 화신이다.
93 15세기 인도 힌두교 성자이다. 음악(바잔-키르탄)과 춤으로 크리슈나를 찬양하는 방식을 사용하였으며, 이는 후대에 많은 영향을 미쳤다.

유상삼매 (사비칼파 사마디)

이것은 신을 향한 특정한 감정의 극단적인 표현이다. 이는 극도의 희열감을 가져오고 다른 정신 활동을 침묵시킨다. 우리는 이를 쾌락 중추의 지속적인 활성화라고 설명할 수 있다.

일반적으로 우리는 좋아하는 외부 대상과 소통할 때 쾌락 중추인 2개의 사이막핵과 편도체 옆면 부위가 활성화된다. 그러나 이는 일시적인 현상으로 몇 초 동안만 지속될 수 있다. 심지어 성적인 만족도 아주 일시적인 쾌락, 즉 오르가슴으로 나타난다. 바바베사 상태에서는 동일한 쾌락 중추가 오랫동안 활성화된 상태로 유지된다. 이것은 길게 유지되는 쾌락 중추의 리듬감 있는 활동이다.

쾌락 중추를 활성화하는 또 다른 일반적이고 물리적인 방법은 화학 물질을 도입하는 것으로, 이것은 쾌락 중추를 일정 시간 동안 활성화하여 황홀감으로 알려진 즐거움을 생성한다. 그러나 나중에는 피로로 인해 우울증을 경험하게 된다. 병리학적으로는 양극성 장애에서 부적절한 방식으로 쾌락 중추가 활성화되는 조증 삽화가 나타날 수 있다.

바바베사는 다른 정신활동의 침묵과 함께 쾌락 중추가 자연스럽게 활성화되는 것으로 세포의 피로도가 크지 않다. 쾌락 중추를 적절하게 다루기 위한 내적 방법에 대한 더 많은 비교 연구가 필요하다. 스와미 라마크리슈나 파라마한사는 다양한 방법을 통해 이러한 유형의 삼매를 경험했다.

무상삼매(니르비칼파 사마디)

　마하바바를 성취한 후에는 이 감정도 사라지고 무상삼매가 확립되는 상태로 자동으로 나아갈 수 있다. 이는 박티 행위가 궁극적으로 삼매에 이르는 집중의 과정이 된다는 것을 의미한다.

　심리학적으로 박티 과정은 마음의 '에고-욕망 시스템'을 '에고 없음-신성한 사랑 시스템'으로 변형시키는 것으로 간략하게 설명할 수 있다.

위파사나(Vipassana) 수행 과정에서 호흡, 몸, 생각을 단계별로 알아차리게 되면, 수행자는 다음과 같은 순서를 통해 일련의 경험을 하게 된다.

몸 전체에 대한 알아차림 –
사바카야파티삼베디(Sabbakayapatisamvedi)

1. 첫 번째로 호흡 중에 코안으로 들어가는 공기와 밖으로 나가는 공기에 초점을 둔다. 나중에는 들숨과 날숨 동안 코안, 코인두 벽, 인두에 공기가 닿는 것에 초점을 맞춘다. 또한 들숨과 날숨 동안 배의 움직임을 경험하기도 한다.

2. 코 안쪽 벽의 작은 표면에서 촉감이 반복적으로 일어나는 것을 알아차릴 수 있다.

3. 규칙적인 수련 후에는 코와 윗입술 사이 공기의 접촉감에 초점을 둘 수 있다.

4. 이 무렵부터 몸에 다양한 감각이 일어나기 시작한다. 우선 통증, 압박감, 따끔거림, 무감각, 열, 추위 등과 같은 거친 감각을 인식한다.

5. 잠시 후 개미가 몸의 피부 위 어딘가를 움직이는 듯한 느낌을 받는다. 때때로 이 감각은 피부에 선이 그어지는 것과 같다. 때로는 특정 부위에 애벌레가 붙어 있거나 특정 부위에 많은 꿀벌이 모여드는 것처럼 경험하기도 한다. 말로 정의할 수 없는 많은 감각이 일어난다. 이 모든 감각은 피부에서 발생한다. 이러한 감각은 머리 위 표면, 얼굴, 목, 가슴, 배, 등, 손 또는 다리 등과 같은 특정 부위에 국한될 수 있다.

6. 수련이 진행되면서 목, 척추, 팔다리, 얼굴 등 다양한 부위에서 내부 맥동이 감지된다.

7. 때로는 참을 만하거나 참을 수 없는 통증이 발생하기도 한다. 많은 경우 이러한 것들이 명상을 방해한다. 예를 들어 무릎에 심한 통증, 저림이 있다. 사람들은 더 이상 진행하지 못하고 수련을 중단한다.

움직이기, 긁기, 표정 짓기 등으로 통증에 반응하지 않도록 노력해야 한다. 불안으로 인해 수행을 계속할지 말지 마음의 갈등이 생길 수 있다. 정신적인 훈련, 즉 평정심(사마트바) 수련을 해야 한다. 이 모든 감각을 인지할 뿐 반응하지 않아야 한다. 일단 이렇게 할 수 있게 되면, 대부분의 거친 감각들은 사라진다. 명상수련은 즐거워지고 더욱 발전하는 방향으로 나아간다.

8. 처음에는 20분도 앉아 있기 어렵다. 수련이 진행됨에 따라 1시간

이상 불편함 없이 앉아 있을 수 있다. 이는 반응하지 않는 습관이 확립되었음을 의미한다.

9. 더 깊은 상태에서는 작은 진동이 피부에 나타나고 그다음에는 신체 내부에 나타난다. 이러한 진동은 천천히 증가하고 어느 시점에는 머리부터 발끝까지 몸 전체에서 동시에 지속적인 진동을 느낀다. 신체의 모든 부분에서 이러한 진동을 경험한다. 이것이 바로 수행자가 완전한 몸 알아차림을 달성하는 방식이다.

10. 이런 일이 일어나면 우리는 공중에서 천천히 움직이는 가벼운 솜처럼 자신을 경험하게 된다. 몸의 거친 감각은 사라지고 진동만 남는다. 이 상태는 '방가(Bhanga)'라고 알려져 있는데, 거친 감각이 사라지고 정묘한 진동 속에 확고히 자리 잡는 것을 의미한다.

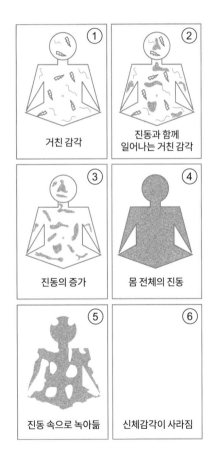

① 거친 감각

② 진동과 함께 일어나는 거친 감각

③ 진동의 증가

④ 몸 전체의 진동

⑤ 진동 속으로 녹아듦

⑥ 신체감각이 사라짐

11. 이는 대뇌의 감각 영역인 마루엽의 감각 지도에 완전히 주의를 기울일 수 있다는 것을 의미한다. 방가 상태로의 진행은 그림으로 다음과 같이 나타낼 수 있다.

규칙적으로 수련하여 방가 상태에 이르면 다음과 같은 능력이 생긴다.

깊은 고요함의 상태(파사브디, Passabdhi)

방가는 깊은 평온함을 가져다준다. 반응하려는 경향이 줄어든다. 이 상태는 마음속 깊이 자리 잡은 좋고 싫음의 잠재인상(삼스카라)를 약화시키는 데 도움이 된다. 평온함의 잠재인상이 확립된다. 이것은 성격에 중요한 변화를 가져온다. 영적 속성이 증가하기 시작한다. 파사브디는 분명히 둘레계를 재조건화하는 결과를 가져온다.

외부 감각과 내부 감각을 동시에 알아차림
(안자타-바히드바 아누파스샤티, Anzatta-Bahidva anupassyati)

신체의 외부 감각과 내부 감각을 동시에 알아차릴 수 있다. 명상을 하지 않을 때에도 내부 감각과 외부 감각을 동시에 경험한다. 대뇌겉질 세포의 주의집중 능력이 향상된다. 이는 또한 사고 과정에 대한 조절을 나타낸다.

생각과 그것이 신체에 미치는 영향을 알아차림
(사무다야-비야야, Samudaya-vyaya)

수행자는 일어나는 생각과 그것이 신체에 미치는 영향을 알아차린다. 수행자는 주시자가 된다. 생각이 저절로 왔다가 가는 것을 인지한다. 또한 신체감각이 자동으로 오고 가는 것을 인식할 수 있다. 생각과 신체 반응의 무상함(아니차, anicca)을 깨닫는다. 생각이 떠오를 수 있지만 즉시 사라진다. 평소 상태에서는 그러한 생각과 신체 반응이 오랫동안 남아 다양한 불편함을 일으킨다. 그러나 이제 거친 대상으로부터 자신을 분리시킬 수 있고, 있는 그대로 상태를 유지할 수 있다. 단순히 주시하는 것이 사고의 악순환을 파괴하는 열쇠임을 깨닫는다. 이제 자동적인 희열 상태로 들어가며, 그 상태에서는 또한 오직 주시자로서 존재해야 한다.

더 나아가 고타마 붓다는 더 깊은 체험의 길을 네 단계로 설명했다.

삼매의 첫 번째 단계

이 단계에서는 생각이 매우 약해진다. 생각은 더 오랫동안 머무를 수 없으며 어떤 방해도 일으킬 수 없다. 명상 중이나 명상 후에도 지속적인 희열을 경험한다.

삼매의 두 번째 단계

이 단계에서는 생각이 사라진다. 단지 지속적인 희열을 누릴 뿐이다(프리티수카, preetisukha).

삼매의 세 번째 단계

이 단계에서는 희열감을 무시할 수 있다(우펙카바바, upekkhabhava).

삼매의 네 번째 단계

이것은 순수한 알아차림의 단계이다(스므리티파리슏디, smritiparishuddhi). 여기서는 프리티수카와 우펙카바바를 넘어선다.

이 네 단계를 파탄잘리의 삼매 단계 설명과 비교하면 처음 세 단계는 유상삼매와 관련이 있고 네 번째 단계는 무상삼매와 관련이 있다.

파탄잘리 요가수트라

1. 파탄잘리는 명상의 대상을 선택하는 데 완전한 자유를 부여했다. 이 때문에 집중의 대상과 관련된 수행자에 따라 경험의 길이 다르다. 이것이 바로 파탄잘리가 특별한 경험 경로를 설명하지 않은 이유이다. 그러나 그는 내면의 발전 단계와 얻게 되는 능력에 대해 설명했다.

"Yathabhimat dhyanadva."

PYS-1/39

2. 파탄잘리는 마음(칫타)의 상태를 비크쉽타(Vikshipta), 에카그라(Ekagra), 니로다(Niruddha)와 같이 설명했다. 비크쉽타는 산만한 마음을 의미한다. 에카그라는 집중된 마음을 의미한다. 니로다는 억제되거나 제어된 마음(마음이 없는 상태)을 의미한다. 집중(다라나) 과정을 통해 사람은 집중된 마음의 단계를 취한다. 이는 하나의 대상이나 생각에만 묶여 있음을 의미한다.

3. 수련 초기에 수행자는 몸-마음 수준에서 여러 경험을 한다. 두 가지 유형이 있다.

첫째, 증상의 감소를 경험하고 그다음에는 많은 심신질환이 사라짐을 경험한다(안타라야 아바바, antaraya abhava).

둘째, 소리, 진동 등과 같은 다양한 내적 감각을 경험한다(프라티야크 체타나, pratyak chetana).

"Tatah Pratyak chetana adhigamoaapyantarayabhavascha."

PYS-1/29

따라서 명상 체험의 길은 처음에는 치료적이다. 스트레스로 인한 질병은 규칙적인 집중(다라나) 수련을 통해 관리된다. 고요한 마음의 상태는 집중의 발달에 적합한 환경이다.

4. 산만한 마음은 여러 가지 생각(브릿티)에 집착하는 상태이다. 에카그라 마음은 하나의 생각에 완전히 붙어 있는 마음을 의미한다. 니로다 마음은 녹아 사라진 마음 상태(생각 없음)이다. 여기서 파탄잘리는 '사마파티(samapatti)'라는 제목으로 집중 현상을 설명했다. 집중이 계속되면 마음과 대상이 하나가 되어 이원성이 무너지고 마음 없는 상태에 들어간다고 했다.

5. 이 '마음 없는 상태'는 몇 초, 몇 분 또는 몇 시간 동안 유지되지만, 그런 다음 수행자는 이전 마음의 요인으로 돌아간다.

6. 만약 여전히 수련을 계속한다면 그는 계속해서 무상삼매에 들어간다. 그는 그 상태를 이루고 돌아오는 데 전문가가 된다. 파탄잘리는 이러한 수행자를 '무상삼매의 전문가'라는 의미인 '니르비차르비샤라

다'라고 불렀다.

7. 이 능력을 달성하면 다양한 초감각을 인식할 수 있게 된다. 하지만 이것은 수행자의 발전을 방해할 수 있다. 노련하게 무시해야 한다.

8. 진정한 발전은 무집착(바이라기야, vairagya)과 식별하는 태도(비베카, viveka)의 상태로 알 수 있다. 파탄잘리는 이러한 발전에 궁극적인 중요성을 부여했다. 이것은 영적 발전을 위해 그가 제시한 모든 것을 포괄하는 기준이다. 8개의 가지(앙가) 모두 이 두 가지 측면에서 수행자를 발전시키는 것이다.

파탄잘리는 각 가지의 특별한 중요성을 설명했다. 그러나 모든 가지의 총합으로 무집착과 식별하는 태도가 개발되어야 한다. 거친 몸 수준에서 무상삼매는 둘레계 및 대뇌겉질의 발달이다.

XII

명상 체험의 길 :
최근 자료 리뷰

1. 서양에서 많은 사람들이 쿤달리니 에너지와 나디-차크라 시스템을 연구하기 위해 찾아왔다. 19세기 말 스와미 비베카난다는 해외 강연에서 프라나, 나디, 차크라를 설명했다. 그래서 세계 여러 지역의 사람들이 요가를 배우러 왔다.

2. 1904년, 루돌프 슈타이너(Rudolf Steiner)는 《고차 세계의 인식으로 가는 길(How to Know Higher Worlds)》이라는 책을 썼다. 그는 인지학의 창시자였다. 그는 특별한 운동보다는 주로 개인의 생활 규율에 의해 발전하는 차크라에 대해 썼다.

3. 1919년, 존 우드로프(John Woodroffe) 경은 《뱀의 힘 - 탄트라요가와 샥티요가의 비밀(The Serpent Power-The Secrete of Tantric and Shaktic Yoga)》이라는 책을 썼다. 이는 두 가지 전통 경전인 '샤타차크라니루파나(Shatacakranirupana)'와 '파다카-판차캄(Padaka-pancakam)'에 대한 설명이다.

4. 1927년, 신지학회 회원인 리드비터(Leadbeater)는 《차크라(The Chakras)》라는 책을 썼다. 그는 명상 중에 보이는 각 차크라에 대한 특정 색의 중요성을 강조했다.

5. 분석심리학의 창시자이자 유명한 심리학자인 칼 융(Carl Jung)은 쿤달리니 에너지를 연구하기 위해 인도에 왔다. 그는 여러 곳을 여행한 후 쿤달리니 아카데미를 세웠다. 융은 쿤달리니를 특히 척추에 흐르는 강한 신체 전류를 특징으로 하는 요가 상태로 설명했다. 또한 이것이 어떤 사람들에게는 광기를 일으킬 수 있다며, 그 에너지에 대해 경고했다. 1932년, 융은 취리히의 심리학 클럽에서 쿤달리니 요가에 대해 네 번의 강의를 했다. 그것은 동양 사상에 대한 심리학적 이해이자 내면의 알아차림 발달에 대한 탄트라적 설명이었다. 융은 개성화(individuation)라는 관점에서 더 높은 의식의 단계를 설명했다.

6. 1973년, 리 산넬라(Lee Sannella) 박사는 《신비의 쿤달리니 - 정신병인가 초월인가?(Kundalini-Psychosis or Transcendence?)》라는 책을 썼다. 이 책에서 그녀는 일부 인도 요가수행자들의 사례를 제공했다. 그런 다음 그 환자들에게서 각성된 쿤달리니 메커니즘을 인식한 몇 가지 사례에 대해 논의했다. 이 자료는 심리적·영적인 배경을 갖고 있기 때문에 정말 중요하다. 각성 과정의 초기에 수행자는 심리적 질환으로 이어질 수 있는 이상한 경험과 고통을 겪는다. 수행자는 그것을 영적인 상태로 인식해야 한다.

또 다른 측면도 있다. 많은 사람이 쿤달리니 각성을 통해 영적 상태를 경험했다고 주장한다. 이들 중 일부는 사기꾼이거나 심리적으로 불안한 사람들이다. 실제 상태를 진단하기 위해서는 적절한 감별 기준이 개발되어야 한다. 리 산넬라는 각성 과정의 경험과 증상을 평가하기 위해 진심으로 노력했다.

7. 2011년, 스와미 사라다난다(Swami Saradananda)는《차크라에 대한 필수 안내서(The Essential Guide to Chakras)》라는 책을 썼다. 저자는 차크라의 상태를 확인하기 위한 매개변수를 설정하고 이를 개선하기 위한 실천 방법을 제안했다.

2

최근 자료 -
인도의 숙련된 요가수행자들

고대 인도에서는 많은 요가수행자들이 더 높은 의식 상태를 경험했다. 그러나 이러한 경험에 대해 개별적으로 기록된 글은 많지 않다. 우리는 그들의 수련에 대한 통계 데이터를 가지고 있지 않다. 새로운 시대(19세기 이후)에는 스와미 라마크리슈나 파라마한사와 그의 제자들에 대한 경험적 설명이 존재한다. 지난 세기에 일부 수행자들은 자신의 체험 경로에 대한 책[94]을 썼다. 고피 크리슈나(Gopi Krishna)의 《쿤달리니(The Awakening of Kundalini)》, 스와미 묵타난다(Swami Muktananda)의 《칫샥티빌라사(Chitshaktivilasa)》, 스와미 파라마한사 요가난다(Swami Paramahansa Yogananda)의 《요가수행자의 자서전(Autobiography of a Yogi)》, 스와미 라마(Swami Rama)의 《히말라야 성자들의 삶(Living with the Himalayan Masters)》, 스와미 나라야나난다(Swami Narayanananda), 스와미 비슈누 티르타지 마하라즈(Swami Vishnu Tirthaji Maharaj), 스리 크리슈나무르티(Sri Krishnanmurti)의 저서 등이 있다. 여기서 우리는 그들이나 그들의 제자들이 만든 문헌을 바탕으로 그들의 경험을 논의한다.

자주 묻는 중요한 질문은 다음과 같다.

---

94 책 이름은 국내에 번역 출판된 도서의 경우 국내 도서명으로 번역하였다.

1. 쿤달리니의 각성은 우연한 현상인가?
2. 몇 초, 몇 분, 몇 시간 동안 일어나는 일인가?
3. 점진적인 과정은 몇 달 또는 몇 년이 걸리나?
4. 수행자에게 자동적으로 일어나는가, 아니면 스승에 의해 시작되는가?
5. 정신적 문제를 유발하는가?
6. 매우 부드럽고 편안하며 견딜 수 있는 경험인가?
7. 약물이나 기구와 같은 인위적인 방법으로 자극할 수 있나?

우리는 최근 자료를 이용하여 이러한 질문을 해결하려고 노력할 것이다.

A. 《라마크리슈나 카탐리타(Ramakrishna Kathamrita)》(라마크리슈나 미션, 인도), 마헨드라 굽타(Mahendra Gupta)

B. 《라마크리슈나 릴라 프라상가(Ramakrishna Lila Prasanga)》(라마크리슈나 미션, 인도), 스와미 사라다난다

C. 《칫샥티빌라사》(슈리 구루데브 아쉬람, 가네쉬푸르, 인도), 스와미 묵타난다 파라마한사

D. 《히말라야 성자들의 삶》(히말라야 국제 연구소, 혼스데일, 펜실베니아, 미국), 스와미 라마

E. 《쿤달리니 라하샤 다르판(Kundalini Rahasya Darpan)》(라크하니 북 디포, 뭄바이, 인도), 고피 크리슈나

F. 《요기 카탐리타(Yogi Kathamrita)》(요가다 삿상가 소사이어티, 인도), 스와미 파라마한사 요가난다

G. 《인간의 원초적 힘 – 쿤달리니 샥티(The Primal Power in Man-Kundalini shaktihi)》(나라야나난다 유니버셜 요가, 트러스트, 리시케시, 인도), 스와미 나라야나난다

H. 《데바트마 샥티 – 신성한 힘 쿤달리니(Devatma Shaktihi–Divine Power Kundalini)》(스리
상카르랄지, 바트나가르, 인도), 스와미 비슈누 티르타지 마하라즈

I. 《일기 – 크리슈나무르티》(크리슈나무르티 재단, 인도), 크리슈나무르티

자료는 다음의 책들에서 수집했다. 자세한 내용은 해당 책을 읽어
야 한다. 체험 부분은 '주제 토론'의 취지로 간략하게 설명했다. 나는
모든 영적 스승을 존경하며 그들의 축복을 기원한다. 나는 또한 출판
사에도 감사드리며, 독자들이 자세한 공부를 위해 다음 원본 도서를
읽고자 하는 마음을 갖기를 바란다.

	숙련된 요가 수행자	참고 문헌
1	스와미 라마크리슈나 파라마한사(1836~1886) 스와미 비베카난다(1863~1902)	라마크리슈나 바차남루타 (Ramakrishna Vacanamruta) 라마크리슈나 차리트라 (Ramakrishna Charitra)
2	스와미 묵타난다(1908~1982)	칫샥티빌라사
3	고피 크리슈나(1903~1984)	쿤달리니 라하샤 다르판
4	스와미 파라마한사 요가난다(1893~1952)	요기 카탐리타
5	스와미 라마(1925~1996)	히말라야 성자들의 삶
6	스와미 나라야나난다(1902~1988)	인간의 원초적 힘 – 쿤달리니 샥티
7	스와미 비슈누 티르타지(1888~1969)	데바트마 샥티 – 신성한 힘 쿤달리니
8	크리슈나무르티(1895~1986)	일기 – 크리슈나무르티

1. 스와미 라마크리슈나와 스와미 비베카난다

스와미 비베카난다는 아주 어릴 때부터 스와미 라마크리슈나 파라마한사의 지도 아래 요가수련을 하고 있었다. 한번은 라마크리슈나의 또 다른 제자인 친구 칼리(Kali)와 함께 명상을 하던 중 비베카난다는 자신 안에서 이상한 에너지를 느꼈다. 그는 칼리에게 자신의 팔을 만져보라고 요청했고 칼리가 그의 팔을 잡았을 때 비베카난다의 몸에서 부드러운 전기 에너지가 자신의 몸으로 들어오는 것을 경험했다. 이 경험 이후 칼리는 불안정해졌다. 칼리의 초기 영적 수행은 박티의 길에 있었다. 그러나 그 후 그의 박티는 흔들렸다.

라마크리슈나는 이것을 알아차리고 그의 산란한 마음을 진정시키는 데 도움을 주었다. 그는 또한 비베카난다에게 더 이상 그런 실험을 하지 말라고 경고했다. 이는 에너지가 사람의 행동을 일시적으로 바꿀 수 있음을 보여준다.

한번은 비베카난다가 라마크리슈나를 만나러 갔을 때였다. 이 만남 동안 라마크리슈나와의 접촉이 있었고 비베카난다는 온 세상이 큰 구멍 속으로 녹아드는 것을 경험하기 시작했다. 그는 놀라서 스승에게 물었다. 스승은 웃었고 특별한 경험은 사라졌으며, 비베카난다는 평소 상태로 돌아왔다. 이것은 스승이 누구에게나 생명 에너지를 전달할 수 있고 그것을 조절할 수 있다는 것을 보여준다. 스승은 생명에너지 관리에 통달한 사람이다. 몇 달 후 비베카난다는 스승의 은총으로 무상삼매를 달성했다.

라마크리슈나는 하루에도 여러 번 반복적으로 무상삼매 상태에 들어갈 수 있다. 때로는 몇 분 동안, 때로는 몇 시간 동안. 그는 심지어 경건한 노래를 듣고도 삼매 상태에 들어갈 수 있었다. 파탄잘리의 설명에 따르면 이런 사람을 '무상삼매의 전문가(니르비차르비샤라다)'라고 한다.

라마크리슈나는 다양한 방법을 통해 삼매 상태에 들어갔다. 그는 다양한 수련 전통의 대가였다. 쿤달리니 각성 방식에 대해 질문을 받았을 때, 그는 쿤달리니 상승 움직임이 다양한 방식으로 일어날 수 있다고 말했다. 때때로 그것은 나선형 움직임으로 위쪽으로 움직인다(사르파가티, sarpagati). 때로는 개미 떼의 미세한 움직임처럼 느껴지기도 한다(피피리카 가티, pipilika gati). 때로는 개구리 점프처럼 움직인다. 2~3번 점프하면 사하스라라에 도달할 수 있다(만두카 가티, manduka gati). 때로는 새가 날아가는 것과 같다(비항가 가티, vihanga gati). 때로는 특별한 움직임의 감각 없이 순식간에 위로 올라갈 수도 있다. 한 수행자에게 쿤달리니는 이러한 방식으로 여러 번 상승할 수 있다.

스와미 라마크리슈나 파라마한사가 제자들에게 쿤달리니 각성을 일으킨 예는 많이 있다.

2. 스와미 묵타난다

스와미 묵타난다는 어린 나이에 스와미 니티야난다(Swami Nityananda)의 축복을 받았다. 1947년 8월 15일, 니티야난다는 묵타난다의 눈을 단호하게 바라보며 에너지를 전달했다. 그런 다음 그는 묵타난다에게 명상을 위해 다른 장소로 가라고 지시했다. 묵타난다는 그 자리를 떠났다. 그러나 다음날 그는 매우 불안했고 머리가 무겁고 안절부절못했으며 신체통증 등을 경험했다. 두통은 꽤 오랫동안 간헐적으로 나타났다. 이러한 증상은 서서히 사라졌고 그는 내면의 감각을 느끼기 시작했다. 이는 에너지 전달 과정이 스승에게는 쉽지만 제자에게는 신체적으로 견딜 수 있는 능력이 있어야 함을 보여준다. 몸과 마음이 완벽하게 준비되지 않았을 수도 있고 그래서 그런 경험을 견디지 못한다는 신호를 보여줄 수도 있다. 그러나 신체는 여분의 에너지를 받아들이는 법을 배운다. 스승이 제자에게 이러한 유형의 에너지를 전달하는 것을 '샥티파타 요가(Shaktipata yoga)'라고 한다. 스승은 접촉, 바라봄, 심지어 그의 생각을 통해 에너지를 전달할 수 있다. 묵타난다는 4~6개월 동안 많은 변화를 겪었고, 그 후 삼매 상태로 안정되었다. 그의 경험은 하타요가와 라자요가 두 가지 유형이었다.

그의 하타요가 경험은 요가호흡, 요가자세 및 많은 무드라의 자동적인 수행이었다. 그는 이러한 수행을 하려고 결정하지 않았으나 자동으로 이루어졌다. 그는 오랫동안 명상 자세로 앉아 있을 수 있다는 것을 발견했다. 쿰바카와 반다를 이용한 긴 호흡이 저절로 일어나고 있었다. 또한 몸의 움직임을 경험했다. 예를 들면 목의 움직임, 개구리 같은 몸의 점프 등이 일어났다. 그는 신체의 다른 부위, 척추 및 차크라 부위에서도 진동을 경험했다. 그는 여러 번 어떤 행동을 했었는데, 나중에 다른 사람들로부터 그가 하고 있던 것이 무드라라는 말을 들었다.

그의 라자요가 경험은 명상하는 동안 두 눈썹 사이에서 다양한 빛을 보는 것이었다. 먼저 크고 붉은색의 원을 보았다. 그것은 사람의 키만 한 크기였다. 그러다가 엄지손가락 길이 정도의 하얀 빛을 경험했다. 그 이후에 손가락끝 지름 정도의 검은색 원을 경험했다. 마침내 그는 렌틸콩 크기와 같은 파란색 원을 경험했다. 그는 그것들을 인간의 네 가지 몸을 상징하는 것으로 해석했다. 성자 즈나네슈와라의 시를 참고하여 다음과 같이 해석했다.

경험한 색깔	크기	몸
붉은색	사람의 키	거친 몸
흰색	엄지손가락	정묘한 몸
검은색	손가락끝	원인이 되는 몸
파란색	렌틸콩	초월적인 몸

즈나네슈와라의 시는 다음과 같다(마라티어[95] 원문).

"Aakashaca shenda kamal nirale / tyasi char dale shobhatati /

Aout hath ek angusta dusare / parvardha masure praman he/

Rakta swet shyam neelvarna aahe /peet keshar he maaji tethe /

Tayacha makaranda swarupa te shuddha / brahmadika bodh haachi zala /

Jnandev mhne nivrittiprasade / nijrup govinde jani paahta. //"

---

95 마라티어는 인도의 공용어 중 하나로, 인도 마하라슈트라 주에서 사용하는 언어이다. 고대 산스크리트어에서 발전했으며 8천만 명 이상이 사용하는 언어이다.

스와미 묵타난다는 후대에 여러 제자들에게 자신의 에너지를 전달했다. 그 제자들도 에너지를 전달할 수 있게 되었다. 놀랍게도 그들의 경험도 동일한 것으로 나타났다.

3. 고피 크리슈나

고피 크리슈나는 그의 책《쿤달리니 라하샤 다르판》에서 자신의 경험에 대해 자세히 썼다.

진리를 경험하고자 하는 내면의 강렬한 충동으로 인해 영적 수행을 하게 되었다. 시작은 꽤 놀라웠고 고통스러웠다. 자신의 경험에 안정적으로 자리 잡기까지 몇 달 또는 몇 년이 걸렸고 나중에는 변화를 쉽게 견딜 수 있었다.

처음에 그는 호흡이 자동으로 느려지는 것을 발견했다. 때때로 호흡이 자동으로 멈추었다가 자체적으로 시작되기도 했다. 그는 몸이 극도로 가벼워지는 것을 경험했고 마침내 완전한 무중력 상태도 경험했다. 자신이 무게가 없는 솜처럼 공중을 날아다니는 듯한 느낌을 받았다.

그 후 그는 척추의 진동을 인식하기 시작했다. 골반 기저부에서 시작하여 머리 위로 올라가는 부드러운 진동을 인식하게 되었다. 그 후 머리에서 더욱 강해지는 진동을 감지할 수 있었다. 몸 전체가 진동했고 파도가 으르렁거리는 바다의 소리와 같은 내면의 소리를 들었다. 그런 다음 거꾸로 된 폭포처럼 골반에서 위쪽으로 흘러나와 올라가는 빛의 흐름을 느끼기 시작했다.

그는 자신이 거친 몸에서 분리되고 있다고 느꼈다. 자신이 빛에 둘러싸여 있고 그 빛 속에서 육신이 사라지는 것을 느꼈다. 이 빛의 원은 더 커졌다. 거친 몸의 감각을 잃었다. 또한 외부 세계에 대한 감각을 잃었다. 얼마 후 그는 돌아와서 다시 한번 거친 몸과 외부 세계를 느낄 수 있었다. 그리고 몸이 뻣뻣해지고 무거워지는 것을 느꼈다. 여러 시간 동안 그는 몸의 통증과 쇠약함을 경험했다. 이는 분명히 더 높은 수준의 작용으로 인해 신경조직이 피로해짐을 나타낸다.

이후 그는 점점 더 혼자 있게 되었고 다른 사람들과 말을 많이 하지 않게 되었다. 무기력함을 동반한 불안감이 몇 시간 동안 남아 있었다. 수면은 불규칙해졌고 끔찍한 꿈을 꾸었다. 그는 명상을 중단했다.

얼마 후 명상을 다시 시작했을 때 같은 진동과 빛 등을 경험했다. 그런 경험 후에는 다시 피곤해졌다. 체험 경로를 여러 번 반복한 후에 그의 신경계는 불편함 없이 체험을 견딜 수 있도록 프로그램되었다. 자동적인 과정이 되었다. 피로와 무거움은 완전히 사라졌다. 그리하여 그의 신경계는 가장 높은 수준의 활동을 쉽게 수행하는 법을 배웠다.

명상의 길을 통해 그는 시를 지을 수 있는 능력, 어떤 대상에든 쉽게 집중할 수 있는 능력, 감각 능력의 향상 등을 얻었다.

4. 스와미 파라마한사 요가난다

그는 자신의 책《요기 카탐리타》에서 자신의 짧은 경험을 다음과 같이 설명했다.

어린 나이에 그는 스승 스와미 유크테슈와르(Swami Yukteshwar)의 지복의 손길을 통해 영적인 경험을 했다. 스승은 그의 가슴을 부드럽게 두드렸고 그의 몸은 움직이지 않게 되었다. 그의 숨이 멈췄다. 그리고 그는 생각하기가 어렵다는 것을 깨달았다. 이후 피부의 모공에서 밝은 빛이 나오는 것을 느끼기 시작했다. 시력은 매우 향상되어 뒤에 있는 사물도 볼 수 있게 되었다. 또한 모든 거친 것들이 빠르게 움직이는 사진처럼 진동하는 것을 발견했다.

모든 것이 빠르게 움직이기 시작했고 우주 속에 녹아들었다. 그에게는 온 우주가 깜박이는 작은 별들의 무리처럼 보였다. 이 경험은 몇분 동안 지속된 후 거친 수준으로 돌아왔다. 그리고 그의 숨은 그대로 다시 시작됐다.

5. 스와미 라마

스와미 라마는 책《히말라야 성자들의 삶》중 '샥티파타 - 지복을 전달하다' 장에서 무상삼매에 대한 자신의 경험을 설명했다.

아침 9시에 스승이 그의 이마를 만졌을 때, 그는 단 하나의 세속적인 생각도 하지 않고 9시간 동안 그 자세를 유지했다. 그는 그 경험을 말로 표현할 수 없다고 말했다. 평소의 의식 상태로 돌아왔을 때 아직 아침 9시라고 느꼈다.

후에 그는 스승에게 그것이 자신의 노력 덕분인지 스승의 노력 덕분인지 물었다. 스승은 가능한 모든 성실한 노력을 기울여야 한다고 대답했다. 모든 노력을 한 후 기진맥진한 상태가 되어 최고의 헌신적인 감정 상태에서 절망에 빠져 울부짖을 때 지복을 얻게 될 것이라고 하였다.

6. 스와미 나라야나난다

스와미 나라야나난다는 그의 저서 《인간의 원초적 힘 - 쿤달리니 샥티》에서 쿤달리니 각성 과정을 부분적인 각성과 완전한 각성의 두 단계로 설명했다.

쿤달리니의 부분적인 각성

에너지 흐름은 물라다라에서 시작하여 위쪽으로 이동한다. 그러나 그것은 아나하타에 도달했다가 물라다라로 돌아올 수도 있다. 때때로 사하스라라로 돌진할 수도 있지만 몇 초 또는 몇 분 후에 물라다라로 내려온다. 이것은 부분적인 활성화로 더 높은 경험을 살짝 엿볼 수 있지만 동시에 나쁜 경험도 제공한다.

이는 발달 단계로 간주될 수 있으며 몸과 마음의 문제를 피하기 위해 가능한 한 빨리 인지해야 한다. 나라야나난다는 이 단계에서 금계와 권계를 따르기를 강하게 권고했다. 또한 해결 방법으로 적어도 한 시간 동안은 요가호흡수련을 하라고 처방했다.

그렇지 않으면 고통 속에 남아 있게 되고 발전 단계에서 방향을 잃을 수도 있다. 나라야나난다는 직장 부위의 과도한 열, 복부 통증, 짜증, 조바심, 성욕 증가 등으로 인한 고통을 설명했다. 증상은 음식 종류, 물, 환경 조건 등에 따라 심해진다.

쿤달리니의 완전한 각성

척추가 매우 뜨거워지고 골반 부위에 통증이 발생한다. 수행자를 혼란스럽게 할 수 있다. 발가락에서부터 위쪽으로 무언가가 기어오르는 감각을 느낄 수 있다. 때로는 쿤달리니 샥티의 상승이 온몸을 흔들기도 한다. 이 흔들림은 마치 지진의 갑작스러운 충격처럼 느껴진다. 샥티의 상승 움직임은 개미, 물고기, 원숭이, 뱀 또는 개구리의 점프와 비슷할 수 있다. 위로 올라가면 다양한 소리와 더 높은 감각을 경험하고 마침내 삼매에 들어간다.

7. 스와미 비슈누 티르타지 마하라즈

저서 《데바트마 샥티 - 신성한 힘 쿤달리니》에서 그는 쿤달리니의 개념과 각성의 과정을 설명했다.

그는 쿤달리니의 네 가지 형태를 설명했다.

"Caturvidha sa sandista kriyavatyadi bhedatah

Kriyavati varnamayi, kalatma vedhamyyapi."

Mahayoga vijnana

A. 크리야바티(Kriyavati)

이것은 요가자세, 요가호흡, 무드라와 같은 하타요가 수련과 관련
이 있다. 수행을 하면 에너지가 활성화된다. 그리고 에너지가 활성화
됨에 따라 하타요가 수련을 향상시키는 데 도움이 된다. 예를 들면 일
부 수행자의 경우 어떤 요가자세나 무드라를 수행하기가 어렵다. 그
러나 에너지가 활성화되면 수행자는 그러한 것들을 쉽게 또는 심지어
자동으로 수행하기 시작한다. 이 에너지는 수행자에게 안정성을 가져
온다. 이는 향후 발전을 위한 기본 토대이다.

B. 바르나마이(Varnamayi)

만트라, 특히 비자 만트라를 낭송하면 에너지가 활성화된다. 이 에
너지는 내면 알아차림의 발달을 담당한다. 수행자는 내면의 진동과
소리를 인식하게 되고 집중력이 향상된다.

C. 칼라바티(Kalavati)

이 형태의 활성화는 깊은 평온함, 생각 없음의 상태, 금계와 권계 등
요가의 길에 대한 확립, 내적 성찰(비디야, vidya) 능력 획득 및 욕망에 대한
자동적인 조절로 이끈다. 칼라는 이러한 능력(힘)의 성취를 의미한다.

D. 베다마이(Vedhamayee)

여기서 쿤달리니는 수슘나를 통해 움직이기 시작한다. 이것은 베다마이이다. 활성화되는 동안 희열, 몸의 진동 또는 떨림, 새로운 힘, 도취된 것 같은 상태, 깊은 잠과 같은 상태, 마지막으로 완전한 의식이라는 여섯 가지 경험이 나타난다.

"Anandachaiva kamposchodbavo ghurna kuleswari

Nidramurca ca vedhasya shadvastha prakirtitaha."

Mahayoga vijnana

기본적으로 쿤달리니는 하나이다. 활성화되면 크리야바티(kriyavati)처럼 부드럽게 작동한다. 중간 정도로 활성화되면 바르나바티(varnavati)로 작동한다. 강하게 활성화되면 칼라바티와 베다바티(vedhavati)로 작용한다.

비슈누 티르타지는 그의 스승 요가난다지(Yoganandaji)가 쓴《마하요가 비갸나(Mahayoga vijnana)》라는 문헌에 설명된 대로 각성 과정의 순서를 설명했다.

비슈누 티르타지는 '깨어난 쿤달리니의 몇 가지 특징적인 증상'이라는 제목 아래 그 과정을 자세히 설명했다. 간략하게 다음과 같이 설명할 수 있다.

수련 과정에서 물라다라 부위가 요동치기 시작하고 이어서 몸 전체가 흔들리기 시작한다. 호흡 패턴이 바뀌고 자동으로 일어난다. 울고 웃는 등 한동안 감정의 변화를 겪을 수 있다. 정액을 사정할 수도 있고 쾌감을 느낄 수도 있다.

하고 있던 자세는 더욱 확고해진다. 반다와 일부 무드라가 자동으로 형성된다. 시선은 눈썹 사이에 고정된다. 케발 쿰바카가 확립된다. 그런 후에는 척추에서 머리를 향해 가는 에너지 흐름을 인식하기 시작한다. 여러 종류의 내면의 소리(나다)를 듣거나 다양한 색깔이나 모양(별, 태양, 달 등)을 볼 수도 있다.

때로는 신체 움직임을 통제할 수 없는 경우도 있다. 개구리처럼 점프할 수도 있고, 죽어가는 물고기처럼 움직일 수도 있다. 호랑이나 개처럼 다양한 유형의 소리를 낼 수도 있다. 어렵고 다양한 신체 활동을 통증 없이 쉽게 수행할 수 있다. 신체의 다양한 부위에서 진동이 느껴진다.

24시간 내내 간헐적으로 그러한 감각을 느낄 것이다. 이 모든 것이 반복적으로 발생할 수 있다. 일상 활동이 개선된다. 힘든 일도 지치지 않고 할 수 있다. 전반적인 행동은 도취된 사람의 행동처럼 보일 수 있다. 내면에서 다양한 힘을 느낄 수 있다. 맛, 냄새, 소리 등 다양한 감각을 경험할 수 있다.

그 후 자리에 앉아 명상을 할 때마다 내면의 감각을 느낄 수 있으며 삼매 상태로 변한다. 특히 일정 시간 동안 명상을 하게 되면 자동으로 에너지가 충전된다.

8. 크리슈나무르티

1922년, 28세의 나이로 크리슈나무르티는 생애 처음 영적 초월 상태를 경험했다. 그 후 수년 동안 자동으로 같은 것을 반복적으로 경험했다. 그는 그 과정의 주시자로 남아 있었다. 이 초월 상태는 그의 노력이나 의지로 발생한 것이 아니었다. 이 과정의 초기에 그는 두통과 척추 통증을 겪었다. 또한 초월 상태 이후에 쇠약해짐을 느꼈다. 그는 통증에 익숙해지고 견딜 수 있게 되었다. 그 과정에서 큰 희열을 느꼈다. 1961년부터 그는 자신의 일상 경험을 묘사하는 일기를 쓰기 시작했다(1961년 6월 18일~1962년 1월 23일). 그것은 《일기 - 크리슈나무르티》로 출판되었다.

그는 각성 과정에 대해 아래 4가지를 설명했다.

1. 그 과정에 대한 주시자로 남아야 한다.
2. 그 과정을 강하게 원해서는 안 된다.
3. 다섯 가지 감각기관에서 일어나는 욕망에 집착해서는 안 된다.
4. 어떤 상황에서도 고요함을 유지해야 한다.

결론

위의 모든 경험으로부터 쿤달리니와 그 각성의 특성을 다음과 같이 결론 내릴 수 있다.

1. 그것은 전자기 에너지이며 척추의 특정 움직임으로 느껴질 수 있다.

2. 쿤달리니 각성은 몇 초 또는 몇 분의 '단기 메커니즘'일 수도 있다. 그것은 며칠 또는 몇 달의 '점진적인 장기 메커니즘'일 수도 있다.

3. 단기 메커니즘은 우리 몸에 있어, 특히 신경계가 아직 준비되지 않은 상태에서 일어나는 예상치 못한 현상이다. 신경계는 통증이나 피로감을 느낄 수 있다.

우리는 다음 표를 통해 각성의 경험을 설명할 수 있다.

신체적 경험	심리적 경험	영적 경험
뜨거움	정서적 흥분과 정신적 피로가 뒤따름	다양한 형태의 빛을 어렴풋이 인식함

차가움	기분이 변함	거친 여러 내면의 소리를 들음
두통 몸의 통증 무거움	안절부절못함	평소에 인식하지 못하는 것을 어렴풋이 인식함
전율 또는 떨림		
호흡의 변화		
내부의 진동과 소리		

4. 장기적이고 점진적인 메커니즘을 통해 우리는 각성 과정에 대한 완전한 준비를 갖추게 된다. 이러한 각성은 통증이나 기타 안 좋은 신체적·정신적 증상 없이 하루에 여러 번 자동으로 발생하는 친숙한 과정이 된다. 평온함과 다양한 영적 경험 속에 자리 잡게 된다. 이러한 진보된 경험은 다음 표를 통해 설명할 수 있다.

신체적 경험	심리적 경험	영적 경험
엉치뼈에서 머리뼈까지 에너지의 미세한 움직임	깊은 평온함	다양한 형태의 빛을 인식함
안정감	희열감	정묘한 내면의 소리를 들음
자동으로 일어나는 무드라와 함께 하는 호흡의 변화	생각 없음	평소에 인식하지 못하는 것을 인식함
케발 쿰바카 상태		무상삼매

따라서 점진적인 각성 패턴이 있다. 부드러운 흐름, 중간 흐름, 강한 흐름의 세 가지 수준으로 고려할 수 있다.

5. 그것은 마음의 평온을 가져오고 자율신경계의 휴식 리듬을 확립한다.

6. 스스로의 노력으로 시작될 수도 있고, 경험이 풍부한 사람의 은혜로 시작될 수도 있다. 어떤 경우에는 자연스럽게 일어나기도 한다.

7. 에너지는 누구에게나, 심지어 이전에 수련에 대한 배경 지식이 없는 사람에게도 전달될 수 있다. 하지만 이는 일시적인 현상이다. 효과를 유지하기 위해 자신의 몸-마음을 변화시키기 위한 많은 노력을 기울여야 한다. 그렇지 않으면 그것은 사라진다.

8. 평온함이 습관이 되면 각성은 자연스러운 과정이다. 많은 노력 없이 발생한다. 그러한 상태에서는 괴로움이 존재하지 않는다.

9. 행동 패턴이 변화된다.

1. 전반적으로는 자극을 받아 새로운 메커니즘이 만들어지는 과정으로, 처음에는 정신적·신체적 과정을 방해하지만 나중에는 몸 전체가 새로운 메커니즘에 적응한다.

2. 주요 변화는 신경계에서 발생한다. 그리고 신경계의 변화에 따라 다른 시스템에도 변화가 나타난다. 새로운 전류에 대한 신경조직의 내성이 확립되면 비정상적인 신체감각이 사라진다.

3. 이 과정의 초기에 뇌의 여러 중추는 에너지와 같은 전기 흐름의 영향을 받고 이로 인해 약간의 교란이 일어난다.

4. 시상하부와 뇌의 하부는 자율신경계이다. 에너지의 영향을 받으면 시상하부의 리듬이 흐트러지고 몸에서 뜨겁거나 차가운 감각을 느끼게 된다. 호흡 패턴의 변화를 경험할 수도 있다.

5. 에너지가 대뇌겉질 아래의 운동기관인 바닥핵과 소뇌에 영향을 미치면 몸이 흔들리거나 떨리는 증상이 나타날 수 있다. 또는 동상과 같은 신체 상태, 생리적 조절로 인한 마비와 같은 상태가 될 수도 있다.

6. 에너지가 둘레계에 있는 쾌락-통증 중추에 영향을 미칠 때, 사람은 극도의 쾌락이나 통증을 경험한다.

7. 에너지가 뇌의 감각기관인 시상, 마루엽, 관자엽 등에 영향을 미칠 때 특정 소리, 냄새, 빛 등을 경험한다.

8. 에너지가 이마엽에 영향을 미칠 때, 일반적인 사고 과정이 해체되는 것을 경험하고 새로운 경험의 세계로 들어간다.

9. 나중에 뇌의 여러 부분이 프로그램되어 에너지에 익숙해지면 고통스러운 감각이 사라진다. 이 과정은 더 쉽고 편안해진다. 이제 수행자는 명상을 위해 의도적으로 앉아 있을 필요가 없으며, 이 과정은 언제든지 자동으로 발생한다.

XIII

명상 체험의 길:
과학적 설명

1. 지난 90년 동안 많은 연구자들이 명상 체험의 길을 분석하기 위해 노력해왔다. 1925년, 렐(Rele) 박사는 《신비한 쿤달리니(The Mysterious Kundalini)》라는 책에서 하타요가 수행자의 맥박이 명상 중에 멈추는 실험을 설명했다. 심전도(ECG) 검사를 통해 심장이 뛰고 있음을 볼 수 있었기 때문에 심장이 멈춘 것은 아니었다. 다만 심박수가 현저히 감소했으며, 이는 요가가 생리학적 변화를 일으킨다는 사실을 뒷받침했다.

렐 박사는 미주신경의 활성화와 그 효과의 관점에서 쿤달리니의 활성화를 설명했다.

2. 1835년, 인도 판자브(Panjab) 지방의 마하라자 란지트싱(Maharaja Ranjitsingh)[96]은 하타요가 수행자 사두 하리다스(Sadhu Haridas)에게 음식과 물 없이 지하 구덩이에서 40일 동안 머물도록 했다. 이 실험은 많은 영국 장교들과 외국 방문객들이 지켜보는 가운데 이루어졌다. 하지만 과학적으로 진행된 실험이 아니었기 때문에 역사의 일부로만 남아 있다.

---

96 마하라자 란지트싱은 인도 시크교도 왕국의 창시자이다. 판자브에서 출생했으며, 판자브 지방에 할거하던 시크교도의 세력을 규합하여 19세기 초에 시크 왕국을 건설하였다.

3. 1952년, 폴(N.C. Paul) 박사는 인간의 동면과 같은 상태를 설명했다. 깊은 요가호흡과 명상수련은 신진대사를 늦춘다. 이것은 굶주린 상태가 아니며 생리적 변수 내에 있는 상태다. 이러한 신진대사 방식의 변화는 '인간의 동면'이라는 용어와 관련이 있다. 이것은 완전한 하타요가 방식, 즉 사회로부터의 고립 및 금욕(브라마차리야) 등을 채택한 수행자에 대한 설명이었다. 하타요가 수행자는 나디정화(나디숫디)의 신호를 주요 체험 경로로 인식한다. 우리는 이를 생리적 기능의 회복(신경내분비 및 신진대사의 균형)과 점진적인 신진대사의 변화로 정리할 수 있다.

4. 1961년, 델리의 전 인도 의과대학(All India Institute Of Medical Science)에서는 명상 중 자율신경 기능에 대한 의도적인 조절을 다시 검토하였다(Anand, Chhina, Singh). 하타요가 수행자는 밀폐된 상자 안에 들어갔다. 기록은 두 번 이루어졌다. 첫 번째는 타고 있는 양초를 상자 안에 넣었고, 두 번째는 양초를 넣지 않았다. 첫 번째 실험에서 수행자는 상자 안에 8시간 동안 있었고, 두 번째 실험에서는 10시간 동안 있었다. 심장박동이 빨라지는 현상이나 과다호흡은 발생하지 않았다.

5. 카이발리야다마 팀(볼 박사, 카람벨카르 박사, 비네카르 박사)은 '부가르바 사마디(Bhugarbha Samadhi)'라는 제목으로 〈요가미망사〉(1967년, 10권)에 논문을 게재했다. 그들은 지하 구덩이의 형태에 따라 현상이 달라진다고 말했다. 느슨한 흙 속에 파여 있는 일반 구덩이에서는 가스의 확산이 일어나고 결과적으로 이산화탄소가 빠져나가고 산소가 들어온다. 이는 밀폐된 구덩이에 비해 피험자가 구덩이 안에 훨씬 더 오랫동안 머물 수 있도록 도와준다. 흔히 생각하는 것처럼 산소 분압이 감소

하거나 산소의 부족으로 체류 시간의 제한이 발생하는 것이 아니라, 밀폐된 구덩이 내에서 이산화탄소 분압이 점차 높아지는 것이 구덩이 내 체류 시간의 한계를 설정한다는 것이다.

6. 명상을 하면 몇 분 안에 스트레스가 해소된다. 수련을 하면 할수록 이완 상태를 유지하고 심신질환의 병리 현상을 역전시키는 데 도움을 준다. 더 많은 명상수련은 더 높은 의식을 개발하는 데 도움이 된다.

우리는 혈액 수준에서 다음과 같은 몇 가지 긍정적인 변화를 발견했다.

    A. 코르티솔 수치 감소

    B. 프로락틴(웰빙 호르몬)의 증가

    C. 카테콜아민 수치 감소

    D. 신경계를 구성하는 혈장 아미노산(페닐알라닌)의 증가

규칙적으로 수련하는 사람들은 이러한 변화와 함께 뇌에도 많은 변화를 겪는다. 명상의 진보 단계에서 우리는 뇌에 미묘한 변화를 발견했다. 지난 80년 동안 많은 과학 연구들이 뇌 기능의 변화를 보여주었으며, 이는 다음과 같이 요약할 수 있다.

뇌의 전기적 활동에 대한 연구

1. 뇌 활동은 두피와 이마에 전극이라는 센서를 배치하여 뇌의 전기 신호를 기록하는 뇌파(EEG)로 검사할 수 있다. 대규모 신경세포 그룹이 동시에 활성화되면 동기화된 진동(synchronous oscillation)이 발생하는데, 이를 뇌파로 검사할 수 있다. 1924년 한스 버거(Hans Berger)가 이러한 뇌파를 발견한 이후 연구자들은 뇌파를 사용하여 생리학적 상태를 탐구해왔다. 뇌파의 초기 의학적 사용은 사람들이 '뇌사' 상태인지 살아 있는지 확인하거나 매우 높은 진폭의 세타파(4-8Hz) 파동을 동반하는 간질 발작을 분석하고 이해하는 것이었다.

2. 1949년 깁스(Gibbs)와 노트(Knott)는 어린이의 성장 발달 패턴에 따라 뇌파의 특성이 변화한다는 사실을 관찰했다. 이 시기에 원 뇌파(raw EEG)를 인식 가능한 범위인 델타(0.5~4Hz), 세타(4~8Hz), 알파(8~12Hz) 및 베타(12~28Hz)로 분리하기 위해 고속푸리에변환(Fast Fourier Transform)에 기반을 둔 대역통과 분석(bandpass analysis)이 개발되었다. 나중에 일부 병리적 사례에서 감마파가 발견되었다.

3. 1953년 애서린스키(Aserinsky)와 클라이트만(Kleitman)은 깊은 수면(델타)과 꿈 또는 렘수면(세타와 알파, 각성 주파수인 베타의 혼합) 사이에 구분할 수 있는 뇌파의 차이를 보여주었다. 이러한 파동의 효과에 따른 의미

는 의학적 접근에 따라 다음과 같이 요약할 수 있다.

파동	주파수(Hz)	의미
델타	0.5~4	뇌 손상으로 인한 혼수상태, 마취 상태
세타	4~8	깊은 이완
알파	8~12	이완, 휴식 상태에서 뇌의 일상적인 활동(각성 상태)
베타	12~28	과도한 업무(각성 증가), 스트레스
감마	28~40	지나친 업무, 자동적으로 일어남, 뇌전증

4. 1961년 인도 연구자인 아난드(Anand)는 요가수행자에게 많이 나타나는 알파파가 수행자의 이완된 상태를 나타낸다고 주장했다. 1970년 시카고대학의 조 카미아(Joe Kamia)는 알파파는 이완을 나타내고 불안한 상태에서는 베타파가 더 많이 나타난다고 언급하였다.

5. 이후에 그린(Green)과 메닝거(Menninger) 재단의 동료들은 알파파는 명상, 세타파는 깊은 정서적·종교적 경험, 델타파는 깊은 수면, 혼수상태 또는 외상성뇌손상과 연관시켰다.

6. 또 다른 전기적 연구를 통해 연구자들은 뇌의 특정 부분과 그것들의 동기성(synchrony)을 연구했다. 리처드 데이비드슨(Richard Davidson)은 티베트 수도승들과 함께 연구하여 감정적으로 고통받는 사람들의 경우 오른쪽 이마엽 겉질이 더 활성화되고, 균형 잡힌 낙천적인 사람들과 규칙적인 명상수행자들의 경우 왼쪽 겉질이 더 우세하다는 것을

증명했다.

7. 레스터 페미(Lester Fehmi)는 '전뇌 동기성(whole brain synchrony)'에 기초한 이론을 개발했다. 여기에는 뇌의 한 영역에 대한 뇌파 기록을 다른 영역의 기록과 비교할 때 파동의 진폭, 주파수 및 위상의 유사성 정도가 포함된다. 그는 19개 채널에 기록된 모든 뇌 영역 간에 이러한 동기성을 확인했다.

8. 수다르샨 크리야에 대한 최근 연구에서도 수련 후에 보통 알파파 영역에서 동기성이 나타났다. 초보자와 규칙적인 수행자 간의 비교 연구에 따르면 수행자에게는 19개 채널에 걸쳐 높은 진폭의 고도로 동기화된 알파파 형태가 나타났다. 반면 초보자는 억지로 호흡 연습을 하는 동안 느린 파동인 델타파 및 세타파의 진폭이 급격히 상승하는 변동이 더 심했다. 그 이후에 휴식하는 동안에는 애쓰지 않는 마음과 평온함과 관련 있는 더 큰 알파파 일관성(coherence)으로 돌아감으로써 다시 안정화되었다.

9. 또한 사하자요가(Sahaja yoga) 명상에 대한 아프탄스(Aftans)와 고로체이킨(Golocheikine)의 연구에서 깊은 명상 상태는 전방 부위의 세타파 영역에서 증가된 뇌파 반응과 연관이 있는 것으로 밝혀졌다. 장기 명상자는 명상 중에 이마엽과 뒤쪽 겉질 사이의 일관성이 증가한 것으로 나타났다. 이러한 일관성의 증가는 왼쪽으로 치우쳐 있으며 주로 왼쪽 이마엽 앞 영역과 관련되었다. 단기간 수련한 명상가는 명상 중에 일관성이 증가하지 않았다.

10. 일관성의 변화는 신경 연결(신경 경로 간 연결)에 따른 정보 흐름의 지표로 간주될 수 있다. 이는 겉질 내 연결과 시냅스 형성의 향상, 새로운 시냅스의 강화를 나타낼 수 있다. 왼쪽 이마엽 앞 영역과 나머지 뇌의 연결성 증가는 감정적으로 긍정적인 경험과 관련될 수 있다. 따라서 일관성은 정신 작업의 향상된 기능적 통합을 시사한다.

11. 2001년, 아프탄스와 고로체이킨은 명상 시 나타나는 뇌의 앞부분 및 이마 중심선의 세타파와 낮은 주파수의 알파파가 감정적으로 긍정적인 상태와 내면화된 주의를 나타낸다고 설명한다.

12. 2004년 러츠(A. Lutz) 등은 장기간 수련한 명상가들이 정신적 수련을 하는 동안 자체 유발된 높은 진폭의 감마파 동기성이 나타난다는 사실을 발견했다. 2001년, 레만(D. Lehman) 등은 의도 명상 중에 나타나는 감마 주파수는 의식 상태와 자아 경험의 변화를 의미한다고 설명한다.

마음 상태	뇌파
급성 스트레스	다량의 베타파
만성 스트레스	다량의 베타파
일시적 이완, 스트레스 해소 직후 지속적인 이완	알파파 알파파 동기성
깊은 이완 지속적인 깊은 이완	세타파 세타파 동기성
이완과 각성(명상을 향해 가는 상태)	알파파와 베타파의 혼합
이완과 각성(진보된 명상 상태)	동기화된 감마파

13. 위의 연구들을 고려하여, 다양한 마음 상태에서 발견되는 뇌파의 의미를 다음과 같이 정리할 수 있다.

14. 뇌파는 뇌가 흥분 상태인지 이완 상태인지, 각성 상태인지 멍한 상태인지, 피곤한 상태인지 충전된 상태인지, 작업이 효율적인지 또는 작업이 통제되지 않는지 등 뇌의 작업 시스템과 효율성을 확인하는 방법이다.

스트레스 습관에 갇혀 만성적으로 스트레스를 받는 사람을 생각해 보자. 명상과 함께 하는 요가와 간단한 호흡법을 시작하면 알파파가 풍부해진다. 그러나 그것은 일시적인 현상일 것이다. 다시 비동기화된 베타파 상태로 돌아갈 것이다. 수련을 계속하고 요가 생활 방식을 따르면 알파파는 더 오랫동안 안정될 것이다. 이후에 깊은 이완 상태로 들어갈 것이며, 여기에서 세타파가 나타나기 시작하며 날마다 더 증가하고 동기화된다. 이 상태에서는 흥분 습관이 크게 역전된다. 이제 명상을 수행하는 동안 뇌는 이완과 각성을 동시에 의미하는 베타파와 함께 하는 알파파를 보여주기 시작할 것이다(이완된 상태에서 베타파의 작용). 진보된 상태에서는 지속적인 집중력을 나타내는 동기화된 감마파를 보여준다.

추가로 우리는 아직 무상삼매에서 뇌의 전기적 상태를 파악하지 못했다. 40Hz를 초과하는 파동을 보여줄까? 아니면 다른 조합을 보여줄까? 지금의 측정 장비는 40Hz를 초과하는 신호를 포착하는 데 한계가 있다. 미래에 이와 관련하여 새로운 발견을 할 수 있을 것이다.

15. 그물활성계(reticular activating system)[97] 작업의 변화도 고려해야 한다.

---

97 그물활성계(망상활성계)는 뇌간에 기반한 시스템으로 뇌 전체 영역의 작용 및 기능에서 뇌의 각성, 흥분, 집중 등에 관여한다. 후뇌에서 시작하여 상부의 중뇌에까지 무수히 많은 신경들이 무질서하게 그물 구조를 이루고 있다. 이곳은 감각과 관련된 각종 정보가 들어오는 통로로 특히 뇌간과 시상을 연결한다. 주요 기능은 외부에서 들어오는 정보를 필터링해서 받아들이고 뇌를 각성시켜 주의를 집중하도록 하는 뇌의 일부 시스템이다.

3 신경전달물질에 대한 연구

1. 뇌 활동을 연구하는 또 다른 방법은 신경세포의 분비샘 활동을 연구하는 것이다. 겉질 또는 겉질 아래 세포는 신경전달물질이라고 불리는 시냅스 후 신경세포를 흥분시키거나 억제하는 특정 화학물질을 분비한다. 뇌의 다양한 부분에 40개 이상의 신경전달물질이 있다. 이것들은 뇌세포 사이의 의사소통을 형성한다. 다음 내용은 일반적인 신경전달물질의 성질과 작용을 정리한 것이다.

신경전달물질	작업 영역	성질	작용
아세틸콜린	중추신경계, 말초신경계	흥분성	신체 활동 증가
에피네프린	중추신경계, 말초신경계	흥분성	신체 활동 증가
글루탐산	중추신경계	흥분성	대뇌겉질둘레계 활동 증가
아스파트산	중추신경계	흥분성	대뇌겉질둘레계 활동 증가
글라이신	중추신경계	흥분성	대뇌겉질둘레계 활동 증가
가바	중추신경계	억제성	대뇌겉질둘레계 활동 감소
세로토닌	중추신경계	억제성	식욕, 수면, 체온, 기분 조절 인지능력 향상

물질-P	말초신경계	흥분성	통증 증가
엔도르핀, 다이노르핀	중추신경계	억제성	통증 감소
엔케팔린	중추신경계	억제성	통증 감소 성 활동 조절 정신 질환 조절 기억력과 학습 능력 향상

2. 신경전달물질은 뇌 조직의 상태가 이완되었는지, 각성되었는지 또는 지나치게 흥분된(과민한) 상태인지를 보여준다. 이러한 화학물질의 분비는 특정 상태의 결과이며, 이러한 화학물질의 과잉은 특정 상태를 만드는 원인이 된다.

도파민은 집중력, 주의력, 동기부여 및 즐거움과 관련이 있다. 세로토닌은 웰빙감, 평온함, 기분 안정성 및 안전감과 관련이 있다. 엔도르핀은 통증을 없애는 것과 관련이 있는 반면, 가바는 억제, 즉 신경세포의 과민성 감소와 관련이 있다. 이는 뇌 조직을 진정시키고 뇌의 전기자극에 리듬감을 주는 효과를 생성한다. 가바가 결핍된 사람은 갑자기 자극을 받는데, 그 결과 뇌세포가 리듬을 잃게 된다. 가바가 없으면 겉질의 신경세포가 너무 자주 그리고 너무 쉽게 활성화된다. 가바는 특히 생각을 하고 감각을 해석하는 대뇌겉질에 많이 존재한다. 노르에피네프린은 스트레스를 많이 받는 상황에서 작용하는 흥분성 화학물질이다.

3. 대부분의 연구자들은 요가호흡과 명상수련 후에 엔도르핀, 세로

토닌, 가바, 프로락틴이 분비됨을 보여준다.

엔도르핀은 통증을 조절하고 웰빙감을 느끼게 해주는 신체의 천연 진정제로 간주된다. 고급 호흡 기법과 깊은 명상은 세로토닌과 엔케팔린을 방출하는 수도관주위회색질(periaqueductal grey)에 영향을 미치고, 이는 물질-P를 억제하여 통증을 감소시킨다. 또한 빠른 호흡이나 숨을 참는 것은 뇌척수액 전체에 신경펩티드 확산을 가속화하고, 이것은 통증 완화 효과를 촉진한다. 불안과 우울 환자의 규칙적인 요가 수련은 가바를 증가시키고 이와 관련된 정신적·신체적 증상을 완화하는 데 도움이 된다. 규칙적인 수련은 또한 신경세포의 과민성 습관을 변화시켜 정서적 안정에 도움이 된다. 이는 요가수련이 행동에 미치는 장기적인 효과를 입증한다.

4. 또 다른 가설은 깊은 명상을 하는 동안 솔방울샘에서 분비되는 디메틸트립타민에 관한 것이다. 이는 더 높은 기능을 수행하는 겉질 세포의 능력과 연관되어 있다. 더 높은 기능을 담당하는 겉질 세포와 관련하여 더 많은 신경전달물질이 있을 수 있다.

전기적인 활동과 분비샘의 활동에 대한 연구를 통해, 우리는 신경 세포의 상태와 그것의 작동 리듬을 증명할 수 있다.

1. '갓 스팟(God spot)'[98]이라고 불리는 특별한 관자엽 영역의 활성화에 대한 또 다른 가설이 세워졌다. 하지만 고도의 발달이 뇌의 한 부분에만 국한되는지, 아니면 뇌 전체에 관계가 있는 것인지에 대한 의문이 발생한다.

2. 이와 관련하여 두 가지 질문이 제기될 수 있다.

A. 무엇이 더 높은 수준의 작업을 위해 뇌 조직을 준비시키는가?

B. 뇌가 더 높은 수준의 작업을 수행할 때 정확히 무슨 일이 발생하는가? 겉질 세포가 완전한 알아차림을 할 수 있게 되면 무슨 일이 일어나는가? 혹은 무상삼매 상태에 들어가게 되면 어떤 일이 일어나는가?

3. 더 높은 수준의 알아차림을 위한 겉질 세포의 발달은 조절 능력의 발달, 즉 뇌의 다른 부분, 특히 둘레계를 얼마나 잘 조절할 수 있는지에 정비례한다.

---

98 갓 스팟은 영성, 초월성, 신이나 더 높은 힘과의 연결 등을 경험할 때 활성화되는 특정 뇌의 영역을 의미한다.

다시 말하면, 자동적인 뇌의 하위 부분에 대한 겉질의 의도적인 조절 능력이 발달하는 것이다. 이는 하위 부분의 새로운 자동화 리듬으로 이어진다. 새로운 리듬이 확립되면 겉질은 조절할 필요가 없으며 이제 더 높은 인식을 위해 자유롭게 활동할 수 있다.

대뇌겉질 발달의 관점에서 다음과 같은 변화가 일어날 수 있다.

	과정	의미
1	신경아교세포 증가	지지하는 세포가 대량으로 형성된다.
2	시냅스 생성	새로운 시냅스가 만들어진다.
3	가지돌기 분지	가지돌기는 다시 가지를 내어 더 많은 신경세포와 통신할 수 있는 능력을 갖는다.
4	시냅스 제거 현상의 역행	말이집형성(수초화) 능력이 개선된다.
5	선택적 신경세포 사멸 현상의 역행	신경세포의 허혈을 방지한다.
6	신경전달물질 제조 능력 향상	이는 세포를 건강하고 긍정적으로 프로그램하는 것과 유사하다.

4. 겉질 발달에 관한 또 다른 견해나 가설은 겉질층의 발달에 관한 것이다. 해부학적으로 겉질의 신경세포는 6개층으로 배열되어 있다. 바깥 3개층은 사랑, 헌신, 믿음 등과 같은 영적 특성 및 알아차림의 발달과 관련되어 있다. 만성 스트레스는 이 3개층을 손상시키는 반면, 요가 생활 방식과 수행은 이 3개층의 발달에 도움이 된다. 어떤 사람

들은 겉질층이 두꺼워진다고 말하기도 한다. 스트레스가 많은 일상생활로 인해 이 층들은 얇아지기 시작한다. 이로 인해 사고 과정, 기억 및 주의력이 약화된다. 명상을 하면 겉질이 더욱 발달하기 시작한다. 즉, 수행을 할수록 겉질이 더 두꺼워진다. 또 다른 영역, 즉 섬엽(insula)도 두꺼워진다. 섬엽은 뇌의 중앙 교환기(switchboard)이다. 이것은 원시적인 둘레계 겉질과 진화된 겉질을 연결한다. 이는 이들 지역 간 의사소통이 발전했음을 의미한다.

5. 2000년, 라조르(Lazor) 등은 양전자방출단층촬영(PET)을 이용하여 요가명상가의 뇌에서 앞이마엽 겉질(prefrontal cortex)과 띠이랑 앞쪽의 활성화를 발견했다. 1999년, 로우(Lou) 등은 PET를 사용하여 지도자의 안내를 따르는 탄트라요가를 연구하였고 앞이마엽 겉질의 비활성화를 발견했다.

6. 2001년, 뉴버그(Newberg) 등은 명상의 신경생리학적 상관관계를 밝히기 위해 단일광자방출컴퓨터단층촬영(SPECT)을 사용하여 명상중 국소뇌혈류(rCBF)의 변화를 측정했다. 명상을 15년 이상 경험한 티베트불교 명상가 8명을 대상으로 1시간 명상에 대한 사전-사후 연구를 했다. 연구 결과에는 띠이랑, 안와전두피질, 배외측 전전두엽피질(dorsolateral prefrontal cortex) 및 시상에서 국소뇌혈류가 유의미하게 증가했다는 결과가 포함되었다. 왼쪽 배외측 전전두엽피질의 국소뇌혈류 변화는 왼쪽 위마루엽의 국소뇌혈류 변화와 음의 상관관계(negative correlation)가 있었다. 저자들은 이마엽 국소뇌혈류의 증가는 하나에 초점을 맞춘 집중력을 반영할 수 있으며 시상의 국소뇌혈류 증가는 명상 중 전반적인 겉질 활동의 증가를 보여준다고 언급하였다. 또한 그

들은 배외측 전전두엽피질과 위마루엽 사이의 상관관계가 명상 중에 경험하는 변화된 공간 감각을 보여줄 수 있다고 가정했다. 뉴버그와 동료들은 강렬한 명상 중에 마루엽에 대한 피드백이 억제되어 자아와 우주 사이의 구별이 사라지고 수행자가 '신비로운 초월 상태'를 경험한다고 언급한다. 이 연구는 일반적인 명상의 생리학적 기초와 명상 중 초월적 상태를 정의하는 데 도움을 준다. 그러나 이러한 발견을 확인하려면 더 큰 표본 크기를 사용한 추가 연구가 필요하다.

이와 관련한 또 다른 연구는 칼사(D.S. Khalsa)와 그의 팀에 의해 이루어졌다. 그들은 찬팅 명상을 하는 사람들을 연구했다. 이 실험에서 그들은 오른쪽 관자엽과 뒤띠이랑에서 유의미한 국소뇌혈류 증가를 발견했다. 왼쪽 마루엽-관자엽-뒤통수엽 연결 이랑(parieto-temporal and occipital gyri)에서는 유의미한 국소뇌혈류 감소를 발견했다. 따라서 혈류 변화는 수행자의 상태와 명상 유형에 따라 달라진다.

또한 사랑, 헌신, 진실성, 쾌활함, 평온함과 같은 특성이 발달한다. 이것은 겉질 세포의 활동 방식이 변화하거나 수정된 것이다.

신경가소성

기능적으로 우리의 두뇌는 컴퓨터 장치와 같다. 매 순간 외부 세계의 특정 자극이 이 컴퓨터에 입력을 제공한다. 이 입력에 따라 뇌에서는 많은 과정이 일어난다. 이것이 뇌의 인지 시스템이다. 학습과 기억은 이 시스템에 속한다. 출력은 생각과 감정을 통한 구체적인 반응이며 우리 몸의 행동에 반영된다. 요가는 인지 시스템의 발달이다. 학습방식을 개선하고 조절하여 일반적인 인지 시스템을 발전된 통합 시스템으로 변화시킨다. 다시 말하면 기능적인 관점에서 대뇌겉질은 향상된 수정 능력, 즉 신경가소성(neural plasticity)을 통해 더 높은 생물학적 통합 센터로 발전한다.

뇌 조직의 기능은 전기적·화학적 현상이다. 외부 세계로부터의 감각 신경을 통해 입력을 받아들이고 운동신경을 통해 외부 세계에 반응하는 것은 전기화학적 현상이다. 신경세포는 전기가 통하도록 설계되었다. 한 세포에서 다른 세포로 전기 자극이 전달되는 것은 화학적 현상이다. 각 신경세포는 세포체, 가지돌기, 축삭의 세 가지 기본 요소로 구성된다. 세포는 가지돌기를 통해 신호를 받고, 축삭을 통해 신호를 보낸다. 따라서 겉질은 수십억 개의 신경 회로로 구성된다. 이것은 '가지돌기-축삭 통신'에 불과하다.

하나의 신경세포에는 여러 개의 가지돌기가 있다. 이 가지돌기는 서로 다른 신경세포의 축삭에 연결되어 있다. 가지돌기와 축삭 사이의 접합부에서 전기 신호는 화학물질로 바뀐다. 이러한 화학물질을 신경전달물질이라고 한다.

각 신경세포는 신경아교세포라고 불리는 다양한 지지 세포로 둘러싸여 있다. 모든 신경조직 중 90%는 신경아교세포이고 10%만이 신경세포이다. 신경아교세포는 신경세포를 보호하는 고도로 조직화된 보안 조직이다. 이것은 다양한 방법으로 신경세포를 돕는다.

1. 신경아교세포의 일부인 별아교세포는 신경세포에 영양을 공급하는 혈액 모세혈관을 둘러싼 많은 돌기를 가지고 있다. 이것들은 신경세포로 들어가는 독성물질을 가두어둔다(혈액뇌장벽).
2. 이들 중 일부는 새로운 시냅스 형성을 돕는다.
3. 이들 중 일부는 신경세포에 필요한 영양분을 저장한다.
4. 이들 중 일부(희소돌기아교세포)는 축삭에 부착되어 말이집을 형성한다. 그로 인해 전기 전도성이 향상된다. 전기가 새는 것을 방지해준다.

따라서 우리가 뇌의 더 높은 기능에 관해 언급할 때는, 이들 중 많은 부분이 재구성되었음을 의미한다. 이러한 재형성은 신경가소성의 일부이다. 우리의 뇌는 일생 동안 변화할 수 있는 구조이다. 신경가소성은 뇌의 긍정적 또는 부정적 기능으로 이어질 수 있다.

예를 들어 강박장애 신경 회로는 앞띠이랑, 안와전두이랑(orbitofrontal gyrus) 및 바닥핵 사이에 형성된다. 이로 인해 불편하고 원치 않는 일부 활동이 오랫동안 반복된다. 이 나쁜 현상은 평생 지속될 수 있다. 이것이 바로 부정적인 신경가소성이다.

좋은 신경가소성은 더 나은 인지와 더 높은 경험, 기억, 통합 및 새로운 운동 기술 학습을 위해 형성될 수 있다. 우리는 긍정적인 방법으로 신경의 구조를 재구성할 수 있다. 재구성을 위해서는 두 가지가 필요하다.

A. 신경세포의 건강(대뇌겉질 발달 표 참조)
B. 신경 경로와 시냅스의 변화

모든 재구성은 행동 변화, 환경 변화, 뇌 조직 손상이라는 세 가지 요인에 의해 이루어진다.

긍정적인 재구성을 위해서는 건설적이고 건강한 행동의 강화가 필요하다. 건강한 생활 방식은 그러한 행동으로 이어질 것이다. 요가의 원리와 수행을 채택함으로써 우리는 이 새로운 행동과 새로운 가소성을 얻을 수 있다.

이런 점에서 우리는 8지요가의 과학적 메커니즘을 다음과 같이 설명할 수 있다.

금계(야마, Yama)

이것은 상호작용의 예술이다. 이는 생물뿐만 아니라 무생물에게도 해당된다. 침실, 주방 등을 어떻게 관리하는가 하는 것은 금계의 일부이다. 다른 동물, 새, 나무 등과 함께 행동하는 방법은 금계의 일부이다. 사람들과 소통하면서 어떻게 말할지, 무슨 말을 할지 주의를 두어야 한다. 부드럽고 긍정적인 언어로 정중하게 말해야 한다. 의사소통을 할 때 다른 사람에게 상처를 주지 않도록 주의해야 한다. 이러한 작은 원리를 깨닫게 되면 이마엽 겉질에서 둘레계까지의 신경 경로가 강화된다. 또한 띠이랑은 좋은 행동 패턴을 생성하는 방법을 학습한다.

권계(니야마, Niyama)

이것은 자기 훈련이다. 개인의 일상 활동에 관한 규칙이다. 정기적인 정화, 영양 섭취, 운동, 휴식 등이 권계의 규율에서 이어진다. 이것도 이마엽 겉질과 둘레계 사이의 신경 경로 강화에 도움이 된다. 이것은 또한 띠이랑 훈련이다. 권계 수행은 시상하부를 쾌락 및 통증 중추로부터 자유롭게 유지해주고 이는 시상하부가 자연스러운 리듬을 확립하는 데 도움이 된다.

이 두 가지 원리를 통해 우리는 둘레계와 이마엽 겉질에서 확립된 나쁜 신경 경로를 줄일 수 있다. 이것은 무언가를 결정하는 동안 일어나는 갈등을 줄이는 데 도움이 된다.

요가자세(아사나, Asana)

규칙적인 수련을 통해 겉질-소뇌 경로를 개선한다. 또한 불안정성을 초래하는 둘레계-대뇌 경로를 억제한다.

요가호흡(프라나야마, Pranayama)

장기간의 수련을 통해 자율신경계에 직접적으로 간섭하게 된다. 규칙적인 수련을 통해 시상하부는 감정 중추(통증과 쾌락)로부터 자유로워진다.

감각제어(프라티아하라, Pratyahara)

이를 통해 이마엽 겉질은 통증과 쾌락 중추에 직접적으로 작용한다. 앞이마엽 겉질에서 편도체 또는 사이막핵까지의 신경 경로가 강화된다. 띠이랑에 많은 변화가 나타난다.

집중(다라나, Dharana) 및 명상(디야나, Dhyana)

이는 겉질 간 경로, 즉 이마엽의 다른 영역 간 또는 이마엽에서 다른 엽으로 가는 경로의 변화를 가져온다.

따라서 우리는 수년 동안 요가를 수련한 수행자의 뇌에 다양한 새로운 신경 경로가 형성되었다고 결론을 내린다. 삼매 단계는 '신경 경로의 새로운 지도'인 뇌 재구성의 결과이다. 신경 회로에 영향을 미치는 다른 방식(의학, 수술, 전기충격 등)과 비교할 때 요가는 긍정적인 신경가소성 발달을 위한 가장 건설적이고 편리한 방법이다.

XIV

명상수련

명상은 광범위한 용어이다. 명상은 집중(다라나), 명상(디야나) 및 삼매(사마디)의 세 가지로 구성된다. 이들 중에서 명상(디야나)과 삼매는 집중 뒤에 저절로 나타나는 상태이다. 보통 사람들은 "나는 명상(디야나)을 하고 있어요."라고 말한다. 그러나 그것은 기본적으로 집중이다. 모든 명상수련법은 다양한 집중이다. 집중의 방법은 여러 문헌에 따라 다를 수 있다. 파탄잘리는 명상을 위해 우리가 좋아하는 어떤 대상이든 선택할 수 있다고 말했다. 명상의 대상을 선택하는 데에는 규칙이 없다. 그러나 선택한 대상이 우리의 오래된 잠재인상(삼스카라)의 반응을 활성화하거나 악화시켜서는 안 된다. 불교에서는 위파사나라는 이름 아래 수련법을 설명한다. 자이나교에서는 프렉샤(preksha)와 카요트사르가(kayotsarga)로 묘사한다. 하타요가에서는 내면의 소리에 대한 수행(나다누산다나)과 프라나에 대한 집중(프란다라나)으로 설명한다. 탄트라 경전인 《비갸나 바이라브 탄트라》에는 112개의 수련법이 설명되어 있다.

과학적 근거에 따르면 다음과 같이 나눌 수 있다.

1. 명확한 인식

예를 들면, 호흡 및 신체 알아차림, 내면의 소리에 대한 수행 등이 있다. 이 방법은 감각기관에 의해 수신되는 자극에 작용하는데, 이 자극들은 마루엽, 관자엽 또는 뒤통수엽의 감각 영역을 향해 이동한다. 명상을 하지 않으면 이러한 신호들은 각 엽에서 중앙 사무실, 즉 이마엽으로 전달되어 처리된다. 하지만 명상 기법은 이러한 자극을 인식하는 것이지, 인식을 분석하고 이에 반응하는 것이 아니다. 따라서 이마엽에서 정보가 처리되지 않는다. 이는 자동적으로 반응하는 감정기관을 진정시키는 데 도움이 된다. 추후에 명상하는 동안에는 반응하지 않는 태도로 인해 동일한 대상에 대한 연속 신호는 해당 엽에 국한된 상태로 유지된다. 이로 인해 이마엽이 다른 엽과 기능적으로 분리되고 삼매 상태가 일어난다.

2. 심상화

심상화는 이마엽의 활동이다. 심상화 대상에 일정 시간 동안 계속해서 집중할 때 다른 생각은 일어나지 않는다. 따라서 제한적으로 목적에 맞게 정보를 처리하는 것이 명상의 기본 단계이다.

3. 감정 관련 수련

박티요가에서 감정은 명상의 주요 대상이 된다. 신에 대한 사랑을 확립하면 마하바바 상태로 변한다. 《파탄잘리 요가수트라》는 부정적인 감정을 희석시키고 마음을 진정시키는 긍정적인 감정의 수련을 설명한다.

4. 혼합 수련

실제 명상 시간에는 위의 모든 사항이 적절하게 포함될 수 있다.

2 불교 수련

위파사나는 불교 명상을 일컫는 유명한 용어이다. 집중의 방법으로 막연하게 정의되어 있다. 그러나 그것은 외부와 내부 모두를 바라보아야 하는 방식이다. 다양한 방법을 통해 정신적 과정을 정제하여 전체적인 알아차림 상태를 확립한다. 아무런 반응 없이 모든 것을 알아차리는 것이 위파사나의 핵심이다. 눈을 감고 명상하는 자세로만 할 수 있는 과정은 아니다. 매번 일어나는 모든 활동 중에 활용할 수 있다.

이러한 방법은 《팔리삼장(티피타카, Tippitaka)》에서 '염처경(사티파타나 숫타, Satipattana sutta)'이라는 제목으로 설명되어 있다. '사티(sati)'는 알아차림을 의미하고 '파타나(pattana)'는 확립을 의미한다. 따라서 그것은 완전한 알아차림의 상태에 자리잡는 것을 뜻한다. 대념처경(마하사티파타나, mahasatipattana)에 대한 원래의 언급은 《팔리삼장》의 장부(디가니카야, Digghanikaya)와 중부(맛지마니카야, Majjimnikaya)에서 발견되었다. 나중에 소승불교(히나야나, Heenayana)의 《청정도론(비숫디막가, Vishuddhimagga)》에서는 '카마숫타나(kammashtana)'로, 대승불교(마하야나, Mahayana)에서는 '요가차라(yogacara)'라는 제목으로 설명된 방법이다.

요즘에는 호흡과 신체 알아차림 방법이 위파사나 분야에서 매우 인기가 있다. 그러나 그것은 염처(사티파타나)의 시작일 뿐이다. 전체적인 메커니즘은 집중과 마음 수양(mind culturing) 기법을 기반으로 한다. 염처경에서는 전체 과정을 네 가지 제목 아래 설명한다.

1. 몸에 대한 알아차림(카야누파사나, Kayanupassana)

이것은 몸을 어떻게 보는가 하는 것이다. 여섯 가지 방식으로 할 수 있다.

아나파나 사티(Anapana sati)

이것은 호흡 알아차림이다. 호흡은 지속적인 과정이다. 그러므로 계속해서 호흡에 마음을 두는 것은 쉽다.

먼저, 공기가 어떻게 내부로 들어오고 어떻게 외부로 나가는지 알아차려라. 아니면 호흡하는 동안 복부의 움직임을 알아차려라. 여기서 호흡 패턴을 수정할 필요는 없다. 시간이 지나 이완되면서 호흡 패턴이 자동으로 바뀐다. 약간 더 느려지고 깊어진다. 나중에 진보된 상태에서는 몇 초 동안 호흡이 자동으로 멈춘 것을 느낄 수 있다.

이리야파타(Eriyapatha)

이것은 자세와 움직임에 대한 알아차림이다. 24시간 동안 우리는 다양한 자세를 취하거나 어떤 움직임을 취한다. 그러나 그것들에 대해 거의 알아차리지 못한다. 이리야파타에서는 우리가 어디에 있든 가능할 때마다 자세와 움직임을 알아차려야 한다고 언급하고 있다. 이 행위에는 특별한 명상 자세가 필요하지 않다. 주의가 여러 번 방황

할 때마다 다시 몸의 상태 쪽으로 알아차림을 향하게 한다. 나중에는 그런 것들을 알아차리는 습관이 자리 잡게 된다. 이는 마음을 사고 과정으로부터 분리하는 데 도움이 된다.

요가자세 수련에서 자세를 취할 때, 그 자세를 안정적으로 유지할 때, 자세를 풀 때 이 세 가지 모두를 알아차려라. 따라서 한 시간의 요가자세 수련은 한 시간의 명상이 될 수 있다. 규칙적인 수련은 고유수용감각기(proprioceptor)와 내부수용감각기(viseroreceptor)의 기능을 향상시킨다.

삼파자나/삼프라자나(Sampajjana/Sampradjana)

이것은 모든 일상 활동 중에 하는 알아차림을 가르친다. 보는 동안 당신이 보고 있다는 것을 알아차려라. 듣는 동안 당신이 듣고 있다는 것을 알아차려라. 말하는 동안 당신이 말하고 있다는 것을 알아차려라.

다투마나시카르(Dhatumanasikar)

이것은 신체를 신체의 기본 요소(판차마하부타, pancamahabhuta) 또는 작은 부분(뼈, 근육 또는 기관 등)의 형태로 보는 방법이다. 눈을 감고 이런 식으로 신체 부위를 개별적으로 상상해보라.

파티쿨마나시카르(Patikulmanasikar)

신체의 노폐물, 예를 들면 땀, 대변, 소변 등에 주의를 기울이고 집중하라.

나바시바티크(Navasivathik)

단계별로 분해되어가는 동물의 사체를 바라보거나 상상하는 것이다.

마지막 세 가지 유형은 마음과 몸을 분리하는 것을 의미한다. 신체에 대한 집착은 욕망을 강화시킨다. 이 명상을 통해 이러한 집착을 크게 줄이려고 노력한다. 이것은 무집착(바이라기야) 상태를 개발한다. 이러한 실천을 통해 욕망에 관한 불필요한 사고 과정을 피할 수 있다.

2. 느낌에 대한 알아차림(베다나누파사나, Vedananupassyana)

이것은 위파사나에서 인기 있는 방법 중 하나이다. 명상 자세로 앉는다. 눈을 감는다. 이제 신체 표면이나 신체 내부에 나타나는 모든 감각에 대해 알아차려라. 그 감각들은 따끔거림, 가려움, 무감각, 압박감, 차가움, 뜨거움, 통증, 무거움, 가벼움, 맥박 또는 다른 종류의 진동일 수 있다. 이 방법은 고유수용감각기와 내부수용감각기의 활동을 향상시키는 데 중요한 역할을 한다. 규칙적인 수련자가 완전한 신체 알아차림 상태에 도달하면 위에서 아래로 계속되는 미묘한 진동을 감지할 수 있다. 그 상태에서 완전한 가벼움을 경험한다.

3. 마음에 대한 알아차림(칫타누파사나, Chittanupassyana)

우리는 자신의 정신적 과정을 주시할 수 있는 능력을 가지고 있다. 생각하고 있을 때 생각하고 있다는 것을 알아차려라. 분노, 증오, 욕망 등을 느낄 때 그러한 감정을 알아차려라. 이러한 경향은 다른 철학에서는 '삭쉬바바(sakshibhava)' 또는 '드라스타바바(drastabhava)'라고 하는 주시의 태도를 향상시킨다. 이러한 태도는 불필요한 생각의 연속성을 조절하는 데 도움이 된다. 이 행위는 앉아서 하는 명상이나 일상 활동 중에 수행할 수 있다.

4. 법에 대한 알아차림(담마누파사나, Dhammanupassyana)

이것은 법에 대해 식별(discrimination)하는 수련이다. 이는 더욱 진보된 상태 또는 재조건화를 달성하기 위해 정신적 과정을 정제하는 것이다. 어떤 면에서 이것은 자기 분석(스스로에게 솔직해지는 것)이다. 나중에는 더 높은 자아실현 상태를 수련하는 것이다.

1. 욕망, 증오, 무기력, 불안, 의심과 같은 정신적 불순물(니바라나, neevarana)을 알아차려라. 이것이 감각에 의해 자극된다는 것을 인식하라(칸다-아야타나, kandha-ayatana[99]). 규칙적으로 자신을 분석하라. 매일 당신이 한 모든 활동을 생각하고 여전히 남아 있는 불순물을 이해하라. 이것이 외부 감각에 의해 어떻게 자극되는지 알아차려라. 이러한 태도는 불순물로부터 분리되는 데 도움이 될 것이다. 이것은 오래된 개인의 성격을 해체하기 위한 매우 정묘한 수행이다. 또는 수행자의 새로운 인격을 기르기 위한 것이다.

2. 7가지 상위 의식의 발달 상태에 대해 알아차려라. 이러한 상태를 '깨달음의 요소(보디앙가, bodhianga)'라고 한다. 이는 다음과 같다.

---

99 '칸다'는 5가지 감각, '아야타나'는 감각기관을 의미한다.

스므리티(smriti) 자신이 알아차리고 있음을 알아차리는 것이다.

다르마비차야(dharmavicaya) 이전 습관이 파괴되는 것을 알아차리고 새로운 좋은 특질이 생성됨을 알아차리는 것이다.

비리야(vireeya) 자신의 비반응적 경향을 알아차리는 것이다.

프리티(preeti) 평화로움이 확립될 때 자동으로 발생하는 희열을 알아차리는 것이다. 즉, 삼매의 발전 상태에서 나타나는 희열을 알아차리는 것이다.

파사브디(passabdhi) 희열의 파도가 자동으로 사라진 후에 오는 가장 깊은 평화를 알아차리는 것이다.

사마디(samadhi) 삼매 상태를 알아차리는 것이다.

우펙카(upekkha) 모든 상태로부터 분리되어 초연한 상태로 존재한다.

3. 기본적인 4가지 진리(아리야삿차, aariyasaccha)를 알아차려라. 고통을 알아차려라. 고통의 원인을 알아차려라. 상위의 의식 상태를 알아차려라. 상위의 의식 상태로 가는 길을 알아차려라.

자이나교 수련

자이나교는 인도의 수행 전통에서 인기 있는 분파 중 하나로, 리샤바데바(Rishabhadeva)로부터 마하비라(Mahaveera)로 이어지는 전통에서 기원한다. 자이나교의 철학과 실천에 관한 많은 경전이 만들어졌다.

대념처와 마찬가지로 자이나교도 더 높은 상태에 도달하기 위한 몇 가지 수련법을 소개하고 있다. 일부는 인식 기법을 기반으로 하고, 일부는 시각화 및 감정이다. 요즘 널리 사용되는 용어는 '프렉샤(preksha) 명상'이다. 이는 '프라(pra)'와 '엑샤(eksha)' 두 단어로 구성된다. '엑샤'는 본다는 뜻이다. 기본 산스크리트어 단어는 '엑샤나(ekshana)'이다. 그러나 여기서 본다는 것은 시각만을 뜻하는 것이 아니다. 본다는 것은 인지한다는 뜻이다. '프라'라는 단어는 매우 주의 깊게 또는 심오하게 한다는 뜻이다. 따라서 '프렉샤'는 심오하게 인식한다는 의미이다.

1. 인식 기법

이는 다음과 같이 요약할 수 있다.

스와스 프렉샤(Swas preksha)

이것은 호흡 알아차림이다. 호흡하는 동안 공기의 흐름과 가슴 및 복부의 움직임을 느껴보라.

사마브릿티 스와스 프렉샤(Samavritti swas preksha)

쿰바카와 함께 콧구멍교대호흡을 번갈아 하는 수련을 해야 한다. 전체적인 과정을 알아차려라. 호흡 움직임 중에는 공기의 흐름과 가슴 움직임을 알아차려라. 쿰바카를 하는 동안에는 움직임과 호흡이 없음을 알아차려라.

샤리라 프렉샤(Sharira preksha)

이것은 신체 알아차림이다. 몸으로 마음을 가져가라. 신체의 모든 부분을 느껴보라. 모든 부분을 구석구석 다 경험해보라. 가려움증, 따끔거림, 압력, 맥박, 진동 등 신체에서 일어나는 다양한 감각을 경험해보라. 몸 내부를 관찰해보라. 내면의 감각을 경험해보라.

아누프렉샤(Anupreksha)

이것은 자신의 생각과 감정에 대한 알아차림이다.

2. 보조 기법

이는 다음과 같이 요약할 수 있다.

카요트사르가(Kayotsarga)

'카야(kaya)'는 신체를 의미하고 '우트사르가(utsarga)'는 풀어주는 것을 의미한다. 스트레스 증상은 완화되고 몸은 이완된다. 이것이 카요트사르가의 주제이다. 이 방법에서는 주의를 내면으로 돌리고 자신을 영혼으로 느끼려고 노력한다. "나는 육체가 아니다. 나는 영혼이다." 이 느낌에 더 주의를 기울일수록 마음은 자동으로 신체에서 분리되고 스트레스 증상은 사라진다. 마음이 몸에 계속 집착하면 스트레스 증상이 더욱 심해진다. 만성적으로 스트레스를 받는 사람은 항상 이런 상태이다.

안타르야트라(Antaryatra)

이것은 에너지 경로와 센터인 나디와 차크라에 대한 알아차림이다. 목적은 엉치뼈 부위의 에너지를 위쪽으로 전달하는 것이다. 먼저, 수행자는 주의를 척추로 이동시킨 다음 에너지의 움직임을 느끼기 시작한다.

레샤 디야나(Leshya dhyana)

신체 내부와 외부의 다양한 색깔을 시각화한다. 차크라 내부의 특정 색깔을 관찰하라. 천천히 몸 전체로 그 색깔을 확장하라. 그런 다음 우주 전체가 오직 그 색깔로 채워질 때까지 몸 외부로 확장한다.

레샤는 빛 에너지의 형태로 이루어진 정묘한 몸을 의미한다. 다양한 색깔의 빛은 감정과 생각을 불러일으키는 다양한 잠재인상(삼스카라)으로 가득 찬 정묘한 몸을 나타낸다. 색깔을 명상함으로써 그 색깔에 영향을 미칠 수 있다. 심상화를 통해 색깔을 명상함으로써 주변에 강력한 아우라를 만들 수 있다. 특히 빨간색, 노란색, 흰색은 마음에 긍정적인 영향을 준다.

카사야 프라티 산리나타(Kasaya prati sanlinata)

이것은 반대되는 감정의 연습이다. 이 수련은 분노, 자아, 욕망, 탐욕과 반대되는 감정을 만들어내는 것이다. 우리는 내면에 평화, 부드러움, 창조성, 협동심, 만족감을 창조해야 한다.

1.《하타프라디피카(Hathapradipika)》

《하타프라티피카》는 내면의 소리에 대한 수행을 명상으로 설명했다. 요가호흡수련을 따를 때 명상의 대상은 자동으로 나타난다(나다비비약티). 이것은 나디정화(나디슛디)의 신호 중 하나이다.

'나다(nada)'는 소리를 의미한다. 소리는 대상을 두드렸을 때 발생하는 진동의 결과이다. 우리 몸 안에 혈액은 혈관을 통해 심장에서 각 세포로, 그리고 그 반대로 이동한다. 이 움직임 동안 심장, 대혈관, 소혈관에서 소리가 발생한다. 따라서 몸 안에서는 지속적으로 소리가 난다. 그러나 우리의 알아차림은 외부 대상을 향하고 있다. 그렇기 때문에 이러한 소리를 인식할 수 없다. 그러나 스트레스가 해소되고 평온함이 나타나면 주의는 자동으로 내면의 소리 쪽으로 향한다. 내면의 소리를 듣는 것은 이와 동일한 과정의 결과이다. 이 소리는 여러 부위의 혈액순환 소리이다. 모든 소리가 혼합되어 또 다른 소리나 공명을 만들어내기도 한다. 이처럼 소리에는 다양한 종류가 있다. 《하타프라디피카》는 다양한 종류의 소리를 설명했다. 처음에는 오른쪽 귀나 왼쪽 귀에서 소리가 들릴 수 있다.

대부분 목동맥을 통해 나오는 소리이다. 집중력이 향상됨에 따라 심장이나 작은 모세혈관에서 나는 소리를 들을 수 있다. 우리는 인지되는 소리의 종류에 따라 집중력이나 명상의 깊이를 판단할 수 있다. 한 번에 하나의 소리가 지배적으로 나타난다. 때로는 동시에 나타나는 경우도 있다. 때때로 이것들은 하나씩 순차적으로 나타난다. 일상생활에서(걷거나 서 있거나 누워 있거나 다른 일을 하는 동안) 항상 '나다'와 소통해야 한다. 반복적인 알아차림은 경험 속으로 더 깊이 들어가도록 도와준다.

2. 《게란다상히타(Gheranda Samhita)》

요가호흡과 무드라와 관련하여 '무드라' 장에서 5가지 유형의 집중을 설명한다. 6장에서는 명상의 3가지 유형을 설명한다.

스툴라 디야나(Sthula dhyana)

외부 눈에 보이는 것들, 즉 거친 대상에 대한 명상이다. 외부 세계는 5가지 요소로 구성된다. 이 5가지 요소는 명상의 대상으로 별도로 다룰 수 있다.

죠티르 디야나(Jyotir dhyana)

빛에 대한 명상으로, 차크라 부위에서 타오르는 빛을 상상한다. 예를 들면, 물라다라 또는 다른 차크라의 타오르는 빛을 바라보라.

수크슈마 디야나(Sukshma dhyana)

정묘한 대상에 대한 명상으로, 샴바비 무드라를 유지하는 것은 정묘한 대상에 대한 명상의 과정이다. 많은 수행자들은 에너지 각성 상태 동안 눈알이 자동으로 샴바비 무드라에 고정되는 것을 경험한다.

단계적으로 3가지 차원의 명상(디아나) 과정을 지나갈 수 있다.

게란다는 '나다누산다나'라는 단어를 직접 사용하지는 않았다. 그러나 그것을 '벌소리호흡(브라마리)'이라는 이름으로 설명했다. 벌소리호흡 수련을 통해 다양한 내면의 소리를 쉽게 접할 수 있다. 실질적으로 몇 분 동안 벌소리호흡을 수련해야 하고 소리를 알아차려야 한다. 나중에는 마음이 소리에 맞추어지기 때문에 벌소리호흡을 하지 않고도 소리를 인식하게 된다.

3. 《쉬바상히타(Shiva Samhita)》

샴바비처럼 두개골 내부의 이미지를 시각화하는 방법을 선호했다. 예를 들면 불꽃이나 달, 하얀 바다 등이 있다.

> "Shirah kapale rudraksham vivaram cintayet sada
> Tadajyotihi prakashah syat vidyutpunjasamaprabha."
>
> SvS-5/62

또한 차크라 영역의 빛을 시각화하는 것(차크라 명상)을 선호했다. 각 차크라에서 2시간 동안 명상해야 한다.

비갸나 바이라브 탄트라 수련

《비갸나 바이라브 탄트라(Vijnana Bhairav Tantra)》는 112가지 유형의 명상을 설명했다. 기법은 여러 특성에 따라 나누어진다. 선호도에 따라 이러한 방법 중 하나를 선택할 수 있다. 또한 다양한 방법을 선택할 수 있다. 진보의 과정에서 이러한 것들은 정신적 과정을 정제하고 마음을 변화시키는 데 도움을 준다. 따라서 일부 기법은 습관적으로 흥분되는 뇌의 감정 중추를 억제하도록 고안되었다. 일부는 감정을 승화시키는 데 도움이 된다. 어떤 것들은 이마엽의 처리 작업을 정제하여 분별 능력을 강화하는 데 도움이 된다. 또 다른 것들은 마음이 반응으로부터 방향을 돌릴 수 있도록 현재의 대상에 대한 알아차림을 유지하는 데 도움을 준다.

일부 기법은 하나의 요가자세에서 몇 시간 동안 수행해야 하는 장기적인 수련이다. 어떤 것들은 걸리는 시간이 매우 짧기 때문에 시간과 자세에 관계없이 몇 초 또는 몇 분 동안 수행할 수 있다. 이러한 짧은 시도는 명상 습관을 형성하고 그 과정을 자동으로 만드는 데 매우 중요하다. 따라서 짧은 간격으로 여러 번 활용할 수 있다.

이러한 수련법을 다음과 같이 요약할 수 있다.

호흡

1. 눈을 감는다. 들숨과 날숨 동안 공기의 흐름을 알아차린다. 호흡의 리듬을 느껴본다.
2. 들숨과 날숨 중에 호흡 경로의 다양한 부위에서 공기의 접촉을 알아차린다.
3. 들숨과 날숨 시 가슴과 복부의 움직임을 알아차린다.
4. 일어나는 대로 자연스럽게 호흡한다. 들숨이나 날숨이 끝날 때 발생하는 짧은 멈춤의 순간을 알아차린다. 그 순간의 고요함을 느껴본다.
5. 요가호흡을 한다. 들숨 후 숨을 참는다. 쿰바카를 하는 동안 고요함을 느껴본다. 날숨 후 숨을 참을 때에도 마찬가지이다.
6. 요가호흡 중에 호흡이 자동으로 멈추면 고요함을 느껴본다.
7. 들숨 후 물라다라에 집중한다. 날숨 후 사하스라라에 집중한다.

빛

1. 물라다라에서 올라오는 밝은 빛의 광선이 위쪽으로 올라갈수록 더 정묘해지고 사하스라라에서 녹아드는 것을 시각화하라.
2. 각 에너지 센터(차크라)별로 가장 낮은 곳에서 가장 높은 곳까지 하나씩 빛이 켜지는 모습을 시각화하라. 반복적으로 수행하라. 최종적으로 사랑을 경험해보라.
3. 척추 안쪽에 얇은 빛의 선을 시각화하라. 그 선의 내부 공간을 느껴보라.

4. 빛으로 이루어진 문자 A - B - C 등을 처음에는 큰 형태로 시각화하라. 그런 다음 이것들이 점차 작아지는 모습을 시각화하라. 가능한 가장 작은 크기에 도달하면 다시 글자가 점점 커지는 것을 시각화하라. 이 과정을 반복하라.

5. 공작 꼬리에 있는 원처럼 다섯 개의 원을 시각화하라. 각각의 원을 하나씩 다음 원 안으로 녹아 사라지도록 하고 마지막으로 바깥쪽의 큰 원이 우주 전체로 녹아들어 텅 빈 공간(void)으로 변하는 모습을 시각화하라.

6. 두 눈썹 사이의 빛을 보라. 다른 입구는 다 닫아라. 빛은 점차 사라지고 더 높은 상태로 들어갈 것이다.

7. 눈을 가볍게 누르라. 정묘한 빛의 점이 나타난다. 그 안으로 녹아들어라.

8. 두 눈썹 사이에 눈알을 고정하라. 처음에는 눈을 뜨고, 그다음에는 눈을 감고. 이마에서 빛을 시각화하라.

9. 숨을 깊이 들이쉬는 동안 눈 사이(두 콧구멍이 합쳐지는 곳)의 공기 감각을 느끼고, 숨을 내쉬는 동안 그곳의 빛을 시각화하라.

10. 두 눈썹 사이의 어둠을 관찰하라. 그런 다음 거기에서 빛을 시각화하라.

공간(space)과 공(emptiness)

1. 위, 아래, 옆, 모든 곳에서 텅 빈 공간을 느껴보라.

2. 신체기관들이 사라지는 것처럼 느껴보고 이제 오직 텅 빈 공간만이 존재함을 느껴보라. 솜처럼 완전한 가벼움을 느껴보라.

3. 우주 전체를 텅 빈 공간으로 느껴보라.
4. 움직이지 않고 계속해서 깨끗한 하늘을 바라보라. 텅 빈 공간에 흡수되어라.
5. 외부와 내부 어디에서나 어둠을 느껴보라. 어둠 속으로 녹아들어라.
6. 몸이 불타고 마침내 공간만 남는다고 상상해보라. 또한 전 세계가 불타고 있고 공간만 남아 있다고 상상해보라.
7. 몸이 점점 작아지고 마침내 텅 빈 공간 속으로 녹아드는 것을 상상해보라.

소리

여기에는 네 가지 방식이 있다. 첫째, 내부 소리를 인지하는 것이다. 둘째, 외부 소리를 인지하는 것이다. 셋째, 여러 소리를 인지하고 두 소리 사이의 침묵을 인지하는 것이다. 넷째, 소리를 만들어내고 인지하는 것이다.

1. 눈을 감고 편안하게 앉으라. 집게손가락으로 귀를 닫아라. 내부 소리를 인지한다.
2. 연속되는 강물의 소리(폭포 또는 연속되는 소리)에 깊이 몸을 적셔라.
3. 정원 또는 어느 곳에나 앉으라. 눈을 감으라. 다양한 방향에서 들려오는 모든 소리를 인식하라. 두 소리 사이의 침묵을 느껴보라.
4. 몇 분 동안 옴 찬팅을 하라. 찬팅 할 때와 찬팅을 하고 난 후에 진동을 인식하라. 그런 다음 침묵을 인식하라.

조절 및 승화

이것은 명상 분야에 감각제어(프라티야하라)를 적용한 것이다. 이는 욕망을 조절하고 감정을 승화시키는 데 도움을 준다.

1. 욕망이 일어나면 즉시 메커니즘을 종료하라.
2. 욕망이 일어날 때 마음을 신에게로 돌려라.
3. 욕망이 일어날 때 생각과 몸의 변화를 알아차려라.
4. 당신의 인생에서 일어난 모든 좋은 일과 나쁜 일을 떠올려라. 그중 어떤 것에도 어떤 반응도 하지 마라. 단지 알아차려라.
5. 욕망이 없을 때 마음에 물어보라. 나는 누구인가? 이것은 대답하는 과정을 자극한다.
6. 텅 빈 공간을 상상해보라. 몸은 없다. 내부 장기도 없다. 마음도 없다. 감정도 없다. 에고도 없다. 이 모든 것이 존재하지 않는다고 상상해보라. 모든 외부와 내부의 것들을 마술이나 환영으로 생각하라.
7. 모든 것을 쉬바(Shiva)-진리라고 여겨라.
8. 자신 안에 있는 신의 모든 특성을 느껴보라. 당신이 어디에나 있다고 느껴보라. 진리가 당신임을 느껴보라.

기쁨

우리는 균형 상태에 있어야 한다. 기쁨을 느끼는 것은 다시 반응을 향해 나아가는 것이다. 그러나 불안, 우울증 혹은 만성 스트레스 상태에서는 기분을 안정시킬 필요가 있다. 그러한 경우에 이런 유형의 명상이 매우 도움이 된다.

1. 오랜 친구를 만났을 때 느끼는 기쁨을 상상해보라. 이러한 감정을 계속해서 느껴보라.
2. 성행위 중에 경험한 오르가슴을 기억하라. 이제는 행위 없이 느껴보라.

트라타카-무드라-요가자세 등

1. 거친 형태의 어떤 대상이든 눈을 깜빡이지 않고 확고하게 바라보라. 하타요가에서는 트라타카(trataka)라고 한다. 《비갸나 바이라브 탄트라》는 '바이라비 무드라(Bhairavi mudra)'라고 설명했다.
2. 큰 것(산, 나무 등)에 주의를 집중하고 그 속에 녹아드는 자신을 상상해보라.
3. 누워서 시체처럼 움직이지 않는다. 당신의 몸을 죽은 몸(죽은 동물의 뼈대)처럼 느껴보라. 하타요가에서는 이를 송장자세(사바사나, Shavasana)라고 한다. 탄트라에서는 이를 '카란키니 무드라(Karankini mudra)'라고 한다. 차이점은 이 무드라에서는 편안하게 누운 자세라면 어떤 모습이든 취할 수 있다는 점이다.
4. 편안하게 앉거나 누운 자세를 취하라. 이제 의도적으로 몸을 단단하게 긴장시킨다. 입을 최대한 크게 벌린다. 모든 것을 삼키고 있다고 상상해보라. 온 세상을 삼켜라. 이것을 '크로단 무드라(Krodhan mudra)'라고 한다.
5. 균형을 좀 더 알아차릴 필요가 있을 때에는 나무자세(브룩샤사나,

Vrukshasana) 등과 같은 자세를 취하라.

6. 피로감이 느껴질 때까지 몸의 움직임(흔들기, 떨기, 춤추기 등)을 계속하라. 그런 다음 누워서 고요함을 느껴보라. 이것은 수피(sufi)[100]에게 더 인기가 많다.

---

100 수피즘 수행법을 따르는 사람들을 '수피'라고 부른다.

파탄잘리는 집중, 명상(디야나) 및 삼매라는 세 가지 용어를 정의했다. 명상(디야나) 기법은 기본적으로 집중 유형이다. 파탄잘리는 보조 기법과 집중 기법으로 크게 두 가지 활동을 언급했다.

보조 기법

반대되는 것에 대한 수행(프라티팍샤바바남, Pratipakshabhavanam)

마음속에 욕망, 분노, 증오 또는 부정적인 생각이 있으면 즉시 반대 감정을 만들어야 한다. 이것은 심리적 동요에 대한 해독제이다.

평정심을 위한 수행(칫타프라사다나, Chittaprasadana)

즐거운 일에 친절한 마음으로 대하라. 고통스러운 일에 연민심을 일으켜라. 미덕에 대해서는 기뻐하고 미덕이 없는 것에 대해서는 무관심(혹은 용서)하라.

이는 긍정적인 감정 수련을 통해 영적인 태도를 기르는 것이다. 우리는 명상을 위해 앉아 있는 동안 이것을 수련할 수 있다. 우리는 다른 사람에게 도움이 되는 태도를 연습할 수 있다. 일상적인 의사소통에서 우리는 항상 이와 같은 점을 알아차려야 한다. 이것은 마음을 차분하고 깨끗하게 유지해준다. 다음과 같은 명상 방법으로 수행할 수 있다.

1. 편안하게 앉는다. 눈을 감는다. 다른 사람의 선행을 기억하고 즐거움을 느낀다. 통증이나 질병을 앓고 있는 사람들을 기억하고 그들에게 연민심을 일으킨다. 그들을 위해 기도한다. 다른 사람의 나쁜 행동을 기억하고 용서하라. 이 모든 것에 대해 반응하지 않는 상태를 유지한다.

2. 또 다른 방법도 눈을 감고 한다. 자신의 생각의 흐름을 접하게 될 것이다. 즐거운 것, 괴로운 것, 좋은 것, 나쁜 것이 있을 수 있으며 각각에 대해 친절함, 연민심, 즐거움, 용서의 태도를 연습하여 그러한 생각들이 사라지도록 한다.

프라나바(Pranava)—자파(Japa) 및 아르타바바남(Arthabhavanam)

프라나바는 옴(OM)을 의미한다. 파탄잘리는 그것을 신의 상징이자 영적 스승의 상징으로 여겼다.

눈을 감고 큰 소리로 옴을 찬팅한다. 그런 다음 고요히 머물러 평상시 호흡 상태를 유지한다. 이제 마음속으로 옴을 찬팅하고 그것이 나의 스승이며 영적인 길로 나를 인도해줄 것임을 느껴본다.

규칙적인 수련으로 명상의 길에 있는 모든 장애물이 제거되고 내면의 알아차림이 향상된다.

"Tat pratishedhartham Ektatvabhyasah."

PYS-1/32

호흡조절

연속적으로 빠르게 날숨을 하라. 그런 다음 쿰바카를 수련하라. 이 수행은 풀무호흡(바스트리카)과 유사하다.

"Prachardanam vidharnabhyam va pranasya."

PYS-1/34

집중 기법

1. 외부 또는 내부 대상을 감각기관을 통해 지속적으로 인식하는 수련이다(귀로 들리는 외부 또는 내부의 소리, 코로 맡는 냄새, 피부와 신체 내부의 감각, 눈에 보이는 물체를 지속적으로 보기, 혀로 입안 분비물 맛보기).

2. 가슴 안쪽에 타오르는 빛(flame)이 있다고 상상한다. 그런 다음 천천히 머리 꼭대기까지 위로 올린다. 거기서 그 빛을 안정되게 유지한다.

3. 독존(카이발리야) 상태를 성취한 요가수행자에 집중하라.

4. 꿈에 나타난 경험에 집중하라.

따라서 과학적으로 모든 명상 활동이 처음에는 정신적 정제 과정이지만 진보된 수행에서는 변용과 초월을 촉진한다고 결론을 내린다.

뇌 수준에서는 먼저 인식, 정보 처리, 투사(projection)와 같은 뇌 활동을 정제하여 경험적 조직인 뇌가 이마엽의 상위 작업에 적합해지도록 한다.

명상수련 예시

부타슛디크리야(Bhutashuddhikriya)

하타요가와 탄트라 수행의 조합이다. 이는 부타슛디크리야 탄트라 (카슈미리 샤이비즘, Kashmiri Shaivism)[101]에 설명되어 있다. 간단한 방법은 다음과 같다.

	수련	시간
1	구루바바나(gurubhavana) – 스승에 대한 기도와 시각화	5분
2	마하무드라	5분
3	뇌정화호흡(카팔라바티)	5분
4	느리고 깊은 호흡	20분
5	1–2–2 리듬의 요가호흡	20분
6	타오르는 빛, 색깔 등 상징을 사용한 차크라 시각화	10분
7	비자 만트라 찬팅	25분
8	척추 알아차림	20분

---

101 샤이비즘은 주요 힌두교 전통 중 하나로, 카슈미리 샤이비즘은 요가 중심의 일원론적 무신론을 철학으로 하는 샤이비즘의 하위 전통이다.

9	내맡김(surrender)	10분
	전체	120분

크리야요가 아누스타나(Kriyayoga anustana)

이는 파탄잘리의 크리야요가 개념을 기반으로 한다. 요가호흡, 옴 찬팅 및 가야트리 만트라와 같은 신체적 · 언어적 · 정신적 수련으로 분류된다. 인도 로나발라(Lonavala)에 있는 카이발리야다마의 스와미 디감베르지(Swami Digamberji)는 수련 순서를 다음과 같이 설명했다.

	수련	시간
1	콧구멍교대호흡	10분
2	옴 찬팅	10분
3	가야트리 만트라	10분

따라서 이것은 30분짜리 프로그램이다. 체력 증진(진보)에 따라 60분 또는 120분 프로그램으로 동일하게 수련할 수 있다.

부록

1. Text book of Medical Physiology-A. C. Guyton

2. Principles of Anatomy and Physiology-Tortora- Derrickson-11th edition.

3. Patanjal Yoga sutra (PYS)- Karambelkar P. V. (Kaivalyadhama, lonavala)

4. Hathapradipika (HP)-Jyotsna- Swami Maheshananda et al. (Kaivalyadhama, lonavala)

5. Gherandasamhita(GS.)- Swami Digamberji and Dr Gharote.

6. Shivsamhita-(SvS)-Published by kaivalyadhama, lonavala.

7. Swetaswataropanisada-Swami Tyagisananda(Published by Sri Ramakrishna Math, Mylapore Madras-600004)

8. Jnaneswari- (Marathi)- By Shri Dandekar.

9. Vijnan Bhairav-Brajavallabha Dwivedi. (Motilala Banarasidas Publications)

10. Yogataravali- (Shankaracharya)- R. D. Ranade./G. V. Tulpule, Sangali.

11. Hathatatvakaomudi- Dr. Garote-Lonavala Yoga Institute.

12. Vasista samhita-Pub. By kaivalyadhama, lonavala.

13. Mahasatipattana sutta- Published by Vipassyana vishodhana Vinnyasa.

14. Sidhasiddhantapaddhati- Bhatt. (published by K. V. Joshi, pune)

15. The Mysterious kundalini-Dr. Rele.

16. A treatise on the Yoga Philosophy- N. C. Paul. Benares:Recorde

press (1851)

17. Yogamimamsa- 1to 44 volumes.

18. Pranayama- Swami Kuvalayananda. (Kaivalyadhama Lonavala)

19. Chitshaktivilasa- Swami Muktananda Paramahamsa. (Shri Gurudev Ashram Ganeshpur.)

20. Living with the Himalayan Masters-Swami Rama- (Pub-Himalayan International Institute, Honesdale, Pennsylvania.)

21. Kundalini Rahasya Darpan-Gopikrishna-Lakhani book depo-Mumbai.

22. Kundalini- Psychosis or Transcendence?- Lee Sannella M.D.

23. Autobiography of a Yogi- Swami Paramahansa Yogananda

24. The Primal Power in Man- The kundalini shakti- Swami Narayanananda. (Narayananada Universal Yoga Trust- Rishikesha)

25. Devatma Shakti-Divine power kundalini-Swami Vishnu Tirtha Maharajji-(Pub. By Sri Shankarlalji Bhatnagar. M.P.)

26. How to know higher worlds- Rudolf Steiner.

27. The chakras-C.W. Leadbeater.

28. The serpent power- the secrete of tantric and shaktic yoga.-Arthur Avalon (Sir John Woodroffe).

29. The essential guide to chakras- Swami Saradananda.

30. The Dynamic web of supracortical consciousness-Dr. A. K. Mukhopadhyaya - (Published by Sri S.K. Mukhopadhyaya Old mission school road, Bankura, West Bengal.)

31. Ramakrishna- Lilaprasanga -Swami saradananda (Pub-Ramakrishna mission)

32. Ramakrishna kathamrita- Mahendra Gupta - (Pub-Ramakrishna mission.)

33. Jain sadhanapaddhati me dhyanyoga - Dr. Sadhvi Priyadarshanaj
   (Pub- Sriratna Jain Pustakalaya, Ahemadnagar)

부록 2	참고 논문

- Swami Kuvalayananda- (1956) Evolution of Pranayama. Yoga Mimamsa vol-XXXVIII. pp-220-226.

- Swami Kuvalayananda (1956)Pranayama in Yoga Sutra and Vyasbhsya-Yoga Mimamsa-vol-XXXVIII.

- Swami Kuvalayananda-(1956) Physiological and spiritual values of pranayama-Yoga Mimamsa-Vol-XXXVIII.

- Swami Kuvalayananda-(1956) O2 absorption and CO2 elimination in pranayama. Yoga Mimamsa-Vol-XXXVIII.

- Swami Kuvalayananda (1956) Pressure experiments on Pranayama. Yoga Mimamsa-Vol-XXXVIII.

- Rajapurkar M.V. (1999) Pranayama- modulator of Cerebral functions. Yoga mimamsa-33(4) p-42-60.

- Telles S. Naveen K.V. (2008)voluntary breath regulation in yoga-Its relevance and physiological effects.-Biofeedback36(2)70-73.

- Karambelkar P.V., Deshpande R.R., Bhole M.V.-Some respiratory studies on Bhastrica Pranayama-Yoga Mimamsa-VolXXXVIIII.

- Dr. Neela Velkar-(1992)-Elements of yoga in upasana in upanisadas- Souvenir-yoga update-92- Kaivalyadhama,

Bombay.

- Wallace, Benson H., Wilson A.F. (1971)-A wakeful hypometabolic physiologic state of the body. American journal of Physiology,221,795-799.
- Wallace R.K. (1970) Physiological effects of Transcendental meditation.Science-167-1751-1754.
- Brown RP, Gerby PL (2005) SKY breathing in the treatment of stress, anxiety and depression:part-1-neurophysiological Model-J. Complement Altern. Med. 11:189-201.
- Gangadhar BN,Janakiramaiah N.,Sudarshan B,Shety KT (2000) Stress related biochemical effects of Sudarshan Kriya Yoga in depressed patients.#6presented at the conference on Biological Psychiatry,UN NGO Mental Health committee.
- Bhole M.V. (1987)Pranayama and its role in homeostasis. Souvenir, International conference on Energy Medicine, Institute of Magnato- Biology, Madras India p-33.
- Bhole M.V. (1966) Pranayama and its rationale. Yoga Mimamsa-vol- VIII-2-19-26/3-10-28.
- Bhargava R, Gogate M.G. and Mascarenhas J.F. (1998)-Autonomic response to breath holding and its variations following pranayama. Indian journal of Physiology and Pharmacology. 32 (4), pp-257-264.
- Telles S. and Desi Raju T. (1991)-Oxygen consumption during pranayamic type of very slow rate breathing -Indian

journal of medical Research. 94, pp-357-363.

- Ananda Balyogi Bhavnani (2011) immediate effect of sukha pranayama on cardiovascular variables in patients of hypertension. International Journal of Yoga Therapy. no-21.

- Bauman, Alisa(2003) Sinusitis survival:Vibrations created from chanting OM can help clear your sinuses and ward of infection. -Yoga journaljan-feb2003-p-34.

- G.K.Pal, S.Velkumary, Madanmohan(2004) Effect of short term practice of breathing exercise on autonomic functionsin normal human volunteers. Indian Journal of Medical Research120-p-115- 121.

- Bruna Oneda et al. (2010) Sympathetic nerve activity is descreased during device guided slow breathing. -Hypertension Research-33-p- 708-712.

- Kochupillai V,Kumar P,Singh D,Aggarwal D,Bharadwaj N,Bhutani M,Das S.N. (2002)Effect of rhythmic breathing (sudarshan kriya and pranayama)on immune functions and tobacco addiction. -Journal assoc. physicians india 50(5)-p-633-40.

- Ramesh Shenoy(2009) Learning to breath. Paper presented in 6th International Yoga conference, Kaivalyadhama, lonavala.

- Luciaco Bernardi et al. (2001) Modulatory effects of modulation. Autonomic neuroscience:Basic and clinical 90-47-66.

- Dean Ornish, Jue lin, Jennifer Daubenmier, et al. (2008)Increased Telomerase Activity and Comprehensive lifestyle changes:A piolot study-Lancet Oncology, vol-9,no-11,p-1048-1057.

- Bhattacharya S, Pandey U.S. Vermon N.S.(2002) Improvement in Oxidative status with yogic breathing in young healthy males. Indian journal of Physiology and Pharmacology.46-pp-349-354.

- Pramanik T., Pudasaini B. Prajapat R.(2010) Immediate effect of a slow pace breathing exercise bhramari pranayama on blood pressure and heart rate.-Nepal Medical Collage Journal-12:154-157.

- Francoies B. Vialatte,Hovagim Bakardjian,Rajkishore Prasad, Andrzej Cichocki(2009)EEG paroxysmal gamma waves during bhramari pranayama: A yoga breathing technique.-science direct. Consciousness and Cognition-18-p-977-988.

- Lucia Spicuzza,Alessandra Gabbutti, Cesare Porta, nicila Montano,Luciano Bernardi-Yoga and chemoreflex response to hypoxia and hypercapnia-research letters.

- R.Jevning, Wilson A., Vanderlaan, S. Levine (1975)Plasma prolactin and cortisol during transcendental meditation.-Abstact submitted in "Endocrine society program"- 57th annual meeting, New York city, 18-20june p-257.

- R. Jevning, A.F. Wilson, W.R. Smith (1975) Plasma amino acids during the Transcendental Meditation Technique: comparison to sleep.-Presented at a symposium of the International association for the Psychophysiological study of sleep, Edinburg, Scotland.

- Anand B.k. Chinna G.S. Singh B. (1961) Studies on Shri Ramananda yogi during his stay in an air tight box. Indian journal of Medical research.49,82-89.

- Anand B.K. Chinna G.S. Singh B.(1961) Some aspects of EEG studies on yogis. Electroencephalography and Neurophysiology 13:452-456.

- Kamia J,(1969)Operant control of the EEG alpha rhythmand some of its reported effects on consciousness. -Altered state of consciousness,ed C.T. Tart p-575 New York: Wiley.

- Banquet JP (1973)Spectral analysis of the EEGin meditation- Clinical Neurophysiology35-p-143-151.

- Alex Hanky. Studies of advanced stages of meditation in the Tibetian Buddhists and vedic traditions 1:A comparison of general changes..Evidence based Complimentary and alternative medicines. Wallace R.K.(1970) Physiological effects of transcendental meditation. Science-167:1751-1754.".

- Andrew Newberg D.Aquili E.,Baime M,Pourdehnad M,Santanna J(2001) The measurement of regional cerebral blood flow during the complex cognitive task of meditation:a prilimnarySPECT study.- Psychiatry Res. 106-p-113-122.

- Newberg AB and Iversen J. (2003)The neural basis of the complex mental task of meditation-neurotransmitter and neurochemical considerations.-Medical Hypothesis es8/2003;61(2):282-91.

- KhalsaD.S.,DanielAmen, Chris Hanks, Nisha M.,Newberg (2009)Cerebral blood flow changes during chanting meditation.-Neuclearmedicin communications.

- Lou H C,Kjaer T W,Friberg 1. Wildschiodtz G,Holm S,Nowak M (1999) A 150-H20 PETstudy of meditation and the resting state of normal consciousness.-Human Brain Mapp 7-p-98-105.

- Lazor S W,Bush G, Gollub RL,Fricchione GL, Khalsa G,Benson H(2000) Functional brain mapping of the relaxation response and meditation.-neuroreport-11:p-1581-1585.

- Lazor S.W. et al.(2005)Meditation experience is associated with increased cortical thickness.-Neuroreport16(17)1893-1897. Nov-28 Naveen K.V. Nagendra H.R. Garner c. Telles S. (1999)Transcranial Doppler studies of middle cerebral artery blood flow following different test conditions,. Neurol India, 47(3)249.

- Sulekha S.Thennarasu K.Vedamurthachar A. Raju T.r., Kutty B.M. (2006) Evaluation of Sleep architecture in practioners of Sudarshan kriya and vipassyana meditation. Sleep and biological rhythms. 4(3)207-214.

- DE Anderson,JD McNeely, BG Windham(2010)Regular slow

breathing exercise effects on blood pressure and breathing pattern. Journal of human hypertension-24-

- Aftans L. I., Golocheikine S. A. (2001)Human anterior and frontal midline theta and lower alpha reflect emotionally positive state and internalized attention:high resolution EEG investigation of meditation. -Neuroscience letters,310-57-60.

- Lehman D. Faber P. C. Achermann P. Jeanmonod D.,Gianotti L. R. ,Pizzagalli D. (2001) Brain sources of EEG gamma frequency during volitionally meditation induced, altered states of consciousness and experience of the self. -Psychiatry research-108(2)-p-111-121.

- L. G. Fehmi. (1978) EEG biofeedback, multichannel synchrony training and attention. Sugarman, A. &Tarter, R. E. (Eds) Expanding dimensions of consciousness New York: Springer publishing company,p-152-182.

- Lutz A,Greischar L. 1. .Rawlings N. b., Ricard M.,Davidson R. J. (2004) Long term meditators self induced high amplitude gamma synchrony during mental practice. -Proceedings of the national academy of sciences of the united states of America 101(46)-16369- 16373.

- C. C. Streeter, P. L. Gerbag.,R. B. Saper, D. A. Cirailo, R. P. Brown(2012) Effect of yoga on the autonomic nervous system, G. A. B. A. &allostasis in epilepsy, depression, &post traumatic disorder. -science direct-Medical hypotheseses(78)p-571-579.

• Carl Jung. "Psychological Commentary". In W.Y.Evans -Wentz, ed, The Tibetian Book of the Dead. New York: Oxford Univesity Press, 2000.

• S.C. Jain, L.Rai, A.Valecha, U.K. Jha, S.O.D. Bhatnagar, K.Ram (1991)Effect of Yoga training on Exercise tolerance in adolescents and childhood asthma.-Journal of Asthma-28(6) 437-442.

• Virendra Singh (1987) Effect of respiratory exercise Asthma-Journal of Asthma24(6)355-359.

• S. C.Manchanda, R.Narang, K.S. Reddy, U. Suchdeva, D.Prabhakaran, S.Dharmananda,M.Rajani, R.Bijlani (2000) Retardation of coronary atherosclerosis with Yoga Life Style Intervention. - JAPI-48-, p-687-694.

• Verendra Kumar(1992)A study on the therapeutic potentials of some hathayogicmethods in the management of IBS.-The Journal of The International association of Yoga Therapist-no-3, p-25-38.

Aatapi(아타피): 열심히 수련하는 사람.

Aayatana(아야타나): 감각기관.

Anapana(아나파나): 호흡.

Aniccha(아니차): 고정되지 않음, 영원하지 않음(무상함).

Anupassyati(아누파스야티): 인식.

Anupreksha(아누프렉샤): 자신의 생각, 감정 등 내면에 대해 인식하기.

Antaryatra(안타르야트라): 신체 내부의 에너지 센터 느끼기.

Anzatta(안자타): 내부.

Ariyasaccha(아리야삭차): 성스러운 진리.

Bahidva(바히드바): 외부.

Bhanga(방가): 부수다, 해체하다.

Bodhianga(보디앙가): 진보된 마음 상태.

Dhammanupassyana(담마누파사나): 네 가지 진리를 알고 이해하기.

Dharmavicaya(다르마비차야): 진보된 마음의 특질.

Dhatumanasikar(다투마나시카르): 신체의 각 부위들을 세세하게 보기.

Eriyapatha(이리야파타): 자세와 움직임에 대한 알아차림.

Kayanupassyana(카야누파사나): 신체에 대한 알아차림.

Kanda(칸다): 5가지 감각.

Leshya(레샤): 빛 에너지 형태로 이루어진 정묘한 몸.

Navasivathik(나바시바티크): 동물 사체를 보기.

Passabdhi(파사브디): 깊은 평온함, 평화.

Patikulmanasikar(파티쿨마나시카르): 신체의 더러운 것들을 보기.

Pattana(파타나): 확립됨.

Preetisukha(프리티수카): 희열감.

Sabbakayapatisamvedi(사바카야파티삼베디): 신체 전체에서 일어나는 감각들을 동시에 인식하기.

Sampajjana(삼파자나): 일상의 모든 것을 정확하게 알거나 식별하는 사람.

Samudaya(사무다야): 만들어짐.

Sati(사티): 알아차림.

Satiman(사티만): 알아차림을 유지하는 데 전문가인 사람.

Sutta(숫타)-Sutra(수트라): 경전의 의미 있는 문구.

Tippitaka(티피타카): 세 개의 상자 다발(불교 철학과 수련법이 기술되어 있는 경전 이름, 팔리삼장).

Upekkha(우펙카): 모든 것에 대해 초연하기.

Vedananupassyana(베다나누파사나): 신체에서 일어나는 감각 알아차리기.

Vipassyana(비파사나): 모든 것을 정확하게 인식하기.

Vireeya(비리야): 견딜 수 있는 힘.

Vyaya(비야야): 파괴됨.

Aakasha(아카샤): 공간, 공(空).

Aapa(아파): 물, 액체.

Angusta(앙구스타): 엄지손가락.

Aout(아오우트): 3개 반.

Char(차르): 4개.

Dale(다레): 꽃잎.

Grasu(그라수): 녹아듦, 융화됨.

Haachi(하치): 이것(this).

Hath(하스): 손.

Jagruti(자그루티): 알아차림.

Jaya(자야): 누구를(whom).

Je(제): 이것(which).

Jnaneshwari(즈나네슈와리): 11세기에 즈나네슈와라가 쓴 《바가바드기타》경전의 주석서.

Kamala(카말라): 연꽃.

Keli(켈리): ~을 하다/되다.

Kombha(콤바): 싹이 튼.

Makaranda(마카란다): 달콤한 꽃의 즙.

Maruta(마루타)-Vayu(바유): 공기.

Masura(마수라): 렌틸콩.

Nirale(니라레): 다른.

Parva(파르바): 손가락 끝.

Pinda(핀다): 5개의 구성요소(마하부타) - 세상을 구성하는 기본 요소(흙, 물, 불, 공기, 공간)

Pruthvi(프루트비): 흙, 땅.

Sauli(사울리): 보호처, 피난처.

Shakti(샥티): 에너지.

Shuddha(슛다): 순수, 정화.

Shenda(쉔다): 꼭대기에, 맨 위에.

Shobha(쇼바): 자부심, 자랑스러운.

Te(테): 그것.

Teja(테자): 불.

Tyacha(티야차): 그것의.

Vishwabeeja(비슈와비자): 세상의 씨앗(세상의 기원).

Zala(잘라): 발생한 일.

Aavarana(아바라나): 덮고 있는.

Abhimata(아비마타): 자신이 좋아하는/바라는 대로.

Abhinivesa(아비니베사): 살고자 하는 의지.

Abhyasa(아비야사): 규칙적인 수련.

Abhyantara(아비얀타라): 내부.

Adhigam(아디감): 달성, 성취.

Antaraya(안타라야): 장애물, 방해.

Alpa(알파): 더 적은.

Arthabhavanam(아르타바바남): 의미를 느끼기.

Asana(아사나): 요가자세.

Asmita(아스미타): '나는 OO이다'라는 느낌.

Asu(아수): 생명 에너지.

Avidya(아비디야): 참나(진리)에 대한 경험의 부족.

Bahya(바히야): 외부.

Bhava(바바): 감정.

Bhavana(바바나): 느끼기.

Calanam(찰라남): 움직임.

Chetana(체타나): 알아차림.

Chit(칫): 완전한 의식/진리.

Chitta(칫타): 클레샤(번뇌)의 한계 내에서 작동하는 의식, 마음.

Desha(데샤): 장소.

Dehadanda(데하단다): 의도적으로 육체에 통증을 가하기, 고문하기.

Dwesa(드웨샤): 증오.

Dvibhukta(드비북타): 하루에 2번 먹기.

Ekagra(에카그라): 집중된, 하나에 초점을 맞춘.

Ekbhukta(에크북타): 하루에 1번 먹기.

Gativiccheda(가티빗체다): 움직임을 멈추기.

Japa(자파): 만트라 또는 특정한 단어의 반복.

Kala(칼라): 시간.

Kanti(칸티): 윤기 있는 피부.

Karuna(카루나): 연민.

Kaya(카야): 신체.

Kayaklesha(카야클레샤): 의도적으로 육체에 통증을 가하기, 고문하기.

Kevala(케발라): 자동적인.

Klesha(클레샤): 마음을 괴롭게 하는 삼스카라(samskara), 번뇌.

Kumbhaka(쿰바카): 호흡을 보유하거나 멈추는 것.

Krushata(크루샤타): 얇음, 날씬함.

Kshiyate(크쉬야테): 사라지다.

Maitri(마이트리): 친절함, 자애.

Mala(말라): 대변.

Meru(메루): 척추.

Merucalanam(메루찰라남): 척추 움직임.

Mudita(무디타): 기쁨.

Mutra(무트라): 소변.

Nirbeeja(니르비자): 씨앗이 없는.

Neti(네티): 코 정화.

Nirodha(니로다): 억제하다, 제어하다.

Nirvicar(니르비차르): 생각 없는.

Niti(니티): 조절하다.

Prana(프라나): 생명에너지, 호흡 주기.

Pracchardan(프라차르단): 힘 있는 날숨, 밖으로 방출하기.

Prasadana(프라사다나): 정화.

Prasupta(프라숩타): 휴면, 잠들어 있는 상태.

Praswas(프라스와스): 날숨.

Prathama(프라타마): 처음, 주요한.

Pratyak(프라티야크): 내면의.

Puraka(푸라카): 허파를 공기로 채우기.

Raga(라가): 욕망, 애착.

Sabeeja(사비자): 씨앗이 있는.

Samadhi(사마디): 균형, 평형.

Samkhya(상키야): 숫자, 횟수.

Samskara(삼스카라): 잠재인상.

Smriti(스므리티): 알아차림.

Stambhavritti(스탐바브릿티): 멈추거나 보유하기.

Susumna(수슘나): 쿤달리니가 상승하는 중심 통로.

Swas(스와스): 들숨.

Swarasousthava(스와라소우스타바): 좋은/긍정적인 목소리.

Sweda(스웨다): 땀.

Tanu(타누): 약함, 부드러움.

Tapa(타파): 고행.

Tribhukta(트리북타): 하루에 3번 먹기.

Tyajeta(티야제타): ~을 통해, 포기하다.

Udirita(우디리타): 나타난, 활성화된.

Upeksha(우펙샤): 평정심, 무반응.

Vadane prasannata(바다네 프라산나타): 생기 있는 얼굴.

Varnaprasada(바르나프라사다): 윤기 있는 피부.

Vitaraga(비타라가): 욕망을 넘어선.

Vicar(비차르): 생각.

Vicchinna(빗친나): 저지된, 부서진, 중단된.

Vikalpa(비칼파): 심상.

Vikshepa(빅셰파): 불안정한, 산만한.

Yogapravritti(요가프라브릿티): 요가 발전에 따라 나타나는 징후.

Yogyata(요기야타): 책임 있는, 자격 있는, 적합한.

Yuktam(유크탐): 기술적으로, 능숙하게.

하타프라디피카: Hathapradipika - HP

게란다상히타: Gheranda samhita - GS

파탄잘리 요가수트라: Patanjali Yoga Sutra - PYS

쉬바상히타: Shiva samhita - SvS

싯다싯단타팟다티: Siddhasiddhantapaddhati - SSP

슈웨타슈와타라 우파니샤드: Shwetaswatara upanisad - SWSU

바가바드기타: Bhagvadgeeta - BG

아타르바베다: Atharvaveda - ATV

고라크샤샤타카: Goraksha shataka - GRS

바시스타상히타: Vasista samhita - VS

리그베다: Rg veda - Rg

하타탓트와카우무디: Hathatatvakaumudi - HTK

역자 후기

전통적 관점에서 요가는 인간 존재의 모든 활동, 즉 자세와 움직임, 생리·심리정신적 현상 및 영적 활동이 생명에너지인 프라나의 표현이라는 관점을 갖고 있다. 그리고 이 프라나는 주로 호흡을 통해 전달되고 기능한다고 본다. 따라서 요가호흡은 프라나를 조절하고 확장하는 기법이며, 이는 삼매와 해탈을 성취하기 위한 수련법들 중 필수적인 수련법이다. 또한 호흡은 몸-마음-영혼을 연결하고 조절하는 가교 역할을 하기에, 요가호흡수련은 생리·심리정신적 조절 효과를 직접적으로 체험하게 할 뿐 아니라 영적 의미가 있는 수련법이라 하겠다. 그리고 해부학, 생리학, 뇌과학 등 현대 과학에서도 이를 증명하고 있다. 이러한 중요성에도 불구하고 요가호흡에 대한 자료는 많지 않은 상황이며, 전통적 관점과 현대적 관점을 같이 연결하여 설명하는 자료도 많지 않다. 이런 의미에서 요가호흡부터 무드라, 명상까지 요가의 중요한 요소를 전통의 지혜와 현대 과학의 시선으로 설명하고 있는 이 책은 요가를 수련하는 사람들에게 많은 도움을 주리라 생각한다.

인도의 스와미 쿠발라야난다와 카이발리야다마는 우리나라 요가지도자들에게 그리 낯설지는 않다. 카이발리야다마에서 요가지도자 자격을 취득하거나 요가호흡 과정을 수료한 지도자들과 인도의 유서 깊은 아슈람이나 대학의 정규과정, 요가지도자 자격과정을 경험하고 그 내용을 국내에 알리는 데 선도적 역할을 한 지도자들 덕분이기도 하다.

인도 독립에 기여하면서 인도의 정신을 되살리는 데 교육의 중요한 역할을 확신한 스와미 쿠발라야난다는 체력과 내면의 힘이 똑같이 중요하다고 보았다. 여러 스승으로부터 배우고 영감받으면서 스와미 쿠발라야난다는 현대 사회에서 인류의 건강과 행복에 기여하는 요가, 삶의 방식으로서의 요가를 전 세계적으로 확산시킨다는 사명으로 요가의 의학적, 임상적, 과학적 연구를 개척하고 헌신한 선구자이다. 스와미 쿠발라야난다는 전통적 요가의 정수를 유지하면서도 요가를 과학적으로 연구하는 요가전문기관인 카이발리야다마를 1917년에 설립하였다. 1924년에는 카이발리야다마 건강과 요가 연구 센터(Kaivalyadhama Health and Yoga Research Centre)를 설립하고 최초의 과학적 요가저널인 〈요가 미망사(Yoga Mimamsa)〉를 출판하였는데, 〈요가 미망사〉는 현재 연 2회 출판되고 있다. 1951년 설립된 세계 최초의 요가대학인 고르단다스 세크사리아 요가 및 문화 통합대학(Gordhandas Seksaria College of Yoga and Cultural Synthesis)의 정규과정을 비롯해 많은 교육과정을 전 세계적으로 전파하고 있다. 현재 카이발리야다마는 건강 관리 센터, 요가 대학, 요가 연구 센터로 구성되어 있다. 전 세계적으로 16개의 센터가 있는데 6개는 인도에, 10개는 유럽, 아메리카 및 아시아 전역에 있다.

이 책은 요가의 전통적 가르침을 계승하면서도 요가연구의 과학화를 수행해온 카이발리야다마에서 축적해온 교육과 임상, 연구의 결과물로서 요가호흡(프라나야마)과 무드라, 요가명상의 이론과 수련법을 집대성한 책이라 하겠다.

이 책은 경전의 가르침과 다양한 요가호흡의 원리 및 구체적 수련법을 제시하고 있을 뿐 아니라 요가호흡의 심신치료적 효과를 제시하고 있기에, 요가호흡에 관한 관점을 정립하는 데 유익할 것이다. 경전에서 상징적으로 표현하는 요가수련 경험이나, 현대인들이 요가수련을 하면서 경험하는 심신의 변화와 의식 상태를 좀 더 구체적으로 이해하고 확인할 수 있다는 점을 이 책의 장점으로 손꼽고 싶다. 요가호흡뿐 아니라, 반다와 무드라, 집중명상을 통해 도달하는 삼매 등을 생리 심리학과 뇌과학으로 설명하고 있기에 설득력이 있다. 그리고 각각의 수련법의 작용 원리와 치료적 기능뿐 아니라 수련 방법을 구체적으로, 단계적으로 세심하게 제시하고 있다는 점에서 매우 실용적이다. 이 책에서 제시하는 단계적 수련법과 서식을 활용하여 꾸준히 수련하면서 점검한다면 수련이 진전되는 것을 경험할 수 있을 것이다. 제한된 지면이지만 하타요가 전통을 비롯해서 여러 명상 전통에서 제시하고 있는 명상 원리와 수련법도 제시되어 있다. 물론 저자도 언급하고 있듯이 요가수련의 핵심적 경험을 현재까지 과학적으로 다 규명하지는 못하지만, 한 권의 책으로 전통적 가르침에 기반을 두고 과학적, 실용적 내용을 모두 접할 수 있다는 게 이 책의 강점이라고 생각한다.

이 책을 번역할 수 있어서 참으로 감사하고 기쁘다. 책을 처음 접했을 때는 일부를 번역해서 요가지도자를 위한 워크숍 자료로 활용할 계획이었다. 그런데 요가수련에 필요한 내용을 풍성하게 한 권의 책으로 담아냈기에, 많은 이들과 이 책의 내용을 공유하고 싶어서 번역을 시작했다. 원서를 읽고 숙고하고 토론하는 과정 내내 저자의 안목과 열정, 카이발리야다마에서 축적해놓은 결과물을 만날 수 있어서 즐거웠고, 수천 년 동안 요가의 가르침이 전해지도록 헌신하신 요가 스승들과 수행자들께 그지없이 감사했다.

현재 요가호흡 관련 도서는 요가자세 관련 출판 도서의 다양성과 양에 비해서 상대적으로 매우 적은 편이다. 그리고 최근 들어 불교명상법이 대중적으로 폭넓게 수련되고 있는 것에 비해 요가명상법은 아직까지 널리 알려지지 않은 것 같다. 몸, 마음, 영혼의 통합적 요가가 지닌 치료적 가치와 심리영적 성장에 관심이 많은 역자는 관절, 근육과 같은 거친 몸과 함께 프라나와 차크라 등 정묘한 몸에 대한 관점을 갖고 수련하는 것이 중요하다고 생각한다. 이 책을 계기로 독자들이 요가호흡과 요가명상에 더 관심을 갖고 수련하면서 탐구하기를 바란다. 요가지도자뿐 아니라 요가수련을 하는 이들에게 유익한 이론서로, 그리고 수련의 나침반으로 꾸준히 활용되기를 바란다. 이미 명상수련을 하고 있다면 이 책을 통해 요가명상의 전통과 원리를 새롭게 접하는 기회가 되기를 바란다. 그리고 모든 생명 있는 존재들이 서로 긴밀하게 연결되어 있음을 실감하는 기후위기 시대에 자기돌봄과 자기성찰의 여정에서 이 책이 자양분이 되기를 바란다.

몇 년 전 카이발리야다마의 프라나야마코스에 참여하고 나서 이 책을 전해준 이재현 원장에게 이 기회에 감사함을 전하고 싶다. 번역 소식을 접하고 한결같이 응원해주고 앞으로 이 책을 알리는 데 기여할 여러 요가단체 대표자와 요가센터 원장, 요가지도자들께도 지면을 빌어 감사 인사를 전하고 싶다. 출판업계가 어려운 상황에서도 출판을 결정한 담앤북스 오세룡 대표님과 많은 양의 원고와 일러스트 작업에 수고한 편집팀에 깊은 감사를 전한다.

　모든 존재가 항상 평화롭고 행복하기를 기원하며…

2024년 8월

역자 왕인순 장진아

고대부터 이어져 온 호흡수련법

요가호흡, 프라나야마

초판 1쇄 발행 2024년 8월 12일
초판 2쇄 발행 2024년 10월 18일

지은이 샤라드찬드라 발레카
옮긴이 왕인순 · 장진아

펴낸이 오세룡
편집 정연주 여수령 손미숙 박성화 윤예지
기획 곽은영 최윤정
디자인 김효선 고혜정 최지혜
일러스트 김민경
홍보·마케팅 정성진

펴낸곳 담앤북스
주소 서울특별시 종로구 새문안로3길 23 경희궁의 아침 4단지 805호
전화 02-765-1250(편집부) 02-765-1251(영업부)
전송 02-764-1251
전자우편 dhamenbooks@naver.com

출판등록 제300-2011-115호

ISBN 979-11-6201-473-8 (03510)

값 30,000원